小児超音波検査法
── 体表編

Ⅰ 基　礎
Ⅱ 検査各論

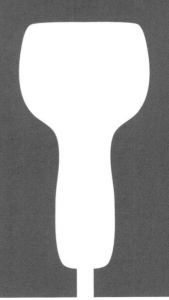

医療科学社

推薦の辞

　　小児専門病院以外の検査担当者にとって小児の検査は成人のルーチンとは異なり、疾患が多彩なことや、特別な観察ポイントが存在すること、患児の協力が得られないことがあるなど、困難な点が多く敬遠されがちなのではないでしょうか。小児領域の画像診断において、超音波の担う役割は大きく非常にやりがいのある領域です。施設によっては超音波を施行できないがゆえに、侵襲的なその他の検査が行われることもあり、この様な状況から子供達を守る点でも超音波は重要です。検査自体の難易度は体格の面で成人よりも観察し易いですし、普段から検査依頼医とよくコミュニケーションを取って、検査目的や評価項目を確認しておけば、効率よく取り逃しのない検査が出来るようになりますので、敬遠せず積極的に検査に関わっていただきたいと思います。また、これは検査担当医が主治医と異なる場合のことですが、検査オーダー上の情報だけではわかりにくい検査目的は、積極的に担当医師に確認することがお互いに不足のない検査結果を得るコツであると考えます。その上でそれぞれの検査方法と関連する病態を知ることが重要です。本書は、まさにその際に参照すべき本として最適です。本書の特徴の一つとして、実践的な検査方法の解説が充実している点があります。各部位または疾患に応じた検査方法を、イラストを多く使ってわかりやすく解説されていますので、初めて当該領域の検査を行う場合でも効率よくポイントを抑えた検査を行うのに役立ちます。また、Point の部位では臨床所見上のピットフォールや、知識のメモに加え、検査時のコツも紹介されていますので、記憶の片隅にとどめておくと、ある日、実臨床で唐突に役に立つ場面があるでしょう。検査室などに置かれて、検査前の予習や、検査の合間の読本としてご利用いただけるとよろしいかと思います。

2019 年 2 月

藤川　あつ子

聖マリアンナ医科大学　放射線医学講座

自 序

　断層像が得られる一般的な医用画像検査としては、CT検査、MRI検査、超音波検査、核医学検査、等がありますが、これらの画像検査の中でも超音波検査は軟部組織の分解能に優れた検査です。近年の超音波診断装置の発展に伴い、得られる超音波検査画像も以前と比較すると格段に向上しました。放射線被曝等の身体への影響も無く、検査前に特別な準備をしなくてもプローブをあてるだけで断層像が得られる簡便性、ドプラを併用し得られる脈管や病変部分の詳細な血流情報、病変部に圧迫を加えたり可動性を確認したりすることで病変部の性状評価や周囲組織との関係性を知ることができるというリアルタイム性等といった他の画像モダリティにはない特徴も超音波検査にはあります。小児の場合は啼泣や体動によって長時間動かないで画像検査を受けることが難しいため、内視鏡やMRIを施行するために鎮静が必要となる場合も少なくありません。超音波検査はある程度体動があっても検査施行可能であり、この無鎮静でも検査可能という点は小児の画像検査として最大の長所です。

　しかしながら検査を施行する検査者にとって超音波検査は決して簡単な検査ではありません。疾患や病変の発見のためには適宜最適な条件にするための超音波検査装置の設定方法や操作方法の慣れが必要になります。さらに疾患や病変の特徴的所見を記録するためにはその疾患や病変の概念、特徴的超音波所見、鑑別方法等の知識が必須になります。小児の検査では体動や啼泣等によって余裕を持った検査が施行できない場合も多く、超音波検査の検査者には一定の熟練が求められます。この超音波検査の検査者としての難しさを充分に体感されたことのある先生であるからこそ、本書籍に御興味を持ち目を通されているのではないかと考えます。

　小生は超音波検査では得られた画像から疾患を鑑別するのではなく、疾患概念や特徴的超音波所見を念頭において検査中に鑑別しながら画像を記録することが重要であると考えています。本書籍では頸部、精巣、新生児期の脊髄等といった体表領域で一般的に遭遇する可能性の高い疾患を中心に、検査者が知っておくべき疾患・病変の概念や超音波所見、鑑別方法等について記載しています。願わくば本書籍が診断価値の高い超音波画像を記録する際の一助になればと考えており、延いては検査を受ける被検者に有用なものとなれば嬉しい限りです。

2019 年 1 月

岡村　隆徳
聖マリアンナ医科大学病院 超音波センター

小児超音波検査法 ── 体表編
目 次

推薦の辞・II
自　序・III

I 基　礎 ——————————————— 1

1 検査を始める前に ………………………… 3
1 超音波検査室の準備 ………………………… 3
2 超音波検査装置の準備 ……………………… 4
3 検査者の準備 ………………………………… 6

2 ドプラ法の種類と調整 ………………… 9
1 血流イメージング法 ………………………… 9
2 パルスドプラ法 ……………………………… 10
3 ドプラの検査前調整 ………………………… 11

3 アーチファクト ……………………………… 15
1 多重反射 ……………………………………… 15
2 サイドローブによるアーチファクト ……… 15
3 音響陰影 ……………………………………… 16
4 音響増強 ……………………………………… 17
5 外側陰影 ……………………………………… 17
6 Twinkling artifact ………………………… 18
参考文献・18

II 検査各論 ——————————————— 19

1 頸部：唾液腺 ……………………………… 21
1 走査方法 ……………………………………… 21
2 耳下腺、顎下腺、舌下腺の評価 …………… 25
疾患別超音波検査
1. 唾石症 ………………………………………… 28
2. ガマ腫 ………………………………………… 32
3. 流行性耳下腺炎 ……………………………… 36
4. 反復性耳下腺炎 ……………………………… 40
参考文献・44

2 頸部：甲状腺 ……………………………… 45
1 走査方法 ……………………………………… 45
2 甲状腺の大きさの評価 ……………………… 48
3 甲状腺の形態の評価 ………………………… 50
4 甲状腺実質の評価 …………………………… 51

疾患別超音波検査
1. 異所性甲状腺 ……………………………… 52
2. バセドウ病 ………………………………… 56
3. 慢性甲状腺炎
   （橋本病：自己免疫性甲状腺炎） ………… 60
4. 急性化膿性甲状腺炎 ……………………… 64
5. 腺腫様甲状腺腫（多結節性甲状腺腫） …… 68
6. 濾胞性腫瘍 ………………………………… 74
7. 乳頭癌 ……………………………………… 78
参考文献・82

3 頸部：その他 …………………………………… **83**
疾患別超音波検査
1. 甲状舌管嚢胞（正中頸嚢胞） …………… 84
2. 側頸瘻・側頸嚢胞 ………………………… 88
3. 筋性斜頸 …………………………………… 92
4. 異所性胸腺 ………………………………… 96
参考文献・100

4 リンパ節 …………………………………… **101**
1　走査方法 …………………………………… 101
2　リンパ節の大きさの評価 ………………… 105
3　リンパ節の形状の評価 …………………… 106
4　リンパ節門の評価 ………………………… 107
疾患別超音波検査
1. リンパ節炎 ………………………………… 112
2. 化膿性リンパ節炎 ………………………… 120
3. 亜急性壊死性リンパ節炎
   （組織球性壊死性リンパ節炎：菊池病） … 126
4. 悪性リンパ腫 ……………………………… 130
参考文献・134

5 血管腫・血管奇形 ……………………………… **135**
1　血管腫・血管奇形の分類と概念 ………… 135
疾患別超音波検査
1. 乳児血管腫 ………………………………… 138
2. 先天性血管腫 ……………………………… 144
3. 毛細血管奇形 ……………………………… 146
4. リンパ管奇形 ……………………………… 148
5. 静脈奇形 …………………………………… 152
6. 動静脈奇形 ………………………………… 158
参考文献・162

6 陰嚢（精巣・精巣上体・鼠径）…………… **163**
1　走査方法 …………………………………… 163
2　精巣の大きさの評価 ……………………… 166
3　精巣実質の評価 …………………………… 168
4　精巣上体の評価 …………………………… 169
疾患別超音波検査
1. 精巣内微小結石 …………………………… 170
2. 精索静脈瘤 ………………………………… 172

3. 陰嚢水腫・精索水腫 ……………………… 176
4. 移動性精巣（遊走精巣） ………………… 180
5. 停留精巣 …………………………………… 184
6. 精巣上体炎 ………………………………… 188
7. 精巣炎 ……………………………………… 192
8. 精索捻転（精巣捻転） …………………… 194
9. 精巣腫瘍 …………………………………… 198
10. 精巣卵黄嚢腫瘍 …………………………… 200
11. 精巣奇形腫 ………………………………… 202
12. 精巣類表皮嚢胞 …………………………… 204
13. 精巣胎児性癌 ……………………………… 206
14. 精液瘤 ……………………………………… 208
参考文献・210

7 脊 髄 ……………………………………… 211
1 走査方法 …………………………………… 211
2 脊髄円錐先端の位置（高さ）の評価 ……… 215
3 終糸の厚みの評価 ………………………… 217
疾患別超音波検査
1. 脊髄係留症候群 …………………………… 218
2. 脊髄脂肪腫 ………………………………… 220
3. 終糸肥厚症 ………………………………… 224
4. 終糸嚢胞 …………………………………… 228
参考文献・232

8 その他体表 ……………………………… 233
疾患別超音波検査
1. 粉瘤（類上皮嚢腫、皮様嚢腫） ………… 234
2. 石灰化上皮腫 ……………………………… 238
3. 脂肪芽腫 …………………………………… 242
4. ガングリオン ……………………………… 246
5. 神経鞘腫 …………………………………… 250
6. 横紋筋肉腫 ………………………………… 254
7. 外傷性異物 ………………………………… 258
8. 皮膚結核 …………………………………… 262
9. 女性化乳房症 ……………………………… 266
参考文献・270

索 引・272

基礎｜I

1. 検査を始める前に
2. ドプラ法の種類と調整
3. アーチファクト

1 検査を始める前に

> USを施行する際、被験者が就学児以降の年齢であれば検査協力を得ることも容易で大人と同様に検査施行可能である場合が多いが、被験者が新生児や乳幼児の場合は検査協力が得られず検査に難渋する場合も少なくない。その場合、啼泣や激しい体動がある状況の中で可能な限り診断に有益な画像情報を取得する必要があり、検査者にとっても被験者にとっても大変なストレスとなりうる。このストレスを少しでも少なく検査を施行するために、検査前の準備を万全にしておくことが望ましい。

1 超音波検査室の準備

1) 検査室の環境

　新生児は体温調節可能温度域が狭いため環境温度に影響されやすく、低体温や高体温になりやすい。新生児の検査の場合は室温が25度前後となるように注意を払う必要がある。

　被験者である児が検査に対して恐怖心を持たなければ落ち着いて検査をすすめることができることが多いが、それでも乳幼児の検査の場合は落ち着いて検査を受けられる時間が短い場合が多い。そのため、可能であれば保護者にも検査室に入室してもらい安静に検査を受けられるように協力してもらう。その際、玩具や絵本、ポータブルDVDやタブレット等の動画が視聴できるもの等を用意しておくと便利である。体表領域のUSでは体動さえなければ良好な画像が得られる場合も多いため、これらに興味を持っている間に素早く良好な画像を得ることを心掛ける。

　新生児の場合は何かを口に銜えると落ち着く傾向があり、保護者が"おしゃぶり"や哺乳瓶等を持っている場合は利用させてもらうことも有効である。体表領域のUSでは哺乳が特に問題になることは少ないため、実際に哺乳しながら検査をすすめても問題ない。

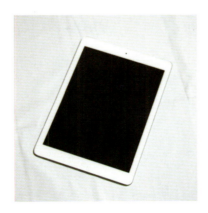

被験者が乳幼児の場合、ポータブルDVDやタブレットによる動画の視聴はとても有効である場合が多い。児の意識が動画に集中し、体動が少なくなっている間に画像情報を得ることができる。

2　超音波検査装置の準備

1) 検査用プリセット

　体表領域で使用するプリセットは大人のものをそのまま使用しても問題ない。当院では乳腺のプリセットを小児体表用に調整して使用している。被験者の体動が激しい状態では装置の各設定を調整をすることが難しいため、検査中に調整しなくても検査が施行できるようにデプス、フォーカス、ダイナミックレンジ、周波数等のBモード画像用の調整に加えて、使用する可能性のあるカラードプラ、パワードプラ、パルスドプラのゲイン、流速レンジ、カラーエリアの大きさ等をあらかじめ調整しておくことが望ましい。

2) 探触子・プローブ

　小児の体表領域の検査では観察すべき部位は深くても皮膚面から深さ4〜5 cm程度であり、高周波リニアプローブだけで全体の観察が可能である。通常は7.5 MHz以上の周波数のリニアプローブを用いるが、皮膚面から1〜2 cm程度の非常に浅い部位の評価をする場合は、10〜15 MHz程度のさらに高い周波数のプローブを用意できると便利である。頸部領域の検査を施行する際、新生児や未就学児では顎下から鎖骨までの距離が短いためプローブを縦にして矢状断像や冠状断像を得ることが難しく、幅の短いプローブがあれば縦断像を得ることが容易になる。

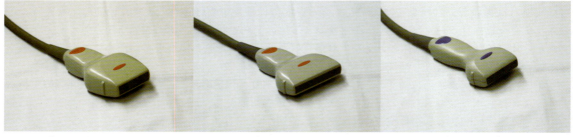

リニアプローブ　　　　　　　リニアプローブ　　　　　　　リニアプローブ
中心周波数 7.5 MHz　　　　　中心周波数 8 MHz　　　　　　中心周波数 12 MHz

　超音波検査の対象領域が体表領域の場合は高周波リニアプローブだけで十分な評価が可能であり、小児の場合はより周波数が高いプローブもあると便利である。

3) 音響カプラ

　皮膚から1～2 cm程度の非常に浅い部位では、プローブ直下から発生する多重反射の影響等により画像の分解能が低下する場合がある。このような状況を改善する方法の一つとして音響カプラの使用がある。音響カプラは人体の音速に近い材質で、病変が描出される深さを変化させる目的で使用されるものである。音響カプラの種類として対象部位にのせて使うゲル状のものとプローブに着脱できるものがあり、ディスポのプラスチックグローブに水を入れて簡易的な音響カプラにすることもできる。ただし、啼泣や体動が予測される場合は、音響カプラをプローブに固定できる着脱式のものが使いやすい。

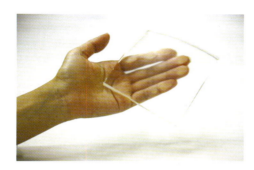

音響カプラ　ゲルパッド
観察したい部位に超音波ゼリーを塗り、空気を押し出すようにしてゲルパッドを置く。ゲルパッドの上にも超音波ゼリーを塗り、ゲルパッドの上からプローブをあてて観察する。体動がある場合は目的の部位から動いてしまうため、使用しにくい。

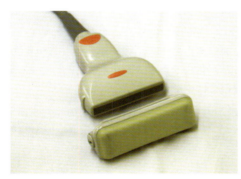

音響カプラ　脱着式
画像は着脱式の音響カプラである。注射器を用いて内部に脱気水を注入して使用する。体動が予測される小児においても問題なく使用可能であるが、着脱可能なプローブが限られる。

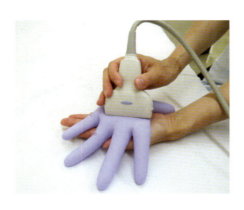

音響カプラ　プラスチックグローブ
ディスポのプラスチックグローブに水を入れたものを音響カプラとして使用することもできる。安定感が悪いため、体動がある場合は使用しにくい。

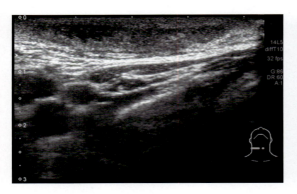 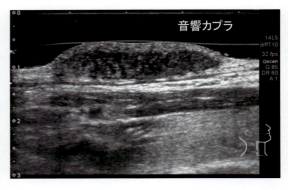

画像は粉瘤の超音波画像で、左は通常の走査画像、右は音響カプラ（ゲルパッド）を使用した画像である。通常の走査では病変と皮膚の関係性を把握するのが難しい画像になっているが、音響カプラを使用した画像では皮膚直下に境界明瞭な病変が存在している様子が分解能良く描出されている。

3　検査者の準備

1）機器装置の操作の確認

US検査は片手で超音波装置の操作を行い、片手でプローブ走査を行う。そのため、プローブ走査がスムーズでも超音波装置の操作が不慣れな場合は良好な画像を得るために時間がかかり、検査協力が得られない小児を対象とした検査では良好な画像を得ることが難しくなる。特にデプス、フォーカス、ゲイン、ボディマーク、ドプラ等の基本的な調整方法については検査前に確認しておく。

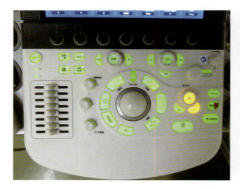 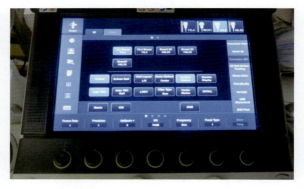

デプスやフォーカスといった頻繁に使うボタンは検査前にあらかじめ位置を確認しておく。

最近の装置はボタンではなく、タッチパネルやモニター上で調整する場合もある。

USで良好な画像を得るための基本的な画像調整としてデプスの調整がある。体表領域のUSでは観察の対象となる領域や病変が小さい場合も多く、適宜デプスを調整し病変部に合わせた適切な大きさで画像を描出するように意識する。

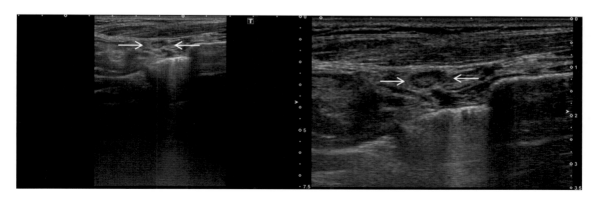

　左右の画像は同じリンパ節を対象とした画像で、デプスだけが異なる画像である。左画像のように必要以上にデプスを深く設定し観察対象を小さく描出している場合、詳細な評価が困難で病変による微細な変化を見逃す可能性がある。観察対象に合わせてデプスを適切に調節し、超音波検査の分解能の良さを十分に利用して観察するように意識する。

　近年のハイエンド装置ではフォーカスの概念がなくなった全フォーカス画像が得られる装置も出ているが、一般的なUS装置ではフォーカスの位置を適宜移動する必要性がある。フォーカス位置よりも深部では急激に画像の分解能が悪くなる傾向にあるため、フォーカス位置は目的となる病変部よりもやや深部側に設定するのが基本となる。

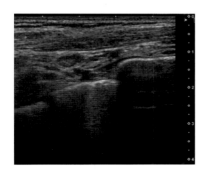 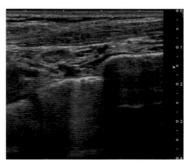 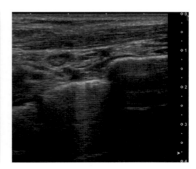

　3つの画像は同じリンパ節を対象とした画像で、フォーカスの位置を変えている画像である。観察対象であるリンパ節のやや深い位置にフォーカスを設定した画像（中央）と比較すると、フォーカスを浅い位置に設定した画像（左画像）と深い位置に設定した画像（右画像）では、リンパ節の境界がやや不明瞭に観察されていることがわかる。

2) 被験者の年齢の確認

　被験者の年齢が 5 ～ 6 歳以上の場合、発達障害等がなければ検査協力が得られる場合が多いが、被験者の年齢が 5 歳以下の場合は検査協力が得られない可能性が高くなる。

　新生児から 6 か月程度の児の場合は自力で寝返りができないためベッドから転落する危険性は低いが、啼泣下の検査になると時間がかかりやすく児に相当のストレスがかかる。検査内容の優先順位を考慮して素早く検査を終了することを心掛ける。

　生後 6 か月から 3 歳程度までの場合は検査を完全に拒否する場合も少なくない。この年齢の児は体動も激しく、力も強いため体をぶつけたりベッドから転落する危険性もあるため、可能な限り保護者にも協力してもらい安心して検査を受けてもらうことに努める。可能であれば検査者も 2 人以上で対応するようにする。

3) 依頼内容の確認

　検査協力の得られない検査になる可能性がある場合は、児が落ち着いている場合でも観察すべき優先順位の高い項目や部位から観察をすすめるべきである。
　そのため、現病歴、起始経過、症状、既往歴、家族歴、被験者の年齢に特異的な疾患等を検査前に確認し、どのような疾患が疑われているのか、どのような疾患を除外したいのか等を念頭に US で評価すべき項目を確認しておく。

　検査の対象となる部位を確認し、十分な評価が可能であれば保護者に抱っこしてもらった状態や、ベビーカーに座ったままの状態で患部を観察してもよい。

② ドプラ法の種類と調整

　音（超音波）が動いているものに当たって反射するとき、その音の周波数が変化することが知られており、この現象はドプラ効果と呼ばれている。USではこのドプラ効果を利用して、生体内で動いているものの評価をすることが可能で、その代表的なものとして血流評価がある。現在、超音波装置に搭載されている一般的なドプラ法として「血流イメージング法」と「パルスドプラ法」がある。

1 血流イメージング法

　血流イメージング法は、通常の超音波検査で得られるBモード画像上に関心領域を設定し、その関心領域内の血流信号を色付けしてBモード画像に重ねて表示する手法である。一般的に血流イメージング法はカラードプラ法とパワードプラ法に分けられる。

　最近では各超音波検査装置メーカーが独自に開発したドプラ法が複数存在している。それぞれの特徴として分解能が良いもの、感度が良いもの、低流速血流を詳細に評価できるもの、等と多岐に及んでいるが、これらのドプラの多くはカラードプラ法、パワードプラ法を応用したものである。

1）カラードプラ法

　カラードプラ法はプローブに向かって流れる血流とプローブから遠ざかるように流れる血流を異なる系統色で表示する血流イメージング法で、流速が速い部分は明るく、流速が遅い部分は暗く表示される。カラードプラ法では血流方向が色別で表示されるため、一目で関心領域内の血流状態が把握できるが、パワードプラ法と比較して感度が低く水平方向に流れる血流信号は表示されにくい特徴がある。

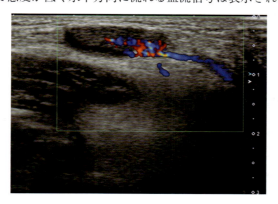

　画像はカラードプラ法を用いて鼠径部のリンパ節の血流を評価している画像である。リンパ節門から放射状にリンパ節内へと広がる血流が赤系統色で描出され、リンパ節内からリンパ節門へと集まるように流れる血流は青系統色で描出されている。リンパ節門から青で描出されている脈管はプローブから遠ざかるように流れており、静脈血流を見ているものと考えられる。

2) パワードプラ法

　パワードプラ法はドプラ信号に対する検出感度の高い血流イメージング法であり微細な血流でも検出できるが、検出されたドプラ信号全てが単一の色調で表示されるためカラードプラ法のように血流方向を知ることができない。

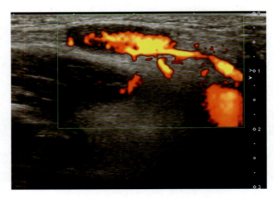

　上記と同一症例、パワードプラ法を用いて鼠径リンパ節の血流を観察している画像である。カラードプラ画像と比較すると、リンパ節内部により多くの血流信号が検出されており、カラードプラよりも感度が高いことがわかる。一方で全ての血流信号が同一系統色で表示されているため、血流方向を知ることはできない。

2　パルスドプラ法

　Bモード画像上の任意の位置において経時的な血流情報を波形として記録できる手法としてパルスドプラ法と連続波ドプラ法がある。体表領域のUSでは基本的に連続波ドプラを使用することがないため、ここではパルスドプラ法について記述する。

　パルスドプラ法はサンプリングボリュームと呼ばれる枠内の血流を経時的に計測し波形として記録する手法である。パルス波を用いた計測であるため画像の深さ方向に分解能を持ち、任意の位置についての血流評価が可能になる。

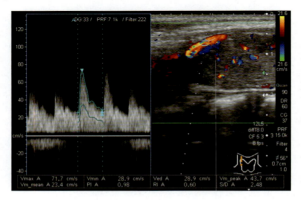

　画像は右上甲状腺動脈の血流についてパルスドプラを用いて波形を記録した画像である。パルスドプラで任意の部分の経時的な血流波形を記録することによって、その部位に血流信号があるのかないのか、血流がある場合は拍動性（動脈血流）か否か、流速は速いか遅いか、等を知ることができる。パルスドプラで血流速度を計測する場合は、計測した血流の角度に合わせて角度補正をする必要がある。

3 ドプラの検査前調整

　小児の体表領域のUSにおいてもドプラ法は鑑別に有用な手法である。しかし、ドプラ法による血流の多寡についての評価は検査者による主観的評価であり、ドプラの調整によってその評価が変化してしまう可能性がある。病変部の血流状態を把握するために、ドプラの調整を適宜行い適切な設定で使用する必要がある。

1）カラーエリアの調整

　カラーまたはパワードプラのボタンを押すとドプラ信号を収集する関心領域：カラーエリアが表示され、この内部のドプラ信号がBモード画像に重ねて表示される。このカラーエリアは血流信号を評価したい領域に合わせて大きさを調整することができる。

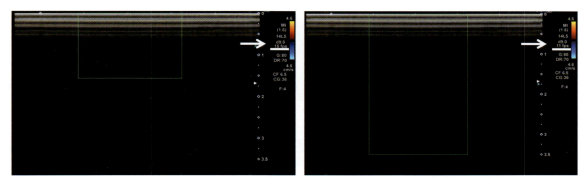

　左右の画像はカラーエリアの左右の幅は変えず、深さ方向の大きさだけを変化させた画像である。左右の画像のフレームレートは、左画像15 fps、右画像11 fpsと、カラーエリアを深部へと大きくすることでフレームレートが低下している。カラーエリアを縦（深部）方向へ広げると、深い位置の血流を評価するために繰り返し周波数（PRF）を上げる必要があり、その分フレームレートが低下する。

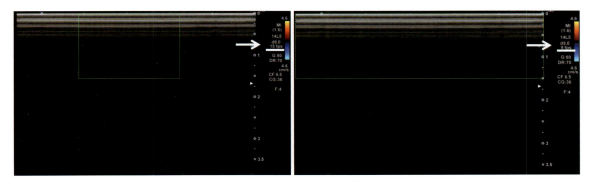

　左右の画像はカラーエリアの上下の深さは変えず、左右の幅方向の大きさだけを変化させた画像である。左右の画像のフレームレートは、左画像15 fps、右画像9 fpsと、カラーエリアを左右の幅方向へと大きくすることでフレームレートが低下している。カラーエリアを横（幅）方向へ広げると、広い範囲の血流の評価を行うために走査線を増やす必要があり、その分フレームレートが低下する。

　つまり、ドプラを用いる際のカラーエリアの調整は大きくすればするほどフレームレートが低下するため、血流評価をしたい領域が十分含まれる状態で必要最小限の大きさとする必要がある。

2）カラーゲインの調整

　ドプラではカラーゲインを調整することによって、得られたドプラ信号の増幅について調整できる。はじめに何も描出されていない状態でドプラのカラーエリアを表示する。この状態でカラーゲインを上げ続けるとカラーエリア内にクラッタノイズが表示されはじめる。今度はカラーゲインを少しずつ下げていき、ノイズが表示されなくなった点が最も感度の高いカラーゲインの調整となる。体動が予想される場合の小児の検査では通常よりもカラーゲインをやや低めに調整する。

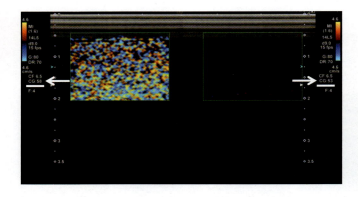

カラーゲインを上げ続けクラッタノイズが描出されるようになった状態が左画像（カラーゲイン：58）である。この状態から徐々にカラーゲインを下げ、クラッタノイズが描出されなくなった状態が右画像（カラーゲイン：53）である。

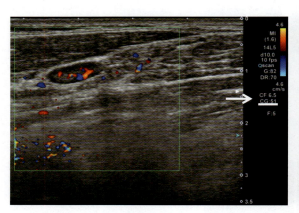
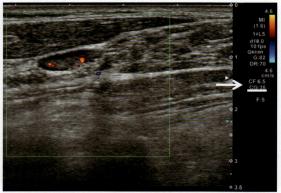

　画像はいずれも同一被験者のリンパ節を評価しているカラードプラ画像で、カラーゲインを変化させて観察している。左画像のカラーゲインは51、反応性に腫大したリンパ節内部にリンパ節門から放射状に走行する血流信号が確認でき、リンパ節門からの血流は正常と判断できる。一方、右画像のカラーゲイン35の画像では、リンパ節内に点状に血流信号が確認できる程度である。これではリンパ節門の形態が正常か否かを血流情報から判断することは困難であり、カラーゲインを適切に調整しないと得られる情報が限られることがわかる。

3) 流速レンジの調整

　カラードプラやパワードプラを使用する際には、流速レンジを対象部分の血流速度に合わせる必要がある。流速レンジの設定が観察対象部位よりも遅すぎる場合、折り返し現象が起こりモザイク血流として描出され血流方向を正確に知ることができない。逆に流速レンジの設定が観察対象部位よりも速すぎる場合は血流信号自体が描出されなくなる。実際には動脈血流の評価の場合は20〜50 cm/s程度、静脈や末梢の動脈血流の評価の場合は10〜20 cm/s程度、腫瘤性病変、組織内部の血流の多寡の評価の場合は3〜10 cm/s程度に調整する。

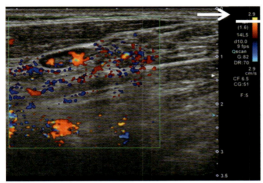

①流速レンジ 2.9 cm/s

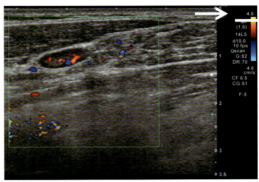

②流速レンジ 4.6 cm/s

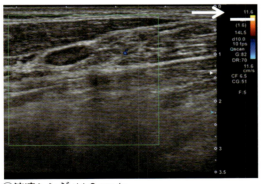

③流速レンジ 11.6 cm/s

いずれも同一のリンパ節を評価しているカラードプラ画像で、流速レンジだけを変化させている画像である。①では流速レンジが遅すぎるため、動脈の拍動や呼吸等による微細な動きにドプラ信号が検出され、正確な血流の評価が困難になっている。③では流速レンジが速すぎるためリンパ節内の血流が描出されていない。②のように、対象部位の血流速度にあわせた流速レンジで評価を行うように注意する。

3 アーチファクト

　超音波検査では様々なアーチファクトに日常的に遭遇する。アーチファクトが出現しても特に問題とならない場合が多いが、アーチファクトが超音波画像の分解能低下の原因となり、時として疾患や病変の見逃しにつながる場合もある。プローブのあて方や体位等を調整することでアーチファクトの影響の少ない画像を描出することも可能であり、検査者のアーチファクトの理解は重要である。ここでは体表領域で頻繁に出現するアーチファクトを中心に記述する。

1　多重反射

　超音波を強く反射させる構造物がプローブ面に対して並行に存在する場合、超音波がその構造物内や探触子との間で反射を複数回繰り返す現象が起こる。その結果、反射波がプローブに戻ってくる時間が長くなり、その構造物の深部に虚像が描出されてしまうアーチファクトを多重反射という。多重反射は超音波が照射された直後の浅い領域で出現しやすい。多重反射を発生させる構造物のうち、小さな構造物から発生する多重反射はコメットエコーとも呼ばれ、診断上で有用な所見としても知られている。

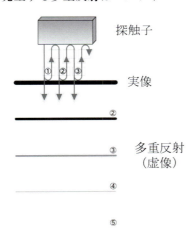
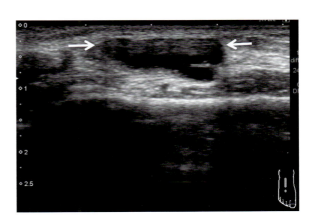

　画像は足部のガングリオンの画像である。病変部は境界明瞭な囊胞性病変として描出されているが、病変の体表側に低エコー領域が描出されている。低エコー領域は同様の厚みで描出されており、重力に逆らって存在しているため多重反射の可能性が高いと考えられる。この後、音響カプラを用いて観察したところ、低エコー領域はほとんど確認できない画像が得られ多重反射と判断できた。

2　サイドローブによるアーチファクト

　通常、超音波画像はプローブから垂直に照射されたメインローブからの反射波によって画像を構成しているが、このときプローブから斜め方向に照射されるサイドローブが発生している。このサイドローブからの反射波がプローブに戻ってくると、これがアーチファクトとして重ねて画像上に描出される。

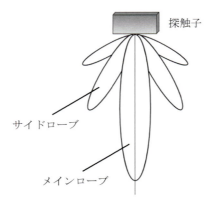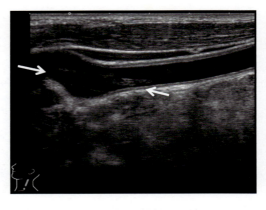

　画像では左総頸動脈から内頸動脈にかけて低エコー領域が描出され、頸動脈内の異常構造物との鑑別が問題になる画像となっている。サイドローブアーチファクトは実際のBモード画像とは連動性がなく、プローブをあてる位置を変えると形状が変化したり消失するため、多方向から観察したり、断面を変更したりすることでアーチファクトと判断できる場合が多い。

3　音響陰影

　超音波を強く反射する構造物や、超音波を強く吸収する構造物が存在する場合、周囲の組織と比較してその構造物の後方に到達する超音波は弱くなるため、構造物の後方にエコーレベルの低い領域が出現する。これを音響陰影という。石灰化や結石、空気、強い線維化を伴う構造物等の背側に生じやすい。

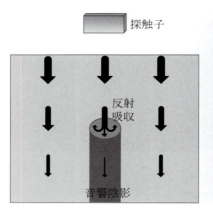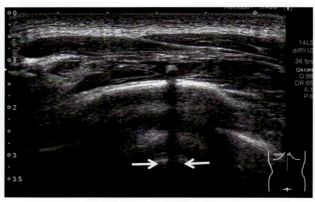

　画像は背部筋層内の静脈奇形を観察している画像で、静脈奇形内に存在する静脈石から音響陰影が確認できる。結石は軟部組織と比較して音速が大きく異なるため、結石にあたった超音波はそのほとんどが反射し高エコーで描出される。また、結石よりも深部側に到達する超音波は周囲組織と比較して弱いため音響陰影が出現する。

4　音響増強

　超音波を透過しやすく超音波減衰の少ない構造物が存在する場合、周囲組織と比較してその構造物の背側に到達する超音波は強いため、構造物の背側にエコーレベルの高い領域が出現する。これを音響増強という。液体貯留、嚢胞性病変、同様の細胞が密集して構成される腫瘍等の背側に生じやすい。

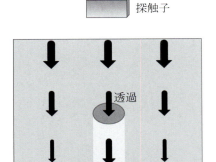 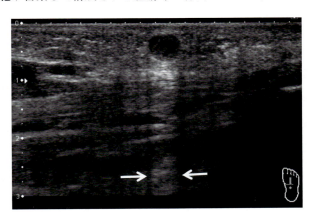

　画像では足底部に嚢胞性病変を認め、その背側に音響増強を認めている。嚢胞は周囲組織よりも超音波の透過性が良いため、より多くの超音波が到達した結果が音響増強として表示されていると考えられる。

5　外側陰影

　辺縁が滑らかな円形、または類円形の構造物が存在する場合に生じる陰影である。周囲組織の音速 C_1、類円形構造物の音速 C_2 とすると、この2つの音速が異なる場合に超音波の屈折が生じ、屈折を生じる外側部分の後方に到達する超音波が弱くなりエコーレベルの低い領域が出現する。辺縁に凹凸がある構造物では出現しにくく、表面が平滑な構造物で発生しやすいため、腫瘍等の鑑別に役立つ有効な所見でもある。

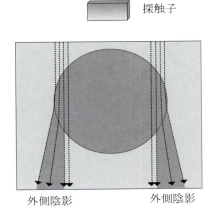 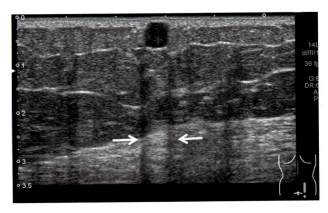

　画像は右臀部の粉瘤を描出したものである。画像上、嚢胞性病変の左右両端から背側へ外側陰影が確認できる。このように腫瘍に外側陰影が確認できる場合は、外縁が平滑な組織構築をした構造物と考えることができる。

17

6　Twinkling artifact

　Twinkling artifactは結石等の反射体内で生じるランダムな反射をドプラで観察した際に生じるアーチファクトで、反射体の後方に線状に出現するドプラ信号として表示される。その発生機序としては反射体の粗糙な形態によるものが原因と考えられているが、装置のセッティングによるものと考察している文献もある[2]。結石の深部側に出現しやすいことが知られており、病変の鑑別に役立つアーチファクトでもある。

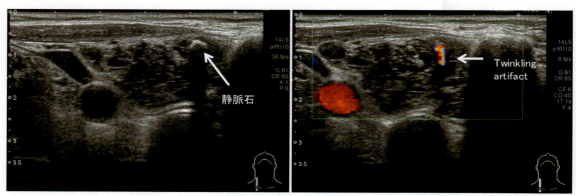

　画像はいずれも右頸部の鎖骨上の静脈奇形を描出した画像である。左画像はBモード画像で、静脈奇形内に静脈石を伴っている様子が確認できる。右画像のように静脈石をドプラを用いて観察すると、結石の深部方向へとtwinkling artifactが出現した。本例ではBモード画像上でも容易に結石と判断できるが、結石が小さい場合等ではtwinkling artifactを確認することで結石と判断することもできる。

I　基　礎　参考文献

1) 一般社団法人 日本超音波検査学会・編：超音波基礎技術テキスト．超音波検査技術 特別号, 37: 7, 2012.
2) Kamaya A, et al: Twinkling artifact on color doppler sonography: Dependence on machine parameters and underlying cause. Am J Roentgenol 180: 215-222, 2003.

検査各論｜II

1　頸部：唾液腺
2　頸部：甲状腺
3　頸部：その他
4　リンパ節
5　血管腫・血管奇形
6　陰嚢（精巣・精巣上体・鼠径）
7　脊髄
8　その他体表

1 頸部：唾液腺

- 唾液腺の超音波検査では大唾液腺である耳下腺、顎下腺、舌下腺の観察を行う。
- 耳下腺、顎下腺、舌下腺について、それぞれの大きさ・形態・実質のエコーレベル・実質の均質性を左右比較しながらの評価が基本になる。
- 仰臥位で枕を使わず頸部を伸展した状態で観察を行う。検査協力が得られる場合、頸部の背側に枕を入れ頸部を伸展すると観察しやすい。観察する頸部と反対方向へ頭部を少し回旋すると耳下腺や顎下腺が観察しやすいが、回旋しすぎると逆に観察が難しくなる。

1 走査方法

1-1 耳下腺

1）耳下腺横走査

- 耳介の下縁に耳介と垂直となるようにプローブをあてると耳下腺短軸像が描出される。耳下腺が描出されたら頭尾方向にプローブを動かし、下顎骨との位置関係を確認しながら耳下腺全体を観察し形態を把握する。
- 耳下腺実質のエコーレベル、均質性、大きさ、形態、耳下腺管の拡張の有無、腫瘤性病変や結石の有無等について左右差を確認する。
- 耳下腺は耳介の腹側、耳介の背側にも存在するが、耳介自体が観察の邪魔になり横走査として明瞭な描出が困難な場合が多い。

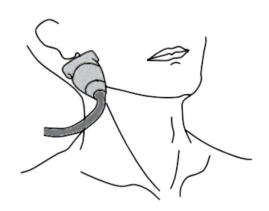
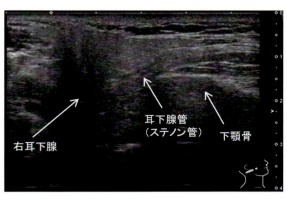

画像は右耳介の直下での横走査による耳下腺の横断像である。通常、耳下腺は唾液腺の中でも最もエコーレベルが高い均質な構造物として描出され、内部に耳下腺管（ステノン管）の走行が確認できる。下顎骨は耳下腺よりも深部に描出される認識しやすい構造物であり、下顎骨と対比すると位置を把握しやすい。

2) 耳下腺縦走査

- 耳介に対してプローブが平行になるようにして耳下腺の長軸像を得る走査方法である。
- 耳介の背側、下顎骨の背側からプローブを少し押し込むようにして耳下腺の観察を行う。
- 耳下腺の上極、下極の観察が容易で、顎下腺との位置関係も確認しやすい。

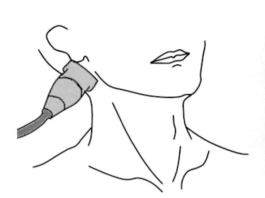
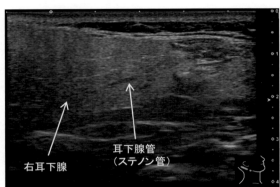

画像は耳介背側の縦走査によって得られた耳下腺縦断像で、耳下腺の下極側を描出した画像である。この位置から頭側へとプローブをスライドすることで上極側の観察もできる。またこの位置から下顎の角度に沿って尾側へとプローブをスライドすることで、顎下腺との位置関係を確認することができる。

- 耳下腺は耳介の背側、腹側の両方で観察される。耳介の背側から耳下腺長軸像の観察を行ったら、プローブを耳介の腹側へと移動して耳下腺の長軸像の観察を行う。

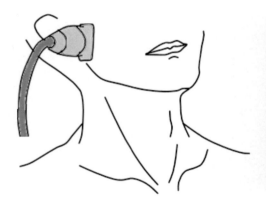
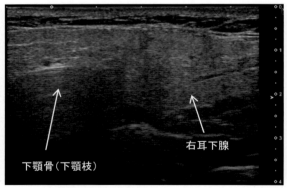

画像は耳介腹側の縦走査によって得られた耳下腺縦断像で、冠状断像に近い画像である。右耳下腺の背側には下顎骨が描出され、下顎骨と対比することで耳下腺の位置を把握しやすい。

1-2 顎下腺
1) 顎下腺横走査

- 耳下腺のやや尾側で下顎骨の下縁に平行になるようにプローブをあて、尾側から頭側を少し見上げるように角度をつけると顎下腺が描出される。この断面が顎下腺が最も長く描出される。
- 検査協力が得られる場合は比較的容易に描出可能である。
- 顎下腺実質のエコーレベル、均質性、大きさ、形態、顎下腺管の拡張の有無、腫瘤性病変や結石の有無等について左右差を確認する。

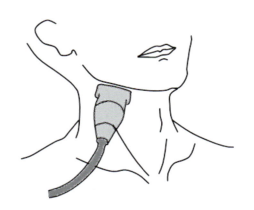
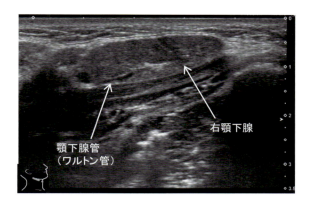

　画像では右顎下腺が楕円形の構造物として描出されている。顎下腺内の中央には顎下腺管（ワルトン管）の走行が確認できる。正常顎下腺実質は均質で、耳下腺よりもややエコーレベルが低く描出される。

2) 顎下腺縦走査

- 顎下腺横走査で顎下腺が確認できたら、プローブを90度回転し縦走査を行う。
- 縦走査では下顎骨下端を目安にやや頭側へとプローブを傾けると、下顎骨の尾側に顎下腺が描出される。
- 頸部を十分に伸展しないと下顎骨にプローブがあたり、顎下腺を明瞭に描出することが難しい場合がある。

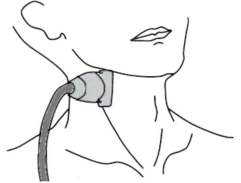
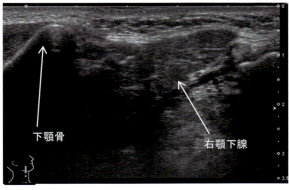

　画像は右顎下腺横走査から90度プローブを回転して描出した右顎下腺である。下顎骨下端の尾側に顎下腺が描出されている。

1-3 舌下腺

1) 舌下腺横走査

- 頸部正中でオトガイ部に横断像となるようにプローブをあて、尾側から頭側を見上げるように角度をつけると下顎骨の内側に左右舌下腺が描出される。
- 横断像として扱うが、実際には大きく頭側へとプローブを傾けた状態での観察となるため得られる画像は冠状断像のような断面となる。
- オトガイ部から頭側へとプローブを傾けて描出するため、顎を引いた状態では描出が難しい。可能な限り顎を上げ頸部を伸展した状態で観察する。
- 舌下腺実質のエコーレベル、均質性、大きさ、形態、腫瘍性病変や無エコー領域の有無等について左右差を確認する。

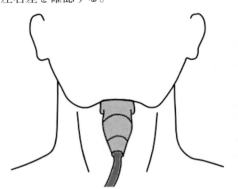
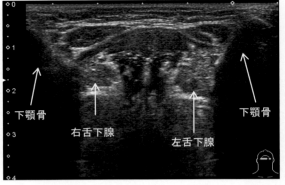

　オトガイ正中にプローブをあて左右舌下腺を観察している画像である。舌下腺は下顎骨の内側に位置しているため、純粋なる横断像で観察しても舌下腺の描出は難しい。尾側から頭側へと大きく傾けることで下顎骨の音響陰影を避けて舌下腺を描出できる。

2) 舌下腺縦走査

- 顎下腺横走査で舌下腺が確認できたら、プローブを90度回転し縦走査を行う。
- 下顎骨の内側に舌下腺が描出される。
- 頸部を十分に伸展しないと下顎骨にプローブがあたり、舌下腺を明瞭に描出することが難しい場合がある。
- 横走査で舌下腺の位置を確認してから縦走査をした方が認識が容易である。

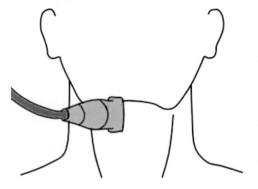
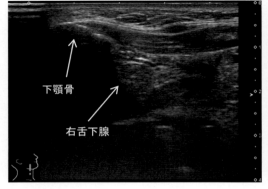

　画像は右舌下腺の縦断像である。下顎骨の音響陰影が影響するため、プローブを尾側から頭側へ傾け、さらに内側から外側へ傾けると描出しやすい。

2 耳下腺、顎下腺、舌下腺の評価

　耳下腺、顎下腺、舌下腺はいずれも形状が複雑であり、純粋な大きさや形態の評価が難しい。正常唾液腺の実質は均質であるが、エコーレベルに明確な基準はなく唾液腺実質エコーレベルの評価も難しい。そのため、唾液腺の大きさ、形態、実質のエコーレベル、均質性については、左右対比して評価することが一般的である。

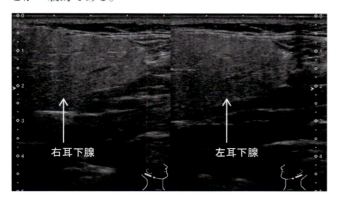

　画像はUS画像を2分割に設定し、それぞれに左右耳下腺を描出し表示した画像である。耳下腺は複雑な形状をしているため、左右同じ位置、同じ角度で描出するように注意する。

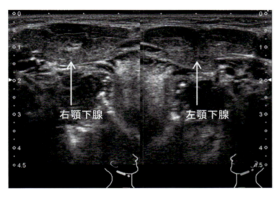

　左右顎下腺について同様に描出し表示した画像である。左右顎下腺の大きさ、形態、エコーレベル、均質性について左右を対比しやすい。

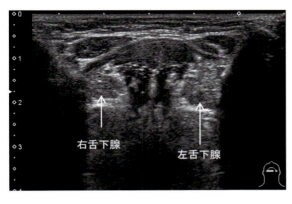

　左右舌下腺はオトガイ部で近距離に存在しているため、横断像の一断面で左右の舌下腺が描出できる。舌下腺の描出はやや難しい点もあるが、左右の対比がしやすい。

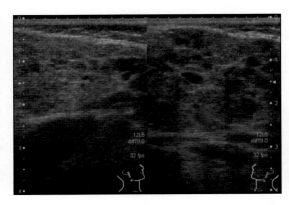

9歳　女児　反復性耳下腺炎
耳下腺を左右対比している画像で、左耳下腺のエコーレベルが低く、不均質で、全体が腫大している様子がよくわかる。

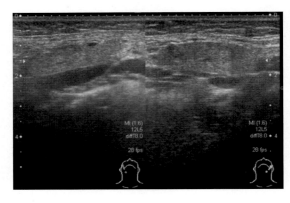

9歳　女児　流行性耳下腺炎
発熱、両側耳下部、顎下部痛を訴え、USで両側の耳下腺腫脹を認めた症例。画像はその後に撮影した顎下腺を対比した画像である。左顎下腺のエコーレベルはやや低く、右側と比較して腫大している様子がわかる。

1. 唾石症

- 唾石症は唾液腺管内の異物、脱落上皮、細菌等を核とし、唾液中のリンやカルシウムの沈着によって形成性される唾液腺内の結石である。
- 唾石症は一般的に成人に多いが、少ないながらも小児にもみられる。
- その80％以上は顎下腺に生じ、15～20％が耳下腺に生じる。舌下腺に生じるのは稀である。
- 通常片側発症であり、両側発症は稀である。
- 唾液が分泌される摂食時に顎下部腫脹と疼痛を生じ、その後数分～数十分以内に症状が自然消退することで発見される例が多いが、症状に乏しく歯科治療等の画像検査で偶発的に発見される例もある。

超音波所見

- 唾液腺内の音響陰影を伴う高エコー構造物（結石）
  （2mm未満の結石では音響陰影を認めないことがある）
- 結石が存在する唾液腺管の拡張を伴うことがある

典型例画像

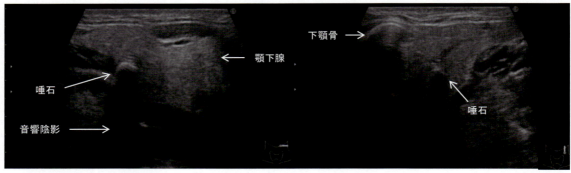

15歳　女児　左顎下腺唾石症

　食事に関連した頸部痛を訴える場合は唾石を念頭に検査する必要があり、唾石は顎下腺もしくは耳下腺内部に音響陰影を伴う高エコーで描出される。頸部のUSでは舌骨や下顎骨等と見誤らないように確認しながら検索を行えば、唾石の有無の評価は比較的容易に施行できることが多い。比較的大きな唾石では音響陰影を伴うことが多いが、小さな唾石では音響陰影を伴わないことがあるため気づきにくく注意が必要になる。唾石が存在する場合は唾液腺管の通過障害を引き起こし唾液腺管の拡張を伴うことがある。唾液腺管に関与する高エコー構造物であることが確認できれば唾石を強く疑うことができる。

検査の進め方

 ### 顎下腺、耳下腺内に高エコーで描出される構造物を検索する

頸部の疼痛や腫張の訴えがある場合は、その部位を中心に高エコー構造物を検索する。比較的大きい結石では音響陰影を伴うが、小さい場合は音響陰影を認めないため注意して検索する。

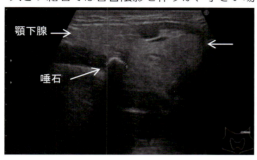

15歳　女児　左顎下腺唾石症
疼痛を認めた部位を中心に検索すると、左顎下腺内に約6 mmの音響陰影を伴う高エコー構造物を認めた。唾石症を疑う所見である。

 ### 近傍の拡張した唾液腺管の有無を確認する

唾石による唾液の通過障害により、唾液腺管の拡張を伴う場合がある。また、通過障害に伴い感染を合併することがあり、その場合は唾液腺管内が混濁したり、顎下腺実質が不均質に描出されることが多い。

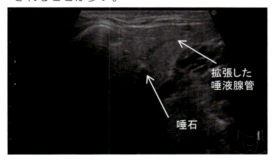

15歳　女児　左顎下腺唾石症
方向を変えて観察すると高エコー構造物の末梢側の唾液腺管が拡張している様子が確認できた。唾液腺の腫大や不均質化等の顎下腺炎を疑う所見は認めなかった。

 ### 左右顎下腺、耳下腺実質の均質性について評価を行う

頸部痛を訴える頻度の高い疾患として唾液腺炎がある。顎下腺、耳下腺がびまん性に不均質に描出される場合は唾液腺炎も念頭において検査をすすめる。

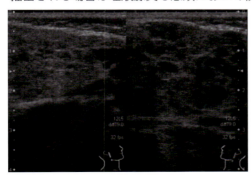

9歳　女児　反復性耳下腺炎
頸部痛を訴えて来院。左右耳下腺実質は不均質に描出され、左耳下腺には腫大も確認できた。結石を疑う高エコーの構造物は認めず、両側性の変化が確認でき、耳下腺炎を疑う所見と考えた。

II 検査各論 ① 頸部：唾液腺

実際の症例

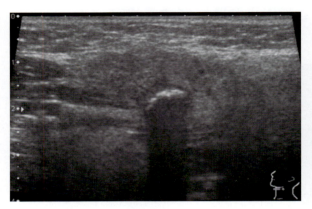

17歳　男性　左顎下腺唾石症

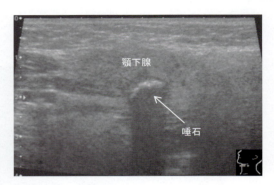

急性肝炎の経過観察中に施行した頸部USで、左顎下腺に偶発的に唾石を疑う高エコーを認めた。明らかな頸部痛の訴えはなかった。

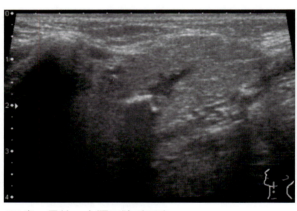

17歳　男性　左顎下腺唾石症

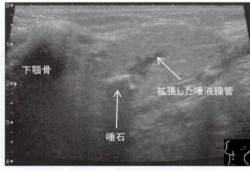

上記と同症例。角度を変え縦断像で観察すると、末梢側の唾液腺管が拡張し、その内部に高エコー構造物が描出される様子が確認でき、唾石症を疑った。

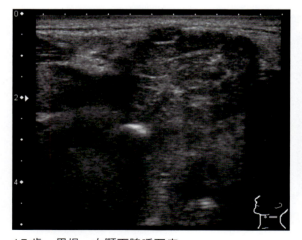

15歳　男児　左顎下腺唾石症

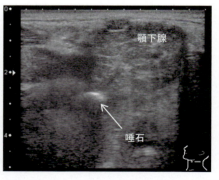

頸部違和感を主訴に来院。顎下腺の口腔側に音響陰影を伴う高エコー構造物を認め、ワルトン管内の唾石が疑われた。

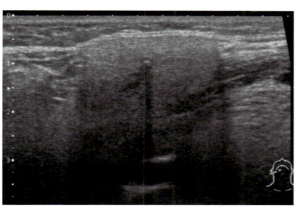

19歳　女性　右顎下腺唾石症

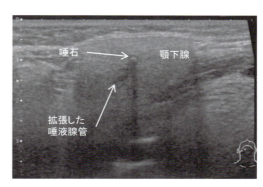

頸部リンパ節腫大精査目的にて施行したUSで顎下腺内に高エコー構造物を偶発的に発見した。やや拡張した唾液腺管内に位置しているように描出され、唾石が鑑別にあがった。

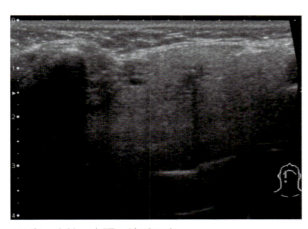

19歳　女性　右顎下腺唾石症

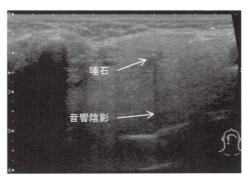

上記と同症例。高エコー構造物の最大径は約2mm、意識して描出しなければ音響陰影は確認できなかったが、音響陰影が確認できたことで唾石を強く疑うことができた。

👉 Point 👉

- 唾石が顎下腺に好発する理由は、ワルトン管が上向きに走行していることや耳下腺と比較して多量で粘稠性の高い粘液を産生するため、と考えられている。

疾患別超音波検査

2. ガマ腫

- ガマ腫は唾液腺導管が何らかの原因で損傷し、唾液が漏出することで発生する嚢胞性病変をいう。
- ガマ腫が存在する部位によって舌下型、顎下型、舌下・顎下型の3つに分類される。舌下型は顎舌骨筋よりも舌側に、顎下型では顎舌骨筋よりも体表側に嚢胞性病変が存在し、舌下・顎下型ではその両方を満たす。
- 臨床的に単純性と潜入性に分類される。多いのは単純性ガマ腫で口腔底や舌下間隙に限局し、上皮に囲まれた真性嚢胞である。潜入性ガマ腫は単純性ガマ腫の壁が破綻し舌下間隙を超え周囲組織間隙に漏出して形成された偽性嚢胞である。
- 偽性嚢胞は壁に上皮細胞を欠き、嚢胞壁は線維組織や肉芽組織からなる。
- 10〜20歳代の若年者に好発し、嚢胞出現部の無痛性の腫脹を訴えることが多い。

超音波所見

- 舌下腺や顎下腺に接する嚢胞性病変
- 形状は不整形であることが多い

典型例画像

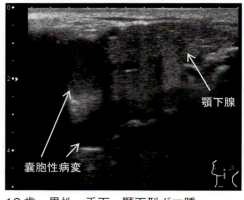 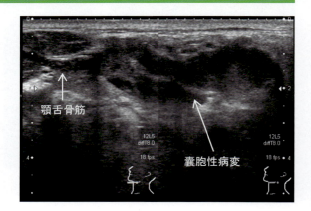

16歳　男性　舌下・顎下型ガマ腫

　ガマ腫は舌下腺や顎下腺に接する嚢胞性病変として描出される。単純性ガマ腫では被胞化した円形・楕円形〜不整形の嚢胞性病変として描出されるが、潜入性ガマ腫では周囲組織の間隙へ伸展する嚢胞性病変として描出され、形状は不整に描出される。舌下型では下顎骨と舌骨に連なる顎舌骨筋よりも舌側に存在するため、US画像上では舌下腺周囲で顎舌骨筋よりも深い位置の嚢胞性病変として描出される。顎下型では顎舌骨筋よりも体表側に存在するため、US画像上では顎舌骨筋よりも浅い位置の嚢胞性病変として描出される。そのためUS検査時に顎舌骨筋の走行を把握しておくと、舌下型か顎下型かの判断は比較的容易になる。

検査の進め方

 舌下腺や顎下腺周囲の嚢胞性病変を検索する

ガマ腫は唾液腺管から漏出する貯留嚢胞であるため、舌下腺や顎下腺に接するように存在する嚢胞性病変を認める場合はガマ腫が鑑別にあがる。

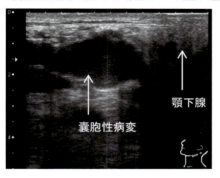

16歳　男性　舌下・顎下型ガマ腫
顎下腺の内側に接する嚢胞性病変を認め、ガマ腫が鑑別にあがる。嚢胞性病変は組織間隙に広く存在しており、舌下腺とも接していることが確認できれば、舌下・顎下型を疑うことができる。

 嚢胞性病変が存在する範囲を確認する

嚢胞性病変がガマ腫であれば、舌下腺、顎舌骨筋、顎下腺周囲に存在する嚢胞性病変として描出されるが、さらに頸部の広い範囲に嚢胞性病変が確認できる場合はリンパ管奇形等の嚢胞性病変も鑑別にあげて検査をすすめる。

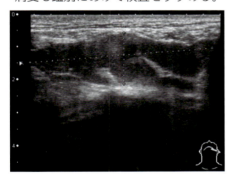

16歳　男性　舌下・顎下型ガマ腫
嚢胞性病変は舌下腺から顎下腺の間に限局して存在していたが、リンパ管奇形等の嚢胞性病変も鑑別にあがる。

 顎舌骨筋の走行を基準として嚢胞性病変の位置を確認する

嚢胞性病変が舌下腺周囲に存在し、顎舌骨筋よりも深部に限局する場合は舌下型、嚢胞性病変が顎下腺周囲に存在し、顎舌骨筋よりも浅部に限局する場合は顎下型、両方確認できる場合は舌下・顎下型ガマ腫が疑われる。

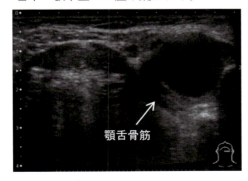

8歳　女児　顎下型ガマ腫
画像では顎舌骨筋よりも浅部で顎下腺に接する嚢胞性病変を認めており、顎下型ガマ腫が疑われる。舌下腺周囲と顎舌骨筋の深部の液体貯留も確認できる場合は舌下・顎下型ガマ腫が疑われる。

実際の症例

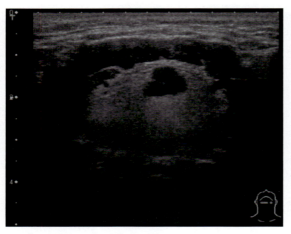

15歳　男児　舌下型ガマ腫

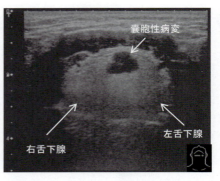

肉眼的に口腔底にガマ腫を疑う所見を認めUS施行。左右舌下腺に接するように約14×12 mmの囊胞性病変を認めた。

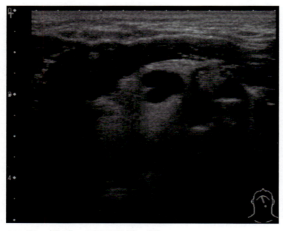

15歳　男児　舌下型ガマ腫

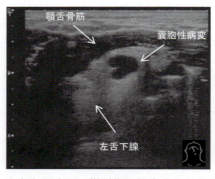

上記と同症例。縦断像で観察すると囊胞性病変は顎舌骨筋の舌側で舌下腺周囲に限局している様子が確認でき、舌下型ガマ腫を疑った。

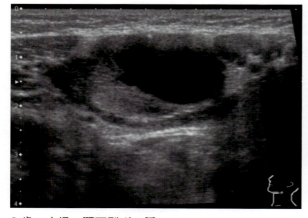

8歳　女児　顎下型ガマ腫

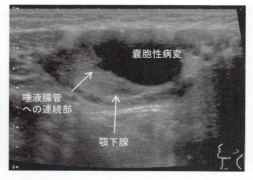

左顎下部腫脹を主訴に来院。USにて左顎下腺内に限局する約30×26×18 mmの囊胞性病変を認めた。囊胞性病変は一部で唾液腺管へと連続する様子が確認でき、顎下型ガマ腫を疑った。

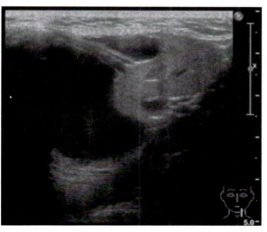
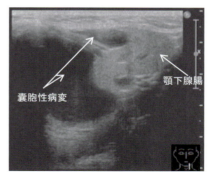

13歳　男児　舌下・顎下型ガマ腫

左頸部の腫脹を主訴に来院。USにて顎下腺から舌下腺の間に存在し、それぞれの腺に接するように存在する囊胞性病変を認め、舌下・顎下型ガマ腫を疑った。

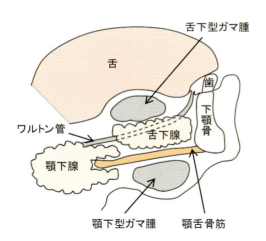

図1　ガマ腫の発生位置のシェーマ
　　　　参考文献9）より引用改編
ガマ腫は舌下腺の導管が閉塞し唾液が腺外に漏出したものである。
顎舌骨筋より上内方の舌下間隙に限局したガマ腫が舌下型ガマ腫である。
漏出した唾液が顎舌骨筋を超えて顎下間隙に貯留したガマ腫が顎下型ガマ腫であり、さらに傍咽頭間隙などへ伸展する場合もある。

👉 Point 👉

- ガマ腫の中でも舌下型単純性ガマ腫は貯留囊胞として口腔内の可視部に発生することが多く、USを施行せず視診のみで診断される例も少なくない。
- 小児のガマ腫の発生原因として、咀嚼時の誤咬による舌下ヒダ部の損傷が多いと考えられている。
- 実際には唾液腺周囲に囊胞性病変を認めた場合は、リンパ管奇形や側頸囊胞の可能性を念頭において鑑別をすすめる。

3. 流行性耳下腺炎

- 流行性耳下腺炎は「おたふくかぜ」とも呼ばれるムンプスウイルスによる感染症である。
- ムンプスウイルスは飛沫感染や接触感染で伝播する感染力の高い感染症である。
- 潜伏期間は16～18日で、38℃以上の発熱や、2日以上持続する疼痛を伴う急性唾液腺腫脹が臨床上の特徴である。
- ムンプスウイルス感染では耳下腺は標的組織の一つにすぎない。耳下腺炎以外にも無菌性髄膜炎、高度感音難聴、精巣炎、卵巣炎、膵炎等をしばしば引き起こす。
- 3～6歳に最も多く発症しているが、発症例の親世代にあたる20～40代においても多くのムンプス感染症が発症している。
- 多くは両側耳下腺の腫脹を訴えるが、片側の耳下腺のみの腫脹を訴える例もある。

超音波所見

- 耳下腺の腫大
- 耳下腺実質の不均質化
- 顎下腺の腫大を伴うことがある
- 頸部リンパ節の反応性腫大を伴うことが多い

典型例画像

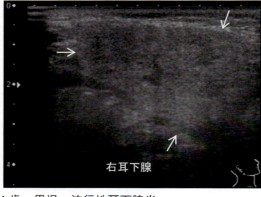 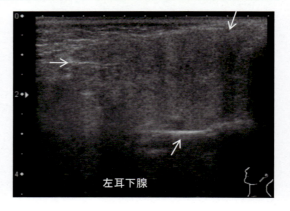

4歳　男児　流行性耳下腺炎

　小児の耳下腺腫脹を訴える疾患で最も多いのが流行性耳下腺炎である。耳下腺腫大に一致した疼痛を訴え、片側腫大の場合もあるが両側耳下腺腫脹を訴える場合が多く、顎下腺の腫大を伴っていることもある。US画像上では疼痛部位に一致して腫大した耳下腺が描出される。耳下腺実質は不均質に描出されることが多いが、反復性耳下腺炎の際の特徴的所見である多発性小嚢胞構造物は認められない。流行性耳下腺炎では頸部リンパ節の反応性腫大を伴うことが多く、耳下腺内リンパ節の腫大を伴っていることも少なくない。流行性耳下腺炎は感染力の強い感染症であるため、流行性耳下腺炎の可能性のある場合は十分な感染対策を施したうえで検査を施行するように心がける。

検査の進め方

✔ 両側耳下腺の腫大の有無を確認する

耳下腺の腫大については計測値によって大きさを評価することが困難であるため、全体の形態が丸みを帯びているか、辺縁が凸状であるか等から相対的に判断する。肉眼的に耳下部や顎下部の腫大がないかも合わせて評価を行う。

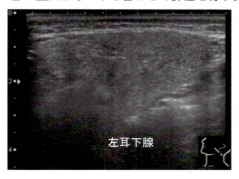

4歳　男児　流行性耳下腺炎
耳下腺は全体的に丸みを帯び、辺縁部分はいずれも凸状に丸く描出されている様子が確認できる。外観からも耳下部の膨隆が容易に確認できた症例である。

✔ 耳下腺実質を評価する

流行性耳下腺炎では耳下腺実質は淡い低エコーを伴って不均質に描出されることが多く、反復性耳下腺炎のように唾液腺導管の拡張は認めない。

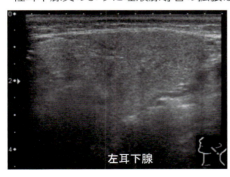

4歳　男児　流行性耳下腺炎
耳下腺実質はびまん性に不均質に描出されている。小囊胞構造物を疑う所見も確認できず、反復性耳下腺炎は否定的である。

✔ 顎下腺の腫大についても評価を行う

流行性耳下腺炎では耳下腺に加え顎下腺の腫大を伴うことがある。耳下腺の評価と同様に顎下腺についても丸みを帯びた形態、凸状変化、実質の不均質化等について評価を行う。

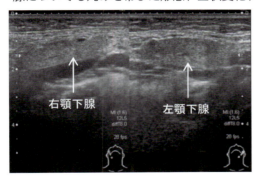

4歳　男児　流行性耳下腺炎
両側顎下腺を対比している画像である。右顎下腺に明らかな異常は指摘できない。左顎下腺は左右差を伴って腫大し、実質が不均質である様子が確認できる。

実際の症例

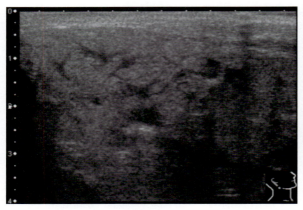

5歳　男児　流行性耳下腺炎

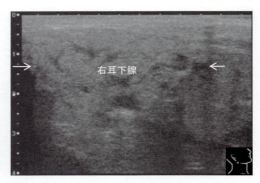

発熱と疼痛を伴う右耳下部腫脹を主訴に来院。疼痛部にプローブをあてると実質が不均質で腫大した右耳下腺が描出された。

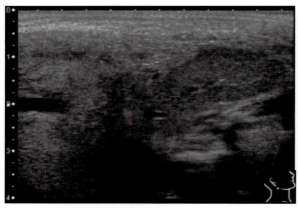

5歳　男児　流行性耳下腺炎

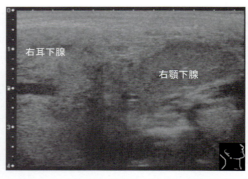

上記と同症例。右耳下腺は腫大し右顎下腺に接していた。プローブによる用手的圧迫にて耳下部同様、顎下部でも疼痛を伴っていることが確認できた。

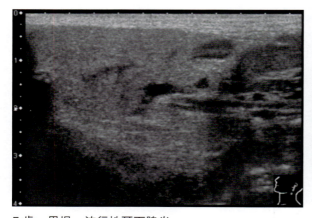

5歳　男児　流行性耳下腺炎

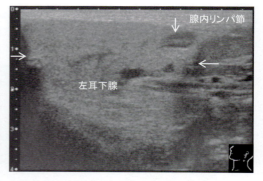

上記と同症例。左耳下腺は右耳下腺ほどではないものの、耳下腺実質は不均質で丸みを帯びていた。腺内リンパ節の腫大も確認できる。比較的典型的なUS所見を呈した流行性耳下腺炎の一例である。

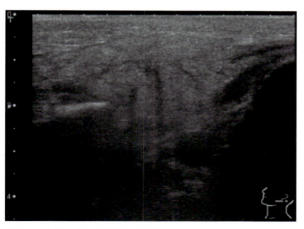

4歳　女児　流行性耳下腺炎

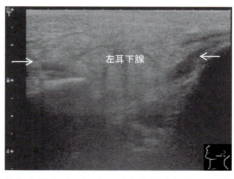

発熱を伴う左耳下部の腫脹を訴え来院。腫脹部にプローブをあてると左耳下腺の腫大を認め、耳下腺実質は不均質に描出された。左耳下部に疼痛は認めなかったが、用手的圧迫による圧痛を認めた。

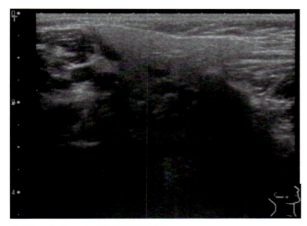

4歳　女児　流行性耳下腺炎

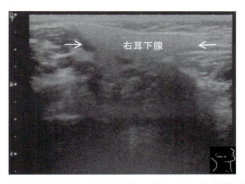

上記と同症例。右耳下腺に明らかな異常所見は指摘できなかった。左耳下腺の片側腫大であり、流行性耳下腺炎の他にも化膿性耳下腺炎が鑑別にあがった。

☞ Point ☞

- 流行性耳下腺炎の疑いがある場合は、検査者は既感染者やワクチン接種を受けていることが望ましい。
- 全感染例の 30 〜 35％存在する不顕性感染例もウイルスを排泄し感染源となりうる。
- 流行性耳下腺炎と類似する US 所見を呈する疾患に化膿性耳下腺炎がある。化膿性耳下腺炎はウイルスではなく細菌感染による耳下腺炎であるが、US 画像上で流行性耳下腺炎と鑑別することは困難であることが多い。
- 陰嚢の検査時に小児の精巣炎を疑った場合は、ムンプスウイルス感染による精巣炎の可能性を念頭に鑑別をすすめる。

4. 反復性耳下腺炎

- 反復性耳下腺炎は乳幼児期から学童期に好発する耳下腺の末梢導管の囊状拡張を呈する原因不明の耳下腺炎である。
- 耳下腺が何度も腫脹を繰り返すことが特徴的で、腫脹する頻度は1年に1回程度から2〜3回程度など様々である。
- 同時期に腫脹する耳下腺は左右どちらか片側であることが多く、左右交代性に腫脹することや、繰り返し腫脹を繰り返すうちに両側腫脹を認めることもある。
- 流行性耳下腺炎と好発年齢や臨床症状が類似するが、反復性耳下腺炎では微熱程度の場合が多く、38度以上の発熱はほとんどない。耳下腺部の痛みの程度も弱いことが多い。
- 反復性耳下腺炎は早い例では乳児期に、遅くとも就学前に発症し、全体の90％が10歳までに治癒している。

超音波所見

- 耳下腺の腫大
- 耳下腺実質の不均質化
- 耳下腺内の多発小囊胞構造物

典型例画像

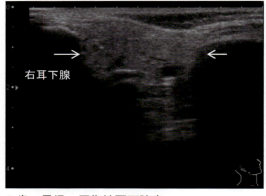 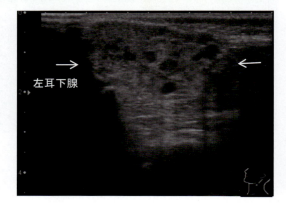

3歳　男児　反復性耳下腺炎

　反復性耳下腺炎は耳下腺の末梢導管の囊状拡張を呈するため、耳下腺造影では「apple tree」と称される特徴的な所見を呈する。US所見でも耳下腺内の末梢導管の囊状拡張が複数の小囊胞構造物として確認できるのが特徴的所見である。典型例では乳児期から10歳程度までの年齢の児において、片側だけ腫大した耳下腺内に多数の小囊胞構造物が低エコーで描出され、反対側は正常な耳下腺として描出される。耳下腺の腫大は計測によって評価することが困難であり、左右対比して相対的に判断するのが一般的である。病歴を聴取し過去に同様の耳下腺腫脹を認めていれば、反復性耳下腺炎が強く疑われる。耳下腺内の多発小囊胞構造物は初回腫脹時でも描出されることが多く、耳下腺腫脹改善後もこの所見が継続して認められることが多い。

検査の進め方

 耳下腺の腫大の有無を評価する

耳下腺の計測で腫大の有無の評価は困難であり、丸みを帯びた形態、凸状変化、左右差等から相対的に耳下腺の腫大について評価を行う。

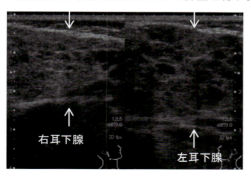

8歳　女児　反復性耳下腺炎
左耳下腺辺縁は凸状に丸みを帯びた形態を認め、右耳下腺についても同様の部位で比較すると著明な左右差が確認でき、左耳下腺腫大と判断できる。

 耳下腺実質内の多発小囊胞構造物の有無を確認する

反復性耳下腺炎では末梢導管の囊状拡張を反映した多発小囊胞構造物が確認できることが多い。腫大した耳下腺内に複数の低エコー結節が認められる場合は反復性耳下腺炎を疑う。

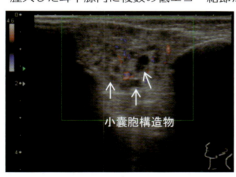

3歳　男児　反復性耳下腺炎
左耳下腺内部に多数の類円形の低エコー領域を認めている。多発小囊胞構造物の本態は抹消導管の拡張であり、ドプラで観察しても内部に血流信号は認めない。

 反対側の耳下腺を確認する

両側に耳下腺腫大や多発小囊胞構造物が確認できる場合もあるが、特徴的所見が片側に限局する場合は反復性耳下腺炎の可能性が高い。

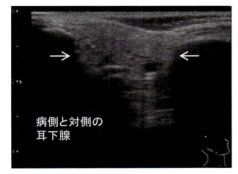

3歳　男児　反復性耳下腺炎
上記と同症例。左側と比較すると右耳下腺に腫大はなく実質が均質であることがよくわかる。特徴的所見が片側に限局していることも反復性耳下腺炎を疑う所見である。

実際の症例

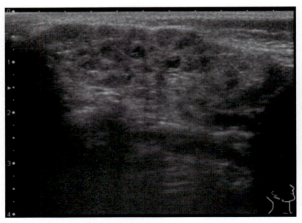

7歳　男児　反復性耳下腺炎

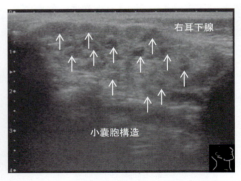

乳児期より耳下腺腫脹を繰り返し反復性耳下腺炎と診断されている症例。右耳下腺は腫大し多発小囊胞構造物も確認でき、反復性耳下腺炎に伴う所見と考えた。

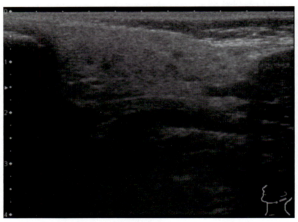

7歳　男児　反復性耳下腺炎

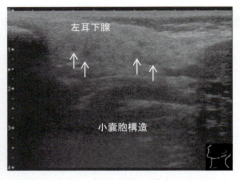

上記と同症例。左耳下腺に腫大は認めなかったが、耳下腺実質内には数個の小囊胞構造物と思われる低エコー領域が確認でき、過去の左顎下腺腫脹の経過を見ているものと考えられた。

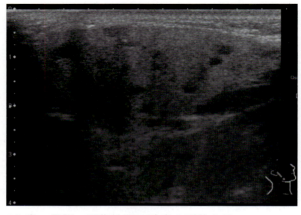

12歳　男児　反復性耳下腺炎の既往あり

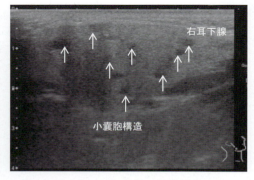

上記と同症例。12歳時点で経過観察目的でUS施行、反復性耳下腺炎の病態は改善していた。US画像上は複数の低エコー結節の残存が確認できた。

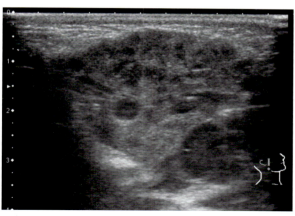

4歳　男児　反復性耳下腺炎

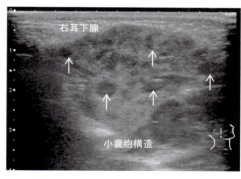

1週間持続する発熱と右頸部腫脹を主訴に来院。腫脹を訴える部位にプローブをあてると丸みを帯びた耳下腺が描出され、耳下腺内部には多発小嚢胞構造物が描出された。

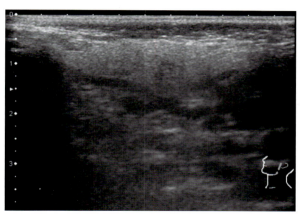

4歳　男児　反復性耳下腺炎

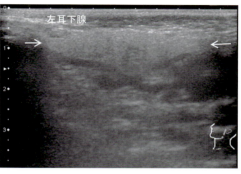

上記と同症例。反対側の耳下腺実質は均質で腫大も認めなかった。典型的な反復性耳下腺炎の画像所見を呈した一例である。

☞ Point ☜

- 一般的にほとんどの症例が10歳までに治癒しているため、10歳以降で耳下腺腫脹を認める場合は反復性耳下腺炎以外の疾患が鑑別にあがる。
- 通常の免疫状態では流行性耳下腺炎を繰り返し発症することはないため、耳下腺の腫脹が繰り返されていることが確認できれば反復性耳下腺炎が疑われる。
- 口腔内の耳下腺開口部における耳下腺圧迫による唾液の流出を観察し、唾液が粘性や膿性であれば反復性耳下腺炎、透明であれば流行性耳下腺炎が疑われる。

Ⅱ　検査各論　[1]　頸部：唾液腺　参考文献

1) 佐藤雄一郎：超音波診断各論 唾液腺．JOHNS Vol.32, No.10: 1445-1447, 2016.
2) 古川まどか，ほか：頭頸部エコーアトラス 初版．診断と治療社，東京，2016.
3) 白井信朗：唾石症．日本口腔・咽頭科学会（編）：口腔咽頭の臨床　医学書院 92-93, 1998.
4) 小木曽瑛理，ほか：治療通院中に発見された5歳男児の唾石症の1例．小児歯科学雑誌, 49: 2; 180-186, 2011.
5) 酒井博史，ほか：3歳女児に認められた顎下腺唾石症の1例．小児口腔外科. 22: 2; 163-167, 2012.
6) 計良宗，ほか：ガマ腫16例の検討．耳鼻臨床, 103: 743-746, 2010.
7) 松田拓巳，ほか：ガマ腫38例の臨床統計的検討．日口腔外会誌, 41: 145-147, 1995.
8) 宮坂美木子，ほか：症状・所見からみた小児画像診断の進め方－頸部腫瘤－．小児科診療, 68（増刊）: 229-238, 2005.
9) 鈴木貴博，ほか：耳鼻咽喉科疾患に対する薬物療法．ガマ腫・唾石症．MB ENT. No. 218: 120-125, 2018.
10) 庵原俊昭：ムンプス．小児科診療 vol.77 増刊号: 164-166, 2014.
11) 浅沼聡：ムンプスウイルス．JOHNS, 31: 5; 627-632, 2015.
12) 深澤満：流行性耳下腺炎と反復性耳下腺炎の鑑別における超音波検査の有用性．外科小児科, 5: 1; 21-25, 2002.
13) 工藤典代，ほか：反復性耳下腺炎の臨床的検討．小児耳鼻, 19: 1; 50-54, 1998.
14) 工藤典代：流行性耳下腺炎，反復性耳下腺炎．MB ENT 69: 1-6, 2009.
15) 笹村佳美：小児反復性耳下腺腫脹．MB ENT 205: 79-83, 2017.

2 頸部：甲状腺

- 甲状腺の超音波検査では甲状腺の大きさ・形態・実質のエコーレベル・実質の均質性・実質内の血流の多寡・甲状腺内の腫瘤性病変の有無の評価が基本になる。
- 観察・評価を行う範囲は甲状腺実質全体が基本となる。小児の場合は甲状舌管や異所性甲状腺の評価が必要になる場合があることや、合わせて頸部リンパ節の評価が必要になる場合があるため、その場合は観察範囲は頸部全体となる。
- 観察は仰臥位で行う。検査協力が得られる場合は頸部を十分に伸展させる目的で頸背部に枕などを置き、頸部をやや後屈した状態にすると観察しやすい。
- 甲状腺よりも体表側には超音波検査にて障害陰影となる構造物はなく甲状腺の描出は容易であるが、乳幼児では頸部に比して相対的にプローブが大きいため縦断像が描出困難な場合がある。
- プローブをあてることができれば甲状腺は明瞭に描出できる場合が多く、圧迫をかけないように注意する。

1 走査方法

1）頸部正中横走査

- 甲状腺峡部中央に横断像となるようにプローブをあて、甲状腺右葉と左葉を対比しながら観察できる走査方法である。
- 甲状腺実質のエコーレベル、均質性、大きさ、辺縁部の凹凸の有無、腫瘤性病変の有無等について観察を行う。
- 甲状腺の大きさや形態、実質の状態や腫瘤性病変の有無等について、甲状腺全域について大まかに把握することができる。
- 走査が容易で甲状腺全体の情報が得られるため、啼泣下においても有効な操作方法である。

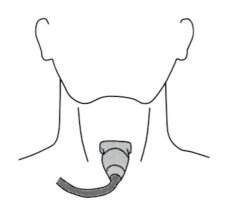
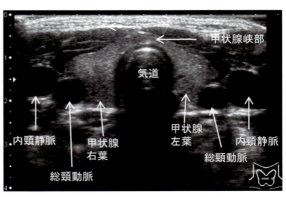

　画像のように甲状腺右葉、峡部、左葉を一断面内で表示することにより左右対比が可能になる。この状態で甲状腺上極から下極側へとプローブを頭尾方向へ動かすことによって甲状腺全体を評価することができる。

2) 甲状腺右葉または左葉横走査

- 甲状腺右葉、または左葉の横断像となるようにプローブをあて、詳細に観察する走査方法である。
- 甲状腺右葉、または左葉について頭部から尾部まで詳細に観察することができる。
- 甲状腺の形態の評価や腫瘤性病変の有無を詳細に確認することができる。
- ドプラを用いて観察することで甲状腺実質内の血流の多寡を把握することができる。

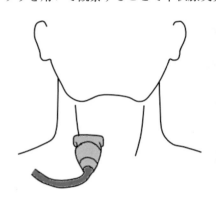
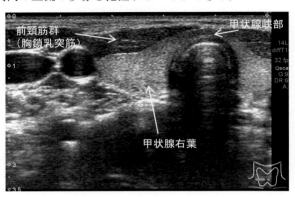

　甲状腺右葉を観察している画像である。甲状腺全体を評価できる横断像と比較するとデプスを浅くすることができるため、右葉もしくは左葉を大きく表示し詳細に観察することが可能になる。

3) 甲状腺右葉または左葉縦走査

- 甲状腺右葉、または左葉の縦断像となるようにプローブをあて、詳細に観察する走査方法である。
- 乳幼児では頸部に対して相対的にプローブが大きいため、プローブを縦にあてることが困難で縦断像が得られない場合がある。
- 多くの場合は甲状腺横断像で甲状腺の評価が可能であるため、啼泣下等によって描出が困難な場合は省略しても問題ない。

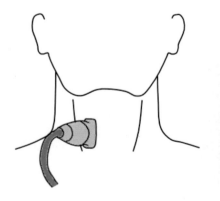
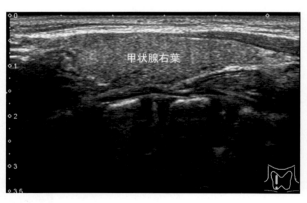

　甲状腺右葉が最も長くなるように描出した頸部縦断像で、甲状腺の体積で大きさを評価する際の長径はこの断面で計測を行う。甲状腺自体の評価は横断像で十分に評価できるが、甲状舌管遺残や下咽頭梨状窩瘻等の甲状腺外組織との連続性を確認する際には非常に有用な断面である。

4）縦断像による上甲状腺動脈の血流評価

- びまん性甲状腺疾患のうちバセドウ病や破壊性甲状腺炎等において、甲状腺実質内の血流が豊富になる場合がある。USではドプラ法を用いることで甲状腺実質内の血流の多寡を知ることができるが、カラードプラ法やパワードプラ法等のカラーイメージング法の評価では血流評価の客観性に乏しく定量的評価が難しい側面がある。
- 甲状腺実質内の血流の多寡についての客観的な評価方法の一つとして上甲状腺動脈の収縮期最高流速（peak systolic velocity：PSV）を計測する方法がある[4),5)]。甲状腺縦断像において甲状腺上極の腹側を走行する上甲状腺動脈を同定し、PSVを計測する。上甲状腺動脈PSVが50 cm/sを超える場合は甲状腺機能亢進状態である可能性が高い。
- 甲状腺右葉、または左葉を描出したらドプラを用いて甲状腺上極側で甲状腺に接するように走行する上甲状腺動脈を検索する。上甲状腺動脈の走行が確認できたらパルスドプラを用いて上甲状腺動脈の流速測定を行う。

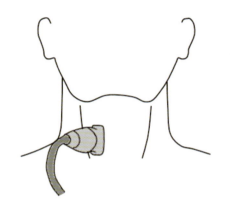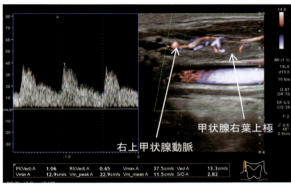

　画像は14歳女児の正常例で右上甲状腺動脈の流速を測定している画像である。上甲状腺動脈のPSVは37.5 cm/secであり、正常範囲内である。

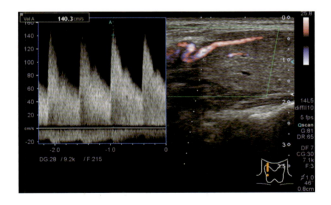

　画像は13歳女児のバセドウ病症例の右上甲状腺動脈の流速を測定している画像である。上甲状腺動脈のPSVは140.3 cm/secであり、50 cm/secを超え甲状腺実質内の血流が豊富になっていることが推察される。甲状腺機能亢進状態が疑われる所見である。

2　甲状腺の大きさの評価

甲状腺は成長とともに増大する内分泌臓器でありその大きさの評価として、右葉、または左葉の厚みや幅の計測値から評価する方法、甲状腺の体積を算出して評価する方法等がある。

1）甲状腺右葉または左葉の厚み、幅、長径の計測値から評価する方法

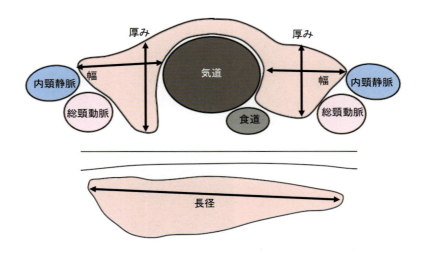

表1　身長別甲状腺の大きさの基準値[1]

	厚み（mm）	幅（mm）
修正 30 ～ 33 週	6 ～ 10	5 ～ 17
修正 33 ～ 37 週	5 ～ 17	8 ～ 20
身長 45 ～ 50 cm	10 ～ 18	13 ～ 21
身長 50 ～ 70 cm	12 ～ 16	14 ～ 22
身長 70 ～ 90 cm	12 ～ 16	17 ～ 21
身長 90 ～ 100 cm	12 ～ 16	14 ～ 22
身長 100 ～ 110 cm	9 ～ 21	15 ～ 27
身長 110 ～ 120 cm	11 ～ 23	17 ～ 29
身長 120 ～ 130 cm	10 ～ 26	18 ～ 30
身長 130 ～ 140 cm	9 ～ 29	23 ～ 31
身長 140 ～ 150 cm	13 ～ 29	22 ～ 34
身長 150 ～ 160 cm	14 ～ 30	20 ～ 36
身長 160 ～ 170 cm	16 ～ 32	22 ～ 38

表2　年齢別甲状腺の簡易的な大きさの基準値[2]

	厚み（mm）	幅（mm）	長径（mm）
乳児や年少児	2 ～ 12	10 ～ 15	20 ～ 30
青年期～成人	10 ～ 25	20 ～ 30	80 ～ 80

2) 甲状腺の体積を算出して評価する方法

　甲状腺右葉、左葉、峡部のそれぞれについて長径、厚み、幅を計測する。右葉、左葉、峡部のそれぞれを楕円体と考え、計測された数値からそれぞれの体積を算出する。

　計算式より得られた右葉、左葉、峡部のそれぞれの体積を加算して甲状腺全体の体積を算出する方法である。

　甲状腺の体積は年齢、身長、体重に良く相関して増加することが知られており、体積を算出する方法では甲状腺の大きさについての詳細な評価が可能である一方、計測項目が多く煩雑であることが欠点でもある。

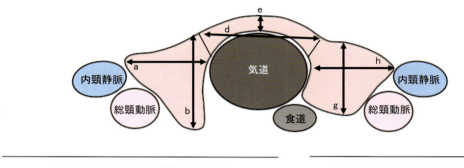

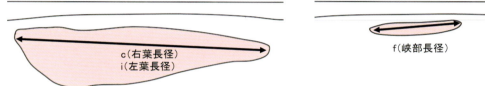

右葉、左葉、峡部を楕円体と考えて、円の体積を算出する方法で

$$体積 = 長径 \times 厚み \times 幅 \times \frac{\pi}{6} \quad (cm^3)$$ であることから

右葉体積 = $a \times b \times c \times \dfrac{\pi}{6}$　(cm^3)

左葉体積 = $g \times h \times i \times \dfrac{\pi}{6}$　(cm^3)

峡部体積 = $d \times e \times f \times \dfrac{\pi}{6}$　(cm^3)

甲状腺体積 = 右葉体積 + 左葉体積 + 峡部体積　(cm^3)

表3　身長別甲状腺の体積の基準値[3]

	体積 (cm^3)
身長　　～99 cm	1.6～3.0
身長 100～109 cm	2.3～4.3
身長 110～119 cm	3.0～5.2
身長 120～129 cm	3.8～6.0
身長 130～139 cm	4.3～8.3
身長 140～149 cm	5.2～9.6
身長 150～159 cm	6.2～10.8
身長 160 cm～	8.4～13.4

3 甲状腺の形態の評価

甲状腺の腫大が存在しても計測上は数mm程度の変化しか認めないこともあるため、計測値が正常範囲内になってしまう場合もしばしばある。そのため、甲状腺の腫大の評価においては甲状腺の形態の変化も合わせて腫大の有無について判断を行う。

正常な甲状腺では峡部から右葉、峡部から左葉への移行部で「くびれ」が確認できることが多いが、甲状腺腫大を伴っている例では峡部からの移行部が凸状に変化していることがある。

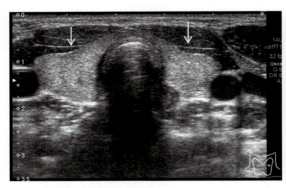

8歳 男児 正常例
甲状腺峡部から右葉、峡部から左葉への移行部で「くびれ」が確認できており、甲状腺の形態に明らかな異常は指摘できない。

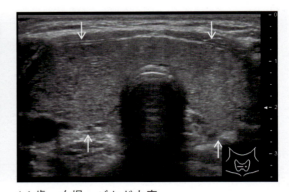

14歳 女児 バセドウ病
甲状腺峡部から右葉、峡部から左葉への移行部が凸状に変化している。甲状腺の背側も凸状に変化していることで、甲状腺の形態は全体的に丸い印象を受ける。

甲状腺の右葉、左葉において角を形成している部分は正常例では鋭角に描出されるが、腫大を伴っている例では鈍化している場合がある。

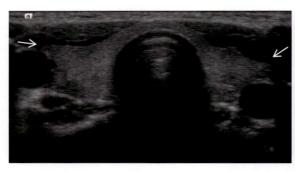

12歳 女児 正常例
甲状腺右葉、左葉ともに角を形成する部分は鋭角に描出されている。

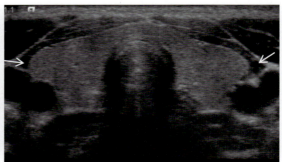

13歳 女児 バセドウ病
甲状腺右葉、左葉ともに角を形成する部分が鈍化している様子がわかる。胸部から右葉、左葉への移行部も軽度凸状に変化しており、甲状腺の形態は全体的に丸い印象を受ける。

4 甲状腺実質の評価

1）甲状腺実質内エコーレベルの評価

　正常例における甲状腺実質のエコーレベルは筋のエコーレベルよりも高く描出される。頸部には多くの筋が走行しているがいずれもエコーレベルは同様であるため、甲状腺観察時に甲状腺の腹側に描出される筋と甲状腺実質のエコーレベルを対比して甲状腺実質エコーレベルの評価を行う。

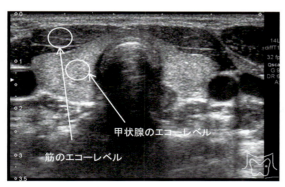

8歳　男児　正常例
甲状腺の腹側には複数の筋が走行しており、前頸部にまとまって描出される筋全体を前頸筋群と呼ぶ。画像で前頸筋群のエコーレベルと甲状腺のエコーレベルを比較すると、甲状腺のエコーレベルが筋よりも高く描出されており、正常な所見である。

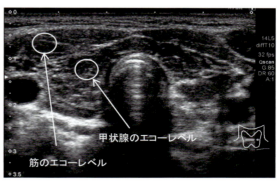

15歳　女児　慢性甲状腺炎
甲状腺のエコーレベルは前頸筋群のエコーレベルと比較すると、ほぼ同等のエコーレベルで描出されているのがわかる。びまん性甲状腺疾患による甲状腺実質エコーレベルの低下が疑われる。

2）甲状腺実質の均質性の評価

　正常な甲状腺は実質内が均質に描出されるが、びまん性甲状腺疾患ではしばしば甲状腺実質が不均質になる。先述した甲状腺実質のエコーレベルの変化とあわせて均質性を評価することで、びまん性甲状腺疾患の有無を推察することができる。

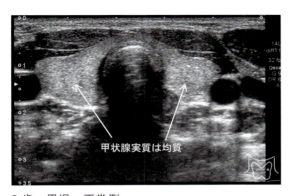

8歳　男児　正常例
甲状腺実質は右葉、左葉ともにほぼ同等のエコーレベルで均質に描出されている。

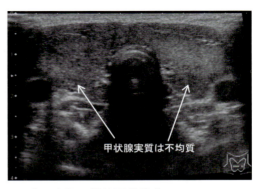

12歳　女児　慢性甲状腺炎
甲状腺実質内にはエコーレベルの異なる領域が散在し、不均質に描出されている。甲状腺実質エコーレベルが低下していることもあわせて考慮すると、びまん性甲状腺疾患が疑われる所見である。

疾患別超音波検査

1. 異所性甲状腺

- 通常、甲状腺は第2～第4気管軟骨前面に位置するが、この部位とは異なる部位に甲状腺組織がみられるものを異所性甲状腺という。
- 胎生期に舌根部周辺に存在する甲状腺原基は甲状舌管に沿って下降する。そのため異所性甲状腺はこの甲状舌管の周辺に存在することが多い。特に舌根部、舌骨周囲に多く、全体の80～90％を占める。
- 異所性甲状腺を有する例の約70％で正常甲状腺組織を欠く。
- 乳幼児期から小児期にかけての甲状腺機能低下症から異所性甲状腺が発見される例が多い。一方で異所性甲状腺を有しながら甲状腺機能に問題がなく生涯を終える例も少なくない。
- 思春期の甲状腺増大に伴う嚥下困難、発声障害、窒息感を訴えることがある。
- 男女比は約1：2.5と女性に多い。

超音波所見

- 多くの例で正常甲状腺を欠く
- 甲状舌管に沿って存在する甲状腺組織

典型例画像

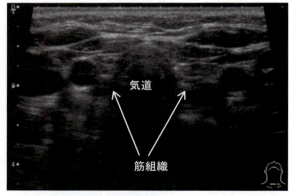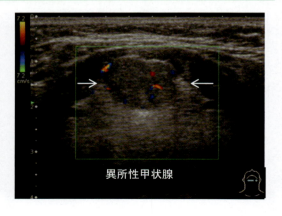

18歳　女性　異所性甲状腺

　異所性甲状腺で描出される腫瘤は正常甲状腺組織であるため、その実質のUS所見は正常甲状腺と同様に描出される。異所性甲状腺の形状は円形や類円形であることが多く、境界明瞭で内部は均質、筋組織よりもエコーレベルが高い構造物として描出される。ドプラを用いて観察すると、正常甲状腺と同様に血流信号が散見される。正常な甲状腺組織が存在し、かつ異所性甲状腺を伴っている例もあるが、正常甲状腺を欠いている例が多い。異所性甲状腺組織としては舌根部から舌骨周囲に腫瘤として存在することが多い。乳幼児では頸部正中の縦断像を得ることが難しい場合もあるが、横断像で異所性甲状腺は容易に描出できることが多い。

検査の進め方

正常甲状腺の有無を確認する
第2〜第4気管軟骨レベルの頸部を検索し正常甲状腺の有無を確認する。正常甲状腺を欠く場合は甲状腺組織の代わりに筋や脂肪組織が観察される。

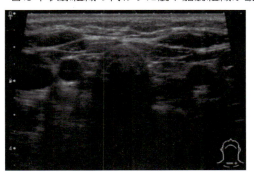

18歳　女性　異所性甲状腺
左右の頸動脈や気道周囲には複数の筋の走行が確認できるが、正常甲状腺が描出されていない。

甲状舌管の走行に沿って甲状腺組織を検索する
舌根部から第2〜第4気管軟骨レベルまでの頸部正中に甲状腺組織を検索する。異所性甲状腺では舌根部や舌骨周囲に甲状腺組織が描出される可能性が高い。

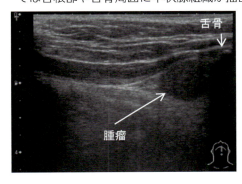

18歳　女性　異所性甲状腺
縦断像にて舌骨の頭側に約15 mmの腫瘤を認めている。正中頸嚢胞や異所性甲状腺を疑って検査をすすめるべき所見である。

発見した腫瘤が正常甲状腺組織であるか評価を行う
腫瘤を認めた場合、甲状腺組織以外にも甲状舌管嚢胞や皮膚腫瘤等が鑑別にあがるため、腫瘤が筋よりも高エコーで内部が均質な構造物であることを確認する。

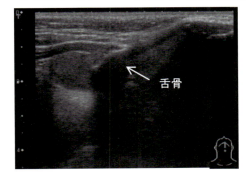

18歳　女性　異所性甲状腺
腫瘤は境界明瞭、内部は筋層よりもエコーレベルが高く均質に描出され、異所性甲状腺を疑う所見である。ドプラを用いて内部に血流信号が確認できれば正中頸嚢胞を除外できる。

実際の症例

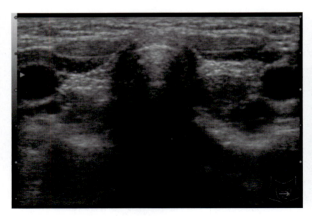

2歳　女児　異所性甲状腺

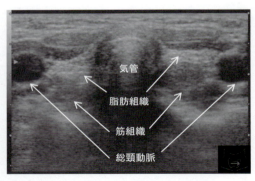

甲状腺機能低下症で精査目的にて US 施行。鎖骨上から頸部全体を検索したが、正常甲状腺は描出できず、異所性甲状腺の可能性が高いと考えられた。

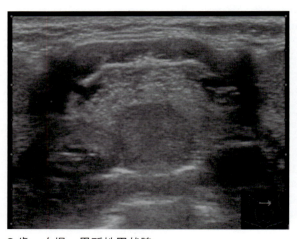

2歳　女児　異所性甲状腺

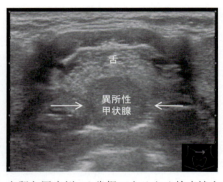

上記と同症例。2歳児であるため検査協力を得ることが難しく横断像のみの評価であったが、舌根部に甲状腺組織と思われる円形の結節を認めた。大きさは約 12×11 mm で筋よりもエコーレベルは高く、内部は均質に描出された。

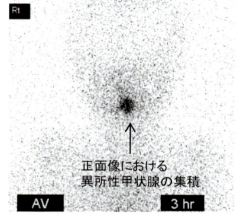

2歳　女児　異所性甲状腺

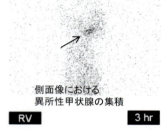

上記と同症例。US で異所性甲状腺が疑われ甲状腺シンチグラフィが施行された。下顎正中付近に円形の集積を認め、異所性甲状腺と診断された。

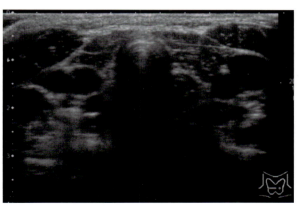

5歳　女児　異所性甲状腺

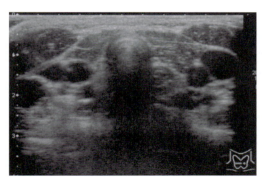

甲状腺機能低下症にてUS施行したが、正常甲状腺は描出できなかった。甲状舌管に沿って検索したが異所性甲状腺組織も確認できなかった。

図1　頭頸部における異所性甲状腺の存在部位
　　　文献8）より引用改編

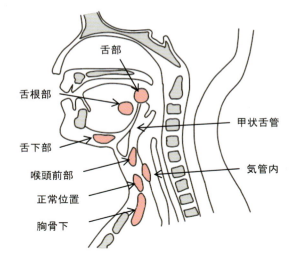

> **Point**
> - 正常甲状腺組織を欠き、胎生期の甲状腺の下降ルート途中に異所性甲状腺組織を認めるものと、正常甲状腺組織を有しながら副組織として他部位に甲状腺組織が迷入するものの2つに大別される。
> - 甲状舌管嚢胞の好発部位と一致するため、間違われて摘出されると全ての甲状腺組織がなくなり甲状腺機能低下症をきたす。
> - 甲状舌管経路外の発生は極めて稀である。

疾患別超音波検査

2. バセドウ病

- バセドウ病は甲状腺刺激性のTSH受容体抗体（TRAb）によって甲状腺ホルモンが過剰に産生される自己免疫疾患であり、血中甲状腺ホルモンの増加に伴い甲状腺中毒症状をきたす。
- びまん性甲状腺腫、頻脈、眼球突出をメルセブルグの三徴といい、眼球突出はバセドウ病の特徴的症状である。この他にも手指振戦、発汗、暑がり、体重減少等の様々な症状を呈する。
- 小児における甲状腺機能亢進症の大部分がバセドウ病である。
- 小児においては学力低下、身長促進、落ち着きの無さ等を認めることもある。
- 成人では男女比が1：7～12程度といわれるが、小児では1：5程度である。

超音波所見

- 甲状腺のびまん性腫大
- 甲状腺実質はやや不均質
- 甲状腺実質エコーレベルは正常かやや低下することが多い
- 甲状腺実質内の血流信号は豊富に観察される

典型例画像

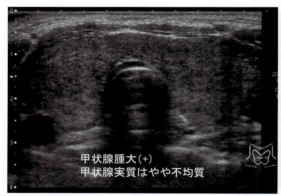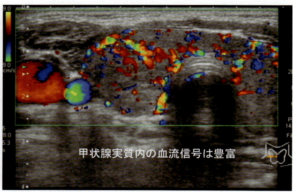

12歳　女児　バセドウ病

　バセドウ病ではびまん性の甲状腺腫大を呈することが多い。甲状腺の辺縁が全体的に鈍化することで、甲状腺全体が丸みを帯びた形態を呈する。甲状腺実質は均質に保たれる場合もあるが、やや不均質に描出されることが多く、エコーレベルは正常かやや低下する。バセドウ病では甲状腺実質内にびまん性に豊富な血流信号が確認できることが特徴的である。鑑別すべき甲状腺機能亢進症として無痛性甲状腺炎や亜急性甲状腺炎といった破壊性甲状腺炎がある。バセドウ病と破壊性甲状腺炎は治療方法が全く異なるため、その鑑別は重要である。無痛性甲状腺炎では実質は不均質で血流信号が乏しい傾向にあり、亜急性甲状腺炎では実質が不均質で圧痛を伴う点がバセドウ病と異なる。

検査の進め方

 ### 甲状腺の大きさを計測する

甲状腺が最も大きく描出される横断像で甲状腺左右両葉の厚みと幅を計測する。年齢別の正常値と計測値を対比して腫大の有無を評価する。

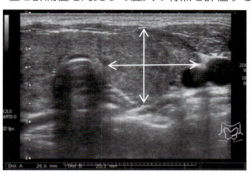

13歳　女児　バセドウ病
身長134 cm、US画像から計測される甲状腺左葉の幅は約28 mm、厚みは約24 mmであり、基準値と比較して正常上限、または軽度の甲状腺の腫大と判断した。

 ### 甲状腺辺縁の形態を確認する

甲状腺の辺縁は全体的に鈍化し、甲状腺全体の形態がやや丸みを帯びた形態に描出される。正常例では「くびれ」が確認できる部分も凸状に丸みを帯びていることが多い。

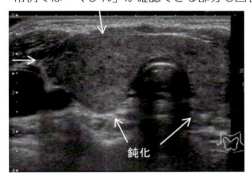

13歳　女児　バセドウ病
甲状腺の辺縁部分に鋭角な形態は確認できず、全体的に鈍化を認めている。甲状腺全体としては丸みを帯びている様子が確認できる。

 ### 甲状腺実質内の血流信号について評価する。

バセドウ病では甲状腺実質内に比較的均質で豊富な血流信号が確認できることが多い。流速レンジを10 cm/sec以下程度に下げ、甲状腺全体について血流評価を行う。

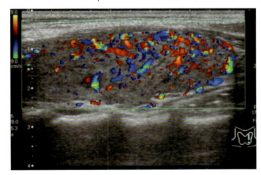

13歳　女児　バセドウ病
流速レンジ9.0 cm/sにて甲状腺内の血流信号の評価を行っており、甲状腺実質内全体に豊富な血流信号が確認できている。バセドウ病を疑う実質の血流信号である。

実際の症例

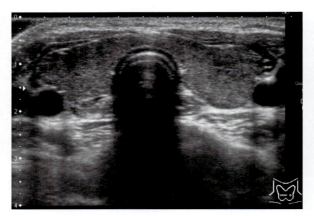

10歳　女児　バセドウ病

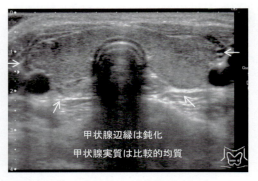

甲状腺辺縁は鈍化
甲状腺実質は比較的均質

甲状腺両葉の計測値は正常範囲内であったが、甲状腺の辺縁は全体的に鈍化し軽度の甲状腺腫大を疑った。甲状腺実質は比較的均質であるが、筋組織と同等程度にエコーレベルは低下していた。

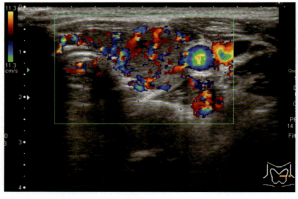

10歳　女児　バセドウ病

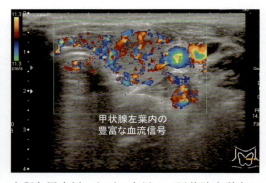

甲状腺左葉内の
豊富な血流信号

上記と同症例。ドプラを用いて甲状腺実質内の血流信号を評価すると、左右両葉ともに非常に豊富な血流信号が確認できた。後に計測した上甲状腺動脈のPSVは85 cm/sであった。バセドウ病が鑑別にあがるUS所見である。

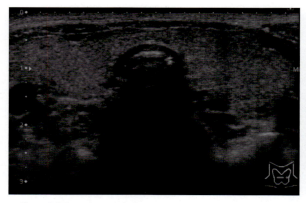

7歳　女児　バセドウ病

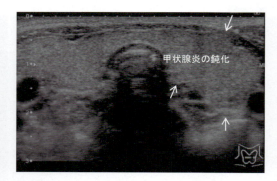

甲状腺炎の鈍化

甲状腺はびまん性に腫大し、全体的に鈍化を伴っている様子が確認できる。甲状腺実質は均質でエコーレベルもほぼ正常であった。ドプラでの血流評価では血流信号が豊富に確認でき、バセドウ病を疑った。

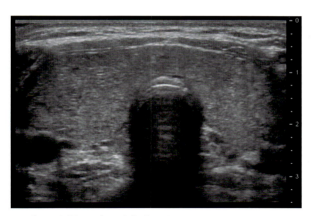

14歳　女児　バセドウ病

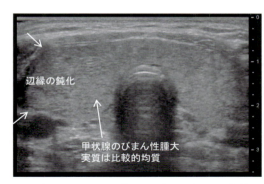

甲状腺はびまん性に著明な腫大を呈し、全体的に鈍化を認めていた。実質は不均質に描出されエコーレベルは前頸筋群とほぼ同等程度まで低下している。

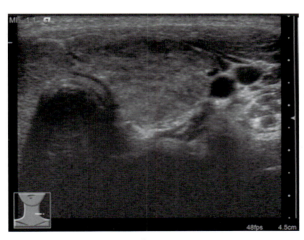

12歳　女児　バセドウ病

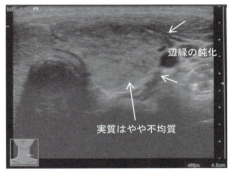

甲状腺の大きさ計測値は正常上限程度であったが、左右両葉ともに辺縁の鈍化が確認でき軽度の甲状腺腫大を疑った。実質はやや不均質に描出されている。

☞ Point ☞

- バセドウ病では甲状腺実質内に豊富な血流信号を認めることが特徴的である。しかし、USのドプラによる甲状腺の血流信号の評価は主観的である点が問題でもあり、血流が豊富か否かの判断に迷う場合も少なくない。ドプラで甲状腺内の血流評価を行う際には、ドプラの流速レンジやドプラゲインの設定を施設内である程度定めて評価を行うことで、甲状腺実質内の血流の多寡についての判断がしやすくなる。
- バセドウ病に特異的ではないが甲状腺機能亢進症における甲状腺血流の多寡についての客観的な評価方法の一つとして上甲状腺動脈の収縮期最高流速（peak systolic velocity：PSV）を計測する方法がある。上甲状腺動脈 PSV のカットオフ値を 50 cm/s とする文献が多い。

3. 慢性甲状腺炎（橋本病：自己免疫性甲状腺炎）

- 慢性甲状腺炎は遺伝的素因を持つ症例に好発する臓器特異的自己免疫疾患である。
- ウイルス感染やヨード摂取過多等の環境要因によって甲状腺細胞が徐々に破壊され、免疫寛容の破綻により甲状腺自己抗体が産生され発症すると考えられている。
- 全身倦怠感、肥満、寒がり、無気力、徐脈、嗄声、脱毛、便秘、頭痛等の様々な症状を呈する。
- 小児における甲状腺機能低下症ではしばしば正常な成長が阻害されることが問題となる。
- 症状に乏しく自己抗体のみ陽性を示す潜在性慢性甲状腺炎、甲状腺腫大を伴わない萎縮性甲状腺炎、無痛性甲状腺炎、産後甲状腺炎等の様々な病態を呈する。
- 成人では男女比が1:7〜12程度といわれるが、小児では1:5程度である。

超音波所見

- 峡部を含めた甲状腺のびまん性腫大
- 形状は分葉化、辺縁は鈍化する傾向にある
- 内部エコーは不均質
- 甲状腺内血流信号は低下しているがTSHが高値の場合は増加していることがある

典型例画像

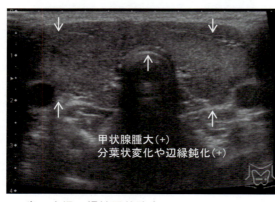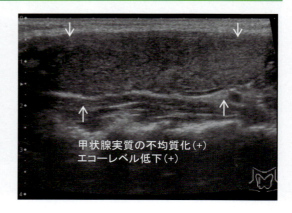

甲状腺腫大(+)
分葉状変化や辺縁鈍化(+)

甲状腺実質の不均質化(+)
エコーレベル低下(+)

12歳　女児　慢性甲状腺炎

　慢性甲状腺炎のUS所見はその多彩な病態を反映して多彩な所見を示すが、典型例では甲状腺のびまん性腫大を認め、形状は分葉化して辺縁に凹凸を伴う。そのため甲状腺は全体的に丸みを帯び、実質のエコーレベルは低い領域を伴って不均質に描出される。ドプラでは実質内の血流信号が乏しく観察されることが多いが、TSHが高値を示すタイミングでは血流信号は豊富に観察される。これらのUS所見によって慢性甲状腺炎を疑える場合もあるがUS所見が類似するびまん性甲状腺疾患も存在するため、US所見だけで慢性甲状腺炎を鑑別することは難しい。USでびまん性甲状腺疾患を疑うことができれば、血液検査で慢性甲状腺炎を診断することが可能であるため、USでは甲状腺腫大の有無、実質の異常所見をしっかりと評価することが重要である。

検査の進め方

甲状腺の大きさを計測する
甲状腺が最も大きく描出される横断像で甲状腺左右両葉の厚みと幅を計測する。年齢別の正常値と計測して得られた甲状腺横径を対比して腫大の有無を評価する。

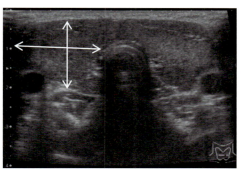

12歳　女児　慢性甲状腺炎
検査時の身長は104 cmであった。US画像から計測される厚みは約22 mm（基準値9〜21 mm）幅は26 mm（基準値15〜27 mm）であった。基準値と対比すると正常上限から軽度腫大と判断できる。

甲状腺辺縁の形態を確認する
慢性甲状腺炎では甲状腺辺縁は丸みを帯び、凹凸不整になる傾向にある。甲状腺の大きさの計測に加え、辺縁の形態の変化から腫大の有無について評価する。

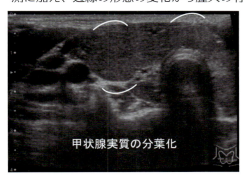

12歳　女児　慢性甲状腺炎
甲状腺の辺縁は腹側も背側も丸みを帯び、分葉状の形態を示し、全体的に丸みを帯びている様子が確認できる。これらの所見は甲状腺の腫大に伴う変化と考えられる。

甲状腺実質のエコーレベルと均質性について評価する
甲状腺実質は全体的にエコーレベルが低下する傾向にあり、また不均質に描出される。甲状腺実質と前頸筋群を対比して甲状腺実質のエコーレベルと均質性について評価を行う。

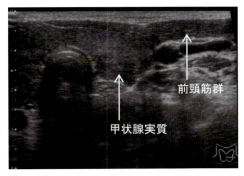

12歳　女児　慢性甲状腺炎
甲状腺実質は前頸筋群と比較して同等かやや高いエコーレベルで描出されており、正常の甲状腺実質よりもエコーレベルが低く、不均質に描出されている。

II 検査各論 ②頸部：甲状腺

実際の症例

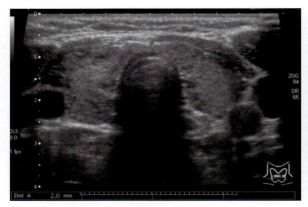

12歳　女児　慢性甲状腺炎

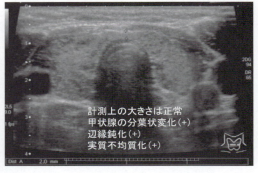

身長 122 cm、甲状腺の厚みは約 22 mm（基準値 10〜26 mm）であり、幅は約 20 mm（基準値 18〜30 mm）であった。甲状腺の計測値は正常範囲内であるが、形態は分葉状で丸みを帯び、実質が不均質であることから慢性甲状腺炎が鑑別にあがる。

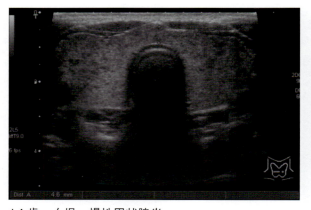

14歳　女児　慢性甲状腺炎

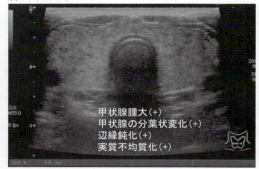

身長 150 cm、甲状腺の厚みは 31 mm（基準値 14〜30 mm）、幅は 28 mm（基準値 20〜36 mm）であり、びまん性の腫大と判断した。形状は分葉状で全体的に丸みを帯び、甲状腺実質は不均質に描出され慢性甲状腺炎を疑う所見である。

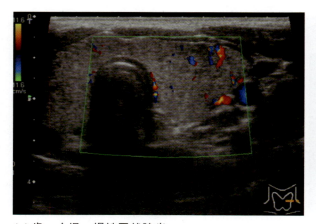

14歳　女児　慢性甲状腺炎

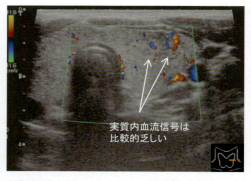

上記と同症例。ドプラにて甲状腺実質内の血流信号は乏しく観察され、血流評価についても慢性甲状腺炎として矛盾せず、慢性甲状腺炎疑いとして報告した。

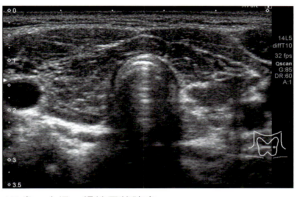

15歳　女児　慢性甲状腺炎

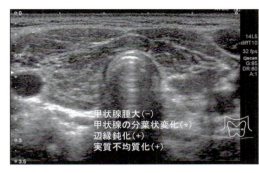

検診にて高コレステロール血症を指摘され、当院での採血で甲状腺機能低下を認めた。USでは甲状腺の大きさは正常範囲内であったが、エコーレベルは非常に低く、実質内は不均質に描出された。

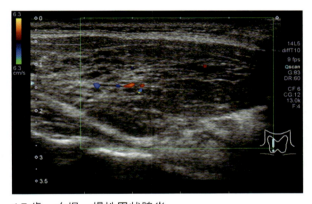

15歳　女児　慢性甲状腺炎

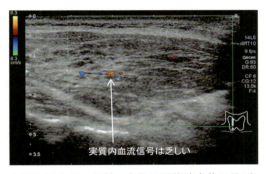

上記と同症例。実質の変化は甲状腺全体に及び、ドプラでは実質内の血流は乏しく観察された。慢性甲状腺炎を疑うUS所見である。

☞ Point ☞

- 甲状腺の腫大や実質の変化が乏しい慢性甲状腺炎も存在する。
- 抗Tg抗体、抗TPO抗体が陽性で、刺激性TSH受容体抗体（TSAb）が陰性であれば、広義の慢性甲状腺炎と診断される。
- 学校検診で甲状腺腫大や高コレステロール血症を機に発見されることが多い。
- 慢性甲状腺炎はその長い経過の中で無痛性甲状腺炎、バセドウ病、甲状腺癌等を合併することがある。

4. 急性化膿性甲状腺炎

- 比較的稀ではあるが下咽頭梨状窩から甲状腺上極に先天性の瘻孔が存在することがある。急性化膿性甲状腺炎はこの下咽頭梨状窩瘻を経路とした細菌感染により、甲状腺周囲や甲状腺組織に化膿性炎症を引き起こす疾患である。
- 急性化膿性甲状腺炎では、しばしば深頸部膿瘍を形成する。
- そのほとんどは左側に発症し、右側発症は稀である。
- 咽頭痛、頸部痛、病側の耳痛、前頸部の腫脹、発赤を訴えることが多い。
- 先天性瘻孔が原因であるため新生児期に発症する例もあるが、多くは小児期に発症する。

超音波所見

- 甲状腺上極から咽頭周囲組織までの炎症所見
- 病側深頸部に膿瘍形成を認めることが多い
- 炎症部分や膿瘍部分に空気を伴う場合がある

典型例画像

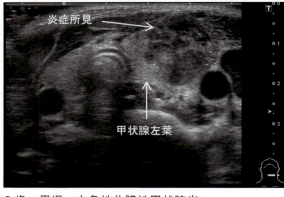 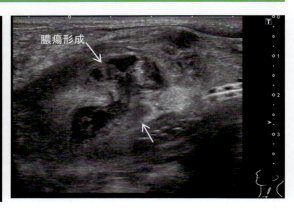

6歳　男児　左急性化膿性甲状腺炎

　急性化膿性甲状腺炎は先天性の瘻孔である下咽頭梨状窩瘻を経由した細菌感染であるため、梨状窩と甲状腺上極の間の側頸部の皮膚肥厚、脂肪組織や筋組織のエコーレベルの上昇等が確認でき、しばしば深頸部膿瘍を伴っている。また、急性化膿性甲状腺炎はほとんどが左側に発症することが特徴的である。USでは下咽頭梨状窩瘻自体を描出することは困難であるため、梨状窩や甲状腺の位置から下咽頭梨状窩瘻の位置を推定して検査を施行することが重要になる。甲状腺左葉の頭側に限局する炎症所見が特徴的であるため、急性化膿性甲状腺炎を疑うことは比較的容易である場合が多い。急性化膿性甲状腺炎が疑われる例では、食道造影を施行し梨状窩から連続する瘻孔が描出されれば確定診断となる。

検査の進め方

 甲状腺上極に炎症所見を検索する

急性化膿性甲状腺炎を発症している例では、瘻孔が存在する側の甲状腺上極から頭側の側頸部に、皮膚肥厚や軟部組織の不均質化等の炎症に伴う変化が確認できる。

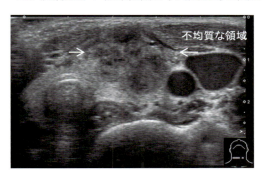

6歳　男児　左急性化膿性甲状腺炎
甲状腺左葉の上極とその頭側の側頸部の軟部組織や筋組織が不均質に描出され、炎症に伴う変化を反映した所見と考えられる。

 膿瘍形成の有無を確認する

軟部組織に炎症を疑う所見を認める場合は、その内部に膿瘍形成や液体貯留の有無を確認する。圧迫や唾をのみ込むと同時に内部の流動が確認できれば、液体貯留と判断できる。

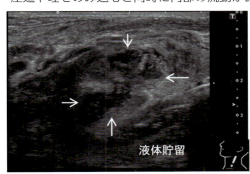

6歳　男児　左急性化膿性甲状腺炎
甲状腺左葉の上極に不整な形状の液体貯留を認め、用手的な圧迫に伴い内部が流動する様子が確認できた。周囲の炎症も考慮して膿瘍形成が疑われる。

 病変内に空気の存在を検索する

甲状腺上極から頸部の病変部にかけて空気が確認できる場合は、下咽頭梨状窩瘻を通じて咽頭から迷入した空気を見ている可能性があり、強く急性化膿性甲状腺炎を疑うことができる。

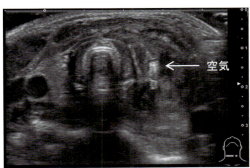

6歳　男児　左急性化膿性甲状腺炎
甲状腺左葉上極の頭側の病変部の内部に空気が確認できている。咽頭との連続性が示唆される所見で、急性化膿性甲状腺炎が強く疑われる。

実際の症例

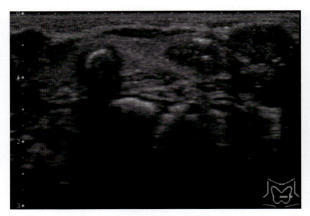

日齢12　女児　左急性化膿性甲状腺炎

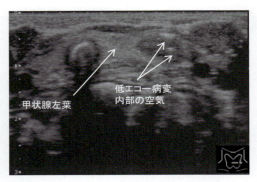

胎児期に施行したUSで左頸部に囊胞性病変を指摘されていた。生後12日で施行したUSでは、左頸部に不均質な低エコー病変を認め内部には空気を伴っていた。

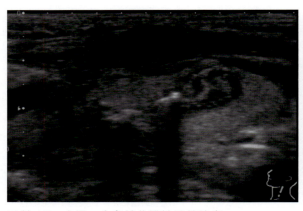

日齢12　女児　左急性化膿性甲状腺炎

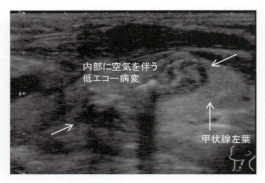

上記と同症例。左頸部の縦断像では甲状腺左葉上極から頭側へ連続する低エコー病変を認めた。病変の形態、内部の空気の存在から下咽頭梨状窩瘻を疑った。

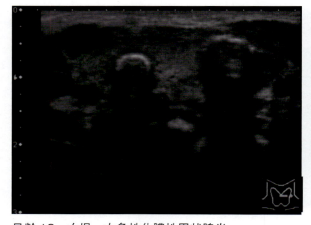

日齢18　女児　左急性化膿性甲状腺炎

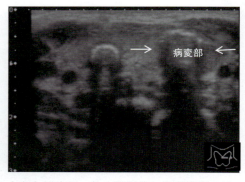

上記と同症例。約1週間後の経過観察では、左頸部の病変内部には著明に空気が増量していた。血液検査で炎症所見が確認できていたこともあり、急性化膿性甲状腺炎の診断で瘻孔摘出術が施行された。

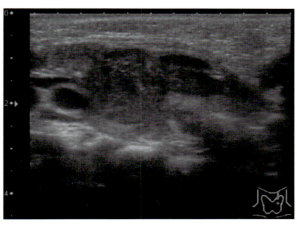

3歳　女児　左急性化膿性甲状腺炎

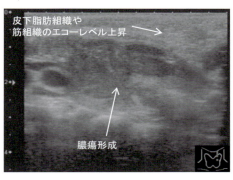

咽頭痛を訴えて来院。左甲状腺上極レベルから頭側へとのびる不均質な液体貯留を認め、左頸部の皮膚の肥厚、皮下脂肪組織や筋組織の炎症波及に伴うエコーレベルの上昇を伴っていた。

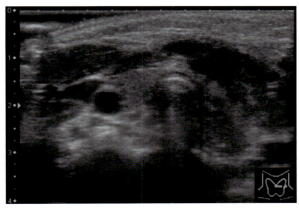

3歳　女児　左急性化膿性甲状腺炎

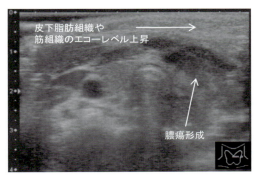

上記と同症例。病変内に迷入した空気は確認できなかったが、左頸部に膿瘍を疑う液体貯留や周囲組織への炎症波及を疑う所見が確認でき急性化膿性甲状腺炎を疑った。後日、下咽頭梨状窩瘻摘出術が施行された。

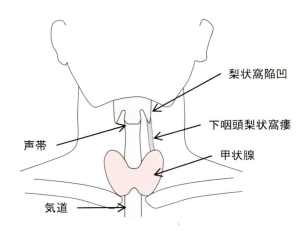

図1　下咽頭梨状窩瘻（左側）のシェーマ
下咽頭梨状窩瘻の形成の機序は不明ではあるものの、胎生期に存在する頸部の5対の鰓弓のうちの第3鰓弓由来の遺残構造物であると考えられている。

5. 腺腫様甲状腺腫（多結節性甲状腺腫）

- 甲状腺濾胞上皮細胞の非腫瘍性過形成性病変を腺腫様結節という。腺腫様甲状腺腫は甲状腺内に腺腫様結節が多発して甲状腺が腫大する良性疾患で、非常に頻度の高い疾患である。
- 腺腫様甲状腺腫ではしばしば腺腫様結節以外にもコロイド嚢胞を伴っている。
- 腺腫様甲状腺腫の約10％に甲状腺癌を合併し、そのほとんどが甲状腺乳頭癌である。
- 通常、甲状腺腫大を指摘されることが多いが臨床症状は認めない。
- 成人同様、小児においても甲状腺内の1cm未満の結節性病変では、画像所見で悪性が疑わしい場合以外は穿刺吸引細胞診は施行しないことが推奨されている。

超音波所見

- 甲状腺内の複数の結節性病変
- 結節性病変の形状は整、境界は平滑で部分的に不明瞭な部分を伴うことが多い
- 内部のエコーレベルは高～低まで様々で、均質～不均質まで様々である
- 結節内部に複数の微細高エコーを伴う場合は乳頭癌の合併が鑑別にあがる

典型例画像

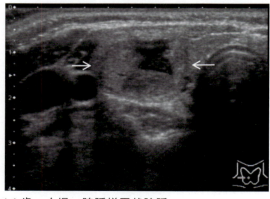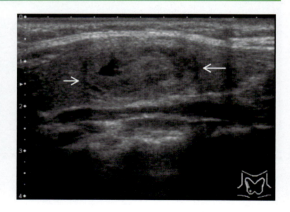

14歳　女児　腺腫様甲状腺腫

　腺腫様甲状腺腫では甲状腺実質内に複数の腺腫様結節が観察されるが、腺腫様結節のUS所見は多岐にわたる。形状は円形～楕円形で境界は明瞭で部分的に不明瞭、平滑、内部のエコーレベルは高～低まで様々で、均質～不均質に描出される傾向にあるが、典型的な所見を呈さない腺腫様結節も多く存在する。US所見が多彩であるため、濾胞性腫瘍や甲状腺癌との鑑別に苦慮する場合も少なくない。内部が充実性成分に富み結節の周囲に全周性に被膜を有する場合は濾胞性腫瘍との鑑別が困難であり、結節の境界が不明瞭であったり、内部に複数の微細高エコーを伴っていたり、ドプラにて結節内部に豊富な血流を認める場合等は甲状腺癌も鑑別にあがる。このような場合はUS所見だけでの判断は困難であり、穿刺吸引細胞診が施行されることが多い。

検査の進め方

 ### 甲状腺内に結節性病変を検索する

甲状腺内に結節性病変を検索する。濾胞性腫瘍や甲状腺癌を示唆するUS所見に乏しく、腺腫様結節として矛盾しない結節性病変が複数確認できる場合は腺腫様甲状腺腫が疑われる。

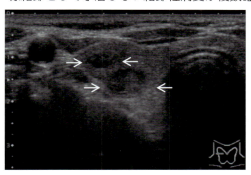

14歳　男児　腺腫様甲状腺腫
甲状腺右葉の横断像にて2つの低エコー結節が描出されている。濾胞性腫瘍や甲状腺癌を積極的に疑う所見は認めず、腺腫様甲状腺腫が疑われる。

 ### 結節性病変の大きさ、形状、境界について評価する

腺腫様甲状腺腫が疑われる場合はUS検査での経過観察も念頭においた評価が必要になる。今後の経過観察も考慮し、描出される結節性病変の最大径、形状等について記録しておく。

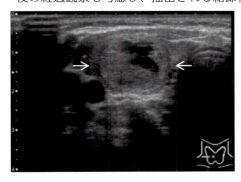

14歳　女児　腺腫様甲状腺腫
甲状腺に描出される結節の最大径は約24×16×15 mm、境界は明瞭で一部不明瞭、内部は無エコー領域を伴い不均質に描出された。悪性所見に乏しく腺腫様結節を疑う所見であるため、経過観察の方針となった。

 ### 結節性病変内部の均質性、微細高エコーの有無を評価する

腺腫様結節のUS所見は多岐にわたり、他の甲状腺腫瘍が鑑別にあがる場合もある。US所見から濾胞性腫瘍や甲状腺癌の可能性があると判断される場合は、無理にUSのみで鑑別せずに、穿刺吸引細胞診等によるさらなる精査を検討する必要がある。

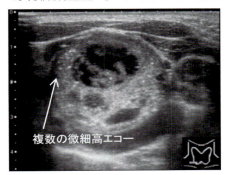

14歳　女児　甲状腺乳頭癌
腺腫様甲状腺腫について数年前より経過観察していたところ、14歳時の検査で腺腫様結節内に多数の石灰化が確認され、乳頭癌の合併の可能性があると報告した。穿刺吸引細胞診が施行され乳頭癌と診断された。

実際の症例

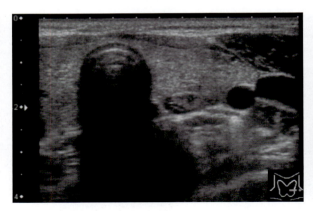

14歳　女児　腺腫様甲状腺腫

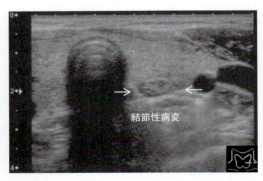

甲状腺左葉背側に約9×8×8 mmの結節性病変を認めた。境界明瞭、楕円形、内部は不均質で乏血性であった。1 cm以下で悪性所見に乏しく、USでの経過観察を続けている。

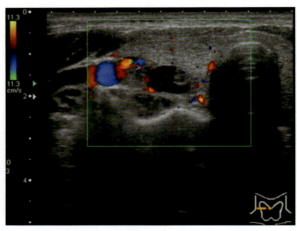

12歳　男児　腺腫様甲状腺腫

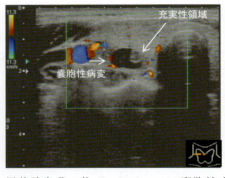

甲状腺右葉の約12×8×8 mmの嚢胞性病変内部に約6×6×5 mmの充実性領域を伴っていた。充実性領域に石灰化や豊富な血流信号は確認できず、経過観察の方針となった。

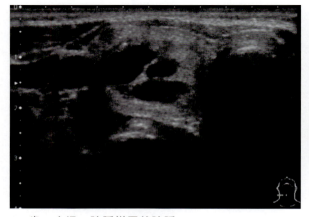

11歳　女児　腺腫様甲状腺腫

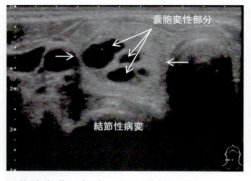

甲状腺右葉に観察される結節は約22×20×15 mm、境界明瞭で被膜と思われる低エコーが描出され結節内部に境界明瞭な嚢胞変性を複数伴っていた。嚢胞性領域が広く存在し、腺腫様結節が最も疑わしい。

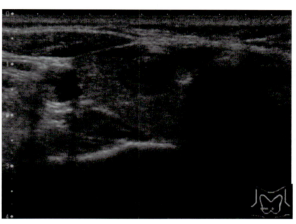

12歳　女児　腺腫様甲状腺腫

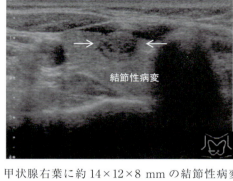

甲状腺右葉に約 14×12×8 mm の結節性病変を認めた。結節性病変は類円形で境界明瞭、内部は不均質に描出され、腺腫様結節を疑う所見である。

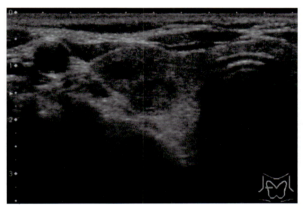

14歳　男児　腺腫様甲状腺腫

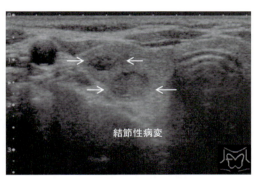

甲状腺右葉に 2 つの結節性病変が描出された。いずれも境界明瞭、楕円形、大きさは最大でも約 9 mm 程度で内部は不均質に描出され、腺腫様甲状腺腫を疑う所見である。

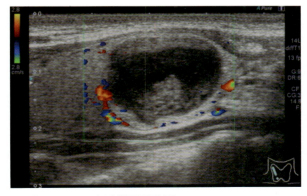

14歳　男児　腺腫様甲状腺腫

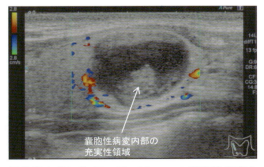

甲状腺右葉に約 25×20×18 mm の囊胞性病変を認め、その内部に充実性領域が描出された。充実部分には明らかな微細高エコーや血流信号は確認できず、甲状腺癌を疑う所見に乏しく腺腫様結節と考えられた。

実際の症例

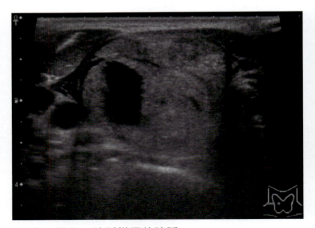

15歳　男児　腺腫様甲状腺腫

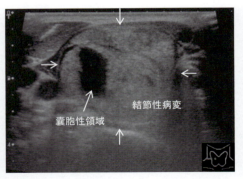

甲状腺右葉に約 42×39×36 mm の結節性病変を認めた。境界は明瞭、内部は不均質に描出され腺腫様結節として矛盾しないが、充実性領域に富む所見から部分的な囊胞変性を伴った濾胞性腫瘍も鑑別にあがると考えた。

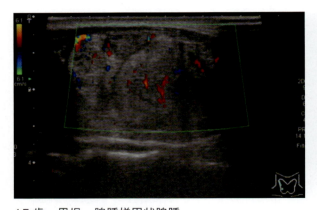

15歳　男児　腺腫様甲状腺腫

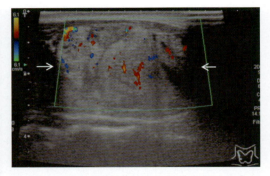

上記と同症例。腫瘤内に血流信号を認めるものの、濾胞性腫瘍を疑う程豊富ではなく、腺腫様結節を疑う所見と考えた。本腫瘤は経過観察にて増大傾向を示し摘出術が施行され、腺腫様結節と診断された。

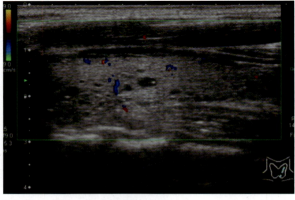

12歳　女児　腺腫様甲状腺腫

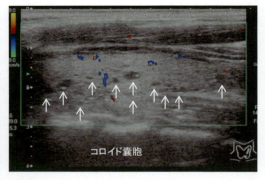

甲状腺右葉に多数の囊胞性病変を認めている。囊胞性病変は最大でも約 4 mm 程度で、内部にコロイドの濃縮を反映した点状高エコーが確認できる。

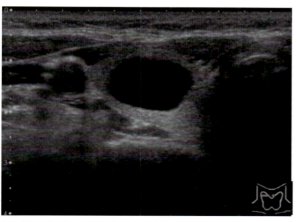

12歳　男児　腺腫様甲状腺腫

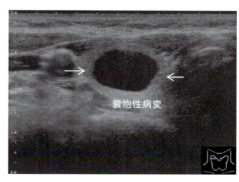

甲状腺右葉に約 22×18×17 mm の囊胞性病変を認めている。形状は類円形、内部は無エコーで内部に充実性領域を伴わない腫瘤であり、病的意義は乏しい。

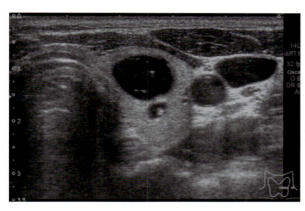

16歳　女児　腺腫様甲状腺腫

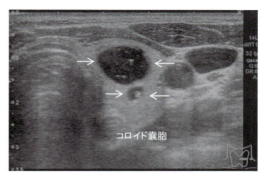

甲状腺左葉に複数の囊胞性病変が描出されている。内部は明瞭な無エコーで複数の高輝度エコーや comet echo が確認でき、コロイド囊胞と考えられる。

🖙 Point 🖙

- 腺腫様甲状腺腫では甲状腺囊胞を伴っていることが多い。甲状腺には真性囊胞はなく、濾胞にコロイドが充満・拡張して生じるもの（コロイド囊胞）と、出血や退行変性によって囊胞化するものがある。10 mm 以下の甲状腺囊胞は病的意義がないと考えられているが、囊胞内に充実性領域が存在する場合は甲状腺がんを合併するリスクがあるため経過観察の対象となる。
- コロイド囊胞内部の濃縮したコロイドやフィブリンの凝集塊を反映して、囊胞内部に comet echo を認めることがある。

6. 濾胞性腫瘍

- 甲状腺濾胞細胞のモノクローナル増殖による単発性の良性腫瘍を濾胞腺腫といい、一部で被膜を超える浸潤を認めるものを濾胞癌という。画像所見から両者の鑑別は極めて困難であり、両者を合わせて濾胞性腫瘍とよぶ。
- 甲状腺癌の割合で約90％は甲状腺乳頭癌で、濾胞癌は約5％といわれている。一方で濾胞腺腫は甲状腺の結節性病変の約10％を占め、濾胞性腫瘍の多くは濾胞腺腫である。
- 甲状腺癌は二次性徴以降である8～9歳以降の年齢にみられる。
- 微小浸潤の場合は予後良好であるが、濾胞癌では高率に遠隔転移を認め他の甲状腺癌と比較すると予後不良である。

超音波所見

- 円形～楕円形の単発性腫瘤性病変
- 境界は明瞭で全周性に均質な低エコー帯を認める
- 腫瘤内部は等～低エコーで均質であることが多い
- 腫瘤内部の血流は豊富、特に辺縁部に多く観察される
- 腫瘤の増大に伴い内部に嚢胞変性を伴うことがある

典型例画像

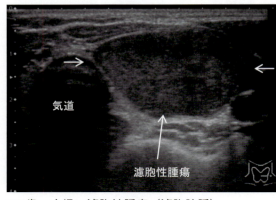
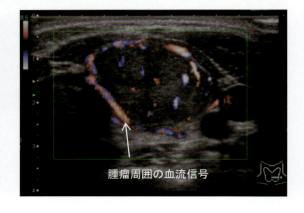

15歳　女児　濾胞性腫瘍（濾胞腺腫）

　濾胞性腫瘍は全周性に低エコー領域を持つ境界明瞭な充実性病変として描出され、内部は等～低エコーの均質な腫瘤として描出されることが多い。腫瘤内部の血流は豊富で、特に辺縁部分の血流が明瞭に観察される。濾胞性腫瘍の内部は充実性領域に富むが、大きくなった濾胞性腫瘍では腫瘤内部に嚢胞変性を伴うことがある。単発性腫瘤であるが濾胞性腫瘍と腺腫様結節が甲状腺内に混在する場合がある。腫瘤性病変の大きさが20 mmを超えるものや、腫瘤内部が不均質であるもの、全周性の低エコー領域の一部が破綻しているもの等では濾胞癌の可能性があるが、USにて良悪性の鑑別は困難である。

検査の進め方

✓ 境界明瞭な結節性病変を検索する

濾胞性腫瘍は全周性に被膜を有する境界明瞭な腫瘍として描出されるため、USにて濾胞性腫瘍を確認することは比較的容易である。

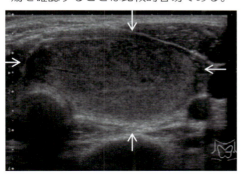

16歳　女性　濾胞性腫瘍（濾胞腺腫）
甲状腺峡部から左葉全体にわたる充実性腫瘤性病変を認めた。境界は明瞭で楕円形、腫瘍は全周性に境界明瞭に観察された。

✓ 大きさを計測し、腫瘍内部の評価を行う

腫瘤性病変が最大となる断面を基準として縦径、横径を計測し、腫瘍内部のエコーレベルと均質性について評価する。大きさが20 mmを超えるもの、経過観察にて増大傾向を示すもの、エコーレベルが低く内部不均質であるもの等は濾胞癌の可能性がある。

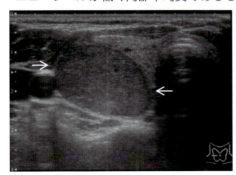

16歳　女性　濾胞性腫瘍（濾胞腺腫）
甲状腺右葉に約26×22 mmの腫瘤性病変を認めた。境界明瞭、楕円形、全周性に低エコー領域が確認でき、内部は低エコーで均質であった。経過観察にて徐々に増大傾向を認め、摘出後の病理にて濾胞腺腫と診断された症例である。

✓ ドプラを用いて腫瘍内部の血流評価を行う

濾胞性腫瘍は腫瘍内部と腫瘍周囲を取り囲むような豊富な血流信号が特徴的である。ドプラの流速レンジを10 cm/s以下に下げて正常甲状腺実質と対比しながら血流について評価を行う。

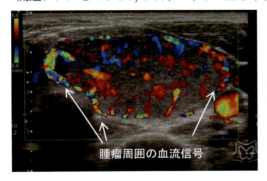

16歳　女性　濾胞性腫瘍（濾胞腺腫）
腫瘤性病変の内部と腫瘍を取り囲むような豊富な血流信号を認めており、Bモード画像所見と合わせて考慮すれば、濾胞性腫瘍を疑うことは難しくない。

実際の症例

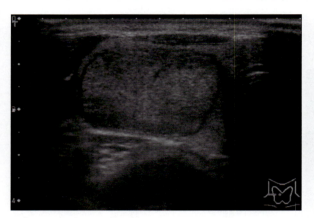

18歳　女性　濾胞性腫瘍（濾胞腺腫疑い）

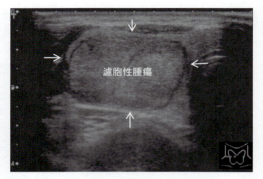

15歳時から経過観察を続けている症例。甲状腺右葉に約34×23 mmの全周性の低エコー領域を有する楕円形の腫瘤性病変を認め、内部は甲状腺と同等かやや低いエコーレベルで描出されている。発見時から大きさに著変なく経過観察を続けている。

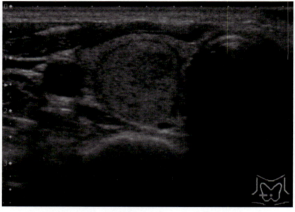

15歳　女児　濾胞性腫瘍（濾胞腺腫疑い）

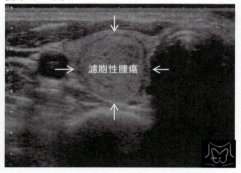

頸部の違和感を訴えて来院。甲状腺右葉に約19×18 mmの腫瘤性病変を認めた。境界明瞭、円形、全周性に被膜を認め、内部は等エコーで比較的均質、濾胞性腫瘍を疑うことは難しくない。

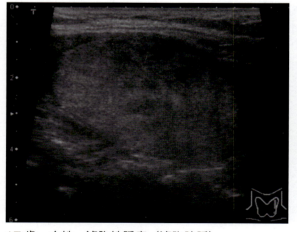

17歳　女性　濾胞性腫瘍（濾胞腺腫）

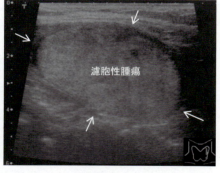

甲状腺左葉の経過観察中の腫瘤の大きさは約51×38 mm、増大傾向を認めていた。腫瘤内部も不均質で濾胞癌の可能性もあると考えられたが、術後病理から濾胞腺腫と診断された。

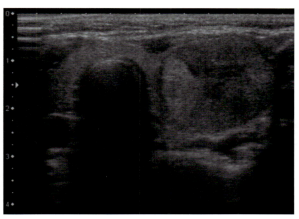

21歳　女性　濾胞性腫瘍（濾胞癌）

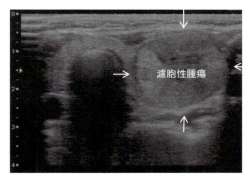

甲状腺左葉の経過観察中の腫瘤の大きさは約26×24 mm、若干の増大傾向を認め、内部も不均質に描出された。本人の意向もあり腫瘤摘出術が施行され、術後病理から濾胞癌と診断された。

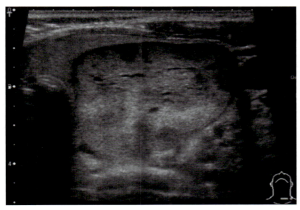

20歳　女性　濾胞性腫瘍（濾胞癌）

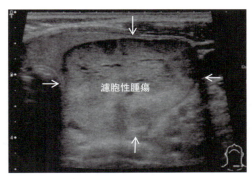

左頸部の膨隆を訴えて来院。甲状腺左葉に約47×37 mmの腫瘤性病変を認めた。境界明瞭、楕円形、内部は不均質で嚢胞変性も散見された。摘出術後の病理診断にて濾胞癌と診断された症例である。

☞ Point ☞

- 濾胞性腫瘍においては穿刺吸引細胞診（FNA）の正診率は50％に満たないほど低いといわれており、濾胞癌の診断は腫瘍摘出による術後病理によってなされることが一般的である。
- US検査では濾胞性腫瘍と判断することは容易であっても、良悪性の鑑別は困難である。そのためUSによる経過観察で、腫瘤の増大傾向の有無、実質の不均質化の有無、浸潤を疑う被膜の途絶の有無等、悪性化を疑う所見の有無について注意深く評価することが重要になる。

7. 乳頭癌

- 小児の甲状腺癌は稀な疾患であるが、思春期や若年成人も含めると決して稀ではない。
- 甲状腺乳頭癌は病理組織学的に腫瘍細胞の核所見に特徴を持つ悪性腫瘍で、甲状腺悪性腫瘍の中で最も頻度が高い。
- 甲状腺癌の発生は二次性徴前には認められず9歳以降に認められ、以後年齢ごとに漸増する。
- 乳頭癌は通常の乳頭状構造を形成し増殖する通常型乳頭癌と、特徴的な組織構築を認める特殊型乳頭癌に分類され、その割合は通常型乳頭癌が圧倒的に多い。この分類によって画像所見も異なる傾向にある。
- 甲状腺乳頭癌は成長する速度が遅く予後も良好であることが多い一方、頸部リンパ節への転移をきたしやすい。

超音波所見

通常型乳頭癌
- 境界不明瞭
- 内部は不均質な低エコーで複数の微細高エコーを伴う
- 腫瘤内の血流信号は豊富な場合が多い

典型例画像

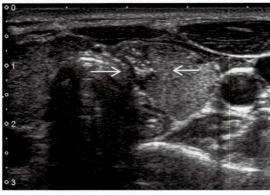
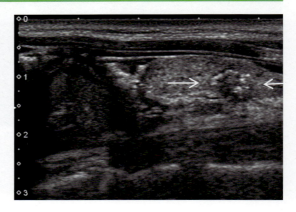

14歳　女児　通常型乳頭癌

　成人同様、小児においても甲状腺癌の多くは乳頭癌であり、そのほとんどが通常型乳頭癌である。通常型乳頭癌の典型例は不整形で境界不明瞭、内部不均質な低エコー腫瘤で多数の微細高エコーを伴い、内部の血流信号は豊富に描出されることが多い。しかし、特殊型乳頭癌も含めるとそのUS所見は多彩で、濾胞性腫瘍と類似するもの、明らかな結節を形成せずにびまん性に腫大するもの、境界明瞭な充実性腫瘤を形成し微細高エコーが乏しいもの等があり、US所見だけでは鑑別が困難な例が存在する。臨床的には腫瘤径が20 mmを超えるものや、20 mm以下でもUS所見で悪性を疑う場合に穿刺吸引細胞診（FNA）が推奨されるため、増大傾向の評価を含め病変の大きさの評価も重要である。

検査の進め方

甲状腺内に腫瘤性病変を検索する
甲状腺内に低エコーで描出される腫瘤性病変を検索する。甲状腺乳頭癌は典型例では境界不明瞭な腫瘤性病変として描出されるが、境界明瞭な乳頭癌も存在することに注意する。腫瘍を認めた場合にはその大きさを計測しておく。

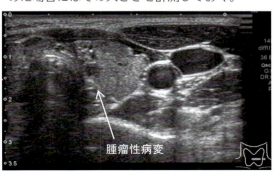

14歳　女児　甲状腺乳頭癌
甲状腺左葉の峡部側にの境界不明瞭な腫瘤性病変を認めた。大きさは約 9×8×6 mm であった。

腫瘤性病変内部を評価する
腫瘤性病変の微細高エコーの有無や血流信号の多寡について評価を行う。腫瘤内部に複数の微細高エコーを伴う場合や、豊富な血流信号を伴う場合は甲状腺乳頭癌を疑う。

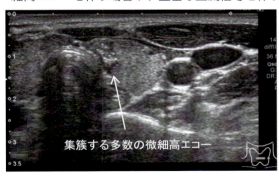

14歳　女児　甲状腺乳頭癌
腫瘤性病変内部には集簇する多数の微細高エコーが観察され、Bモード画像からは乳頭癌を疑う所見である。大きさは 10 mm に満たないがUS所見で悪性病変が疑われるため、吸引組織生検が推奨される。

頸部リンパ節腫大の有無を評価する
甲状腺乳頭癌は頸部リンパ節転移をきたしやすいことが知られている。乳頭癌を疑う腫瘤性病変を認めた場合は左右頸部リンパ節も観察し、転移を疑うリンパ節腫大がないか検索を行う。

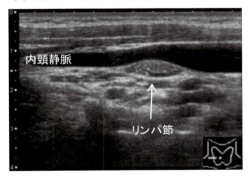

18歳　女性　甲状腺乳頭癌　リンパ節転移
甲状腺右葉に乳頭癌を認め、右深頸リンパ節に約 18×14×6 mm に腫大したリンパ節を認めた。リンパ節の形状は扁平、楕円形だが内部に複数の微細高エコーを伴っており、乳頭癌の転移が疑われた。

実際の症例

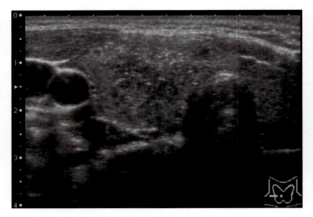
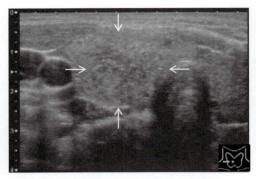

18歳　女性　通常型乳頭癌

検診にて甲状腺腫大を指摘されて精査目的にて来院。甲状腺右葉に境界不明瞭な低エコー領域を認めた。正確な評価は困難であったが、大きさは約 32×28×27 mm 程度であった。

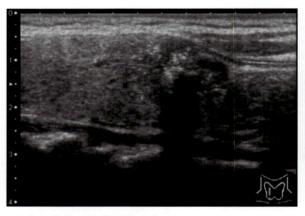
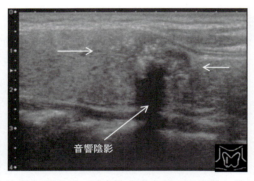

18歳　女性　通常型乳頭癌

上記と同症例。腫瘤性病変内部は不均質な低エコーで描出され、多数の微細高エコーを伴っていた。一部では微細高エコーの集簇により音響陰影を伴っていた。

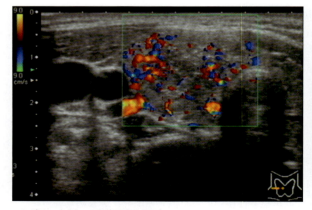
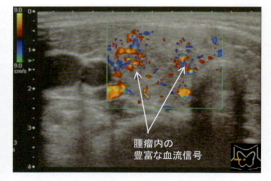

18歳　女性　通常型乳頭癌

上記と同症例。ドプラを用いて同病変の血流を評価している。腫瘤内部には正常甲状腺と比較して豊富な血流信号を認めた。比較的典型的な通常型乳頭癌の所見を呈した一例である。

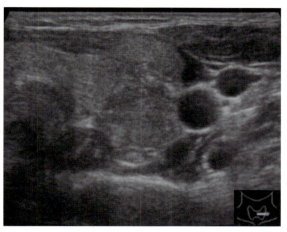

16歳　女児　通常型乳頭癌

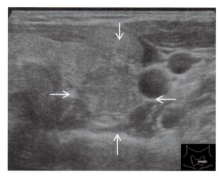

頸部の圧迫感を訴えて来院、施行した頸部 US にて甲状腺左葉に腫瘤性病変を認めた。大きさは約 18×16×15 mm、腫瘤は境界明瞭、一部不明瞭、内部不均質に描出された。

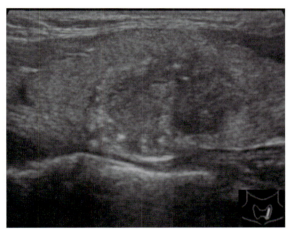

16歳　女児　通常型乳頭癌

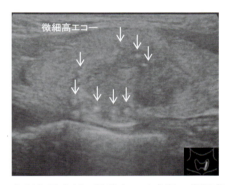

上記と同症例。腫瘤内には多数の微細高エコーを伴っており乳頭癌を疑う所見であった。後日施行された穿刺吸引細胞診にて乳頭癌と診断された。

👉 Point 👉

- 甲状腺乳頭癌は病理組織学的に内部の線維化構造が強く認めらる傾向にあり、線維化を反映して甲状腺乳頭癌内部低エコーに描出されることが多い。
- 特殊型乳頭癌には、明らかな腫瘤として描出されず甲状腺がびまん性に腫大するびまん性硬化型、腫瘤に被膜を有し濾胞性腫瘍と所見が類似する濾胞型、境界明瞭な充実性増殖を認める充実型、家族性大腸腺腫症の一部分症として認められる篩型（モルラ型）がある。

Ⅱ 検査各論 ② 頸部：甲状腺　参考文献

1) Ueda D, et al: Sonographic imaging of the thyroid gland in congenital hypothyroidism. Pediatr Radiol 22: 102-105, 1992.
2) Siegel MJ: Face andneck. Siegel MJ ed., Pediatric sonography. 3rd ed., Lippincott Wiliams andWilkins, 123-166, 2002.
3) 上田大輔：小児の正常甲状腺：超音波断層法による観察．Jpn J Med Ultrasonics, 16: 3; 258-263, 1989.
4) Uchida T, et al: Superior thyroid artely nean peak systolic velocity for the diagnosis of thyrotoxicosis in Japanese patients. Endocr J 57: 439-443, 2010.
5) Hiraiwa T, et al: Use of color Doppler ultrasonogmphy to measure thyroid blood flow and differentiatc Graves disease from painless thyroiditis. Eur Thyroid J 2: 120-126, 2013.
6) 森一功：咽喉頭異常感症と甲状腺疾患．MB ENT, 95: 42-48, 2008 乳．
7) 細川誠二：見落としやすい耳鼻咽喉科疾患 異所性甲状腺．MB ENT, 157: 147-151, 2013.
8) 黒岩実，ほか：異所性甲状腺．小児外科，48,: 10; 1023-1027, 2016.
9) 日本甲状腺学会：バセドウ病の診断ガイドライン．
　　http://www.japanthyroid.jp/doctor/guideline/japanese.html#basedou
10) 日本乳腺甲状腺超音波診断会議 甲状腺用語診断基準委員会：甲状腺超音波診断ガイドブック（改訂第2版）．南江堂 東京，2012
11) 木村哲也：バセドウ病の病態と診断法．日本臨床，70: 11, 2012.
12) 都研一：甲状腺機能亢進症．小児科診療 第77巻 増刊号：580-583, 2014.
13) 日本甲状腺学会：慢性甲状腺炎（橋本病）の診断ガイドライン．http://www.japanthyroid.jp/doctor/guideline/japanese.html#mansei
14) 南谷幹史：小児内分泌アドバンス：甲状腺疾患　橋本病．小児内科, 49: 2; 223-227, 2017.
15) 室谷浩二：小児慢性疾患の成人期以降の現状と問題点：内分泌疾患 甲状腺疾患．小児科臨床, 69: 4; 623-631, 2016.
16) 神山雅史：下咽頭梨状窩瘻：pyriform sinus fistula（胎児診断例を含めて）．小児外科, 50: 2; 144-146, 2018.
17) 大宜見由奈，ほか：急性化膿性甲状腺炎．Modern Physician, 35: 9; 1107-1108, 2015.
18) 平野幹人，ほか：下咽頭梨状窩瘻による深頸部膿瘍の1例．小児科臨床, 59: 5; 930-934, 2006.
19) 日本内分泌外科学会・日本甲状腺外科学会・編：甲状腺腫瘍診療ガイドライン2010年版．金原出版，東京，2010.
20) 日本甲状腺学会・編：甲状腺結節取り扱い診療ガイドライン2013. 南江堂，東京，2013.
21) 日本超音波医学会：甲状腺結節（腫瘤）超音波診断基準．超音波医学, 38:27-30, 2011.
22) 杉野公則：甲状腺濾胞癌の臨床．Thyroid Cancer Explore, 2: 2; 122-128.
23) 野口靖志：甲状腺結節の超音波診断 甲状腺濾胞性腫瘍．Thyroid Cancer Explore, 1: 2; 77-81.
24) 日本乳腺甲状腺超音波医学会編：甲状腺超音波ガイドブック（第3版）．診断の進め方，結節性病変．東京，南江堂，2016.
25) 鈴木眞一：小児における甲状腺癌の超音波所見．乳腺甲状腺超音波医学, 7: 1; 35-43, 2018.
26) 住石歩，ほか：小児甲状腺癌の特徴．MB ENT 172: 81-85, 2014.
27) 宮川めぐみ：小児甲状腺結節・がんの臨床所見．乳腺甲状腺超音波医学, 7: 1; 24-26, 2018.

③ 頸部：その他

・頸部に何らかの異常を認める場合、その病態の初期評価や経過観察としてUSが施行されることが多い。US施行時の主な観察対象となる唾液腺、甲状腺、リンパ節の疾患については頻度の高い疾患を中心に記載しているが、これらの領域以外でもUSにて評価可能な疾患が存在する。小児の頸部の超音波検査を施行する際、唾液腺や甲状腺、リンパ節の疾患以外で知っておくべき疾患として、先天性遺残構造物やこの遺残構造物が原因となる疾患、筋由来の病変等がある。

　この項では小児の頸部USを施行するにあたって唾液腺、甲状腺、リンパ節以外の比較的頻度が高く知っておくべき疾患について記載する。

疾患別超音波検査

1. 甲状舌管嚢胞（正中頸嚢胞）

- 甲状舌管嚢胞は胎生期に舌盲孔から発生した甲状腺原基が喉頭まで下降する際に通過する甲状舌管が遺残し、粘液等の貯留によって生じる遺残嚢胞である。
- 甲状舌管に由来する嚢胞性病変であるため、舌根部から甲状腺までの高さで発症する。
- 甲状舌管嚢胞は頸部正中に発生するが、嚢胞性病変の一部のみが正中に存在し、嚢胞性病変自体は左右頸部に変位することがある。
- 無症状で頸部正中の腫瘤触知を訴え発見されることが多いが、内部に感染や出血を伴い疼痛を訴える場合がある。
- 将来的に甲状舌管遺残部に存在する甲状腺組織から甲状腺癌を合併する可能性がある。

超音波所見

- 形状は円形、楕円形、分葉形
- 舌根部から甲状腺の高さで頸部正中の嚢胞性病変
- 内部は無エコー、感染や出血を伴う場合は内部の混濁を認める

典型例画像

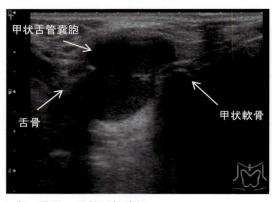 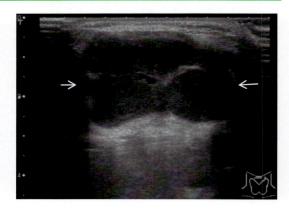

9歳　男児　甲状舌管嚢胞

　甲状舌管嚢胞は甲状舌管の遺残があっても気づかれず、成人になってから発見される例もある。典型例では頸部正中に内部無エコーで描出される嚢胞性病変を認める。舌根部から甲状腺までの高さに発症するが、その中でも舌骨近傍に存在していることが多い。甲状舌管嚢胞は舌根部と連続性があるため、舌の出し入れに伴って嚢胞性病変の頭尾方向への可動性が確認できることがあり、その場合は甲状舌管嚢胞の可能性が高い。通常、甲状舌管が走行する頸部正中に嚢胞性病変を認めることが多いが、嚢胞性病変の一部分のみが正中に存在している場合もある。出血や感染を伴っている場合は疼痛を訴えることが多く、その場合はUSで内部が混濁している様子が確認できる。

検査の進め方

✓ 舌根部から甲状腺までの間に被胞化された嚢胞性病変を検索する

甲状舌管の走行する範囲である舌根部から甲状腺までの間に嚢胞性病変を認めれば、甲状舌管嚢胞が鑑別にあがる。嚢胞性病変の検索は横断像、縦断像のどちらでも良いが、新生児や乳幼児では頸部にプローブを縦にあてることが難しく縦断像での評価が困難な場合がある。

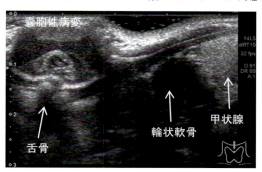

5歳 男児 甲状舌管嚢胞
舌骨の腹側に被胞化され内部が混濁した嚢胞性病変を認めている。縦断像で観察する際には甲状腺、輪状軟骨、甲状軟骨、舌骨等を目安にすると頭尾方向の位置を確認しやすい。

✓ 嚢胞性病変の一部が頸部正中に存在していることを確認する

甲状舌管嚢胞は頸部正中を走行する甲状舌管由来の嚢胞性病変であるため、嚢胞の一部分が頸部正中に位置していることが確認できれば、甲状舌管嚢胞である可能性が高い。

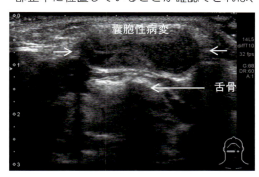

5歳 男児 甲状舌管嚢胞
嚢胞性病変を横断像で観察すると、舌骨の直上で頸部正中に存在している様子が確認できた。甲状舌管嚢胞である可能性が高い。

✓ 舌の動きに合わせて嚢胞性病変が可動するか確認する

検査協力が得られる場合は、嚢胞性病変を縦断像で描出した状態で、嚥下したり舌の出し入れをしてみる。舌の動きに連動する嚢胞性病変の可動が確認できれば甲状舌管嚢胞である可能性が高い。

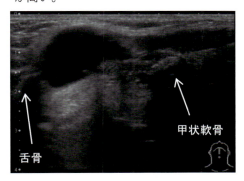

12歳 女児 甲状舌管嚢胞
縦断像にて舌の動きに連動する嚢胞性病変の可動性を確認している。乳幼児では頸部正中にプローブを縦にあてること自体が難しく、検査協力も得られないため舌と連動性については確認できないことが多い。

実際の症例

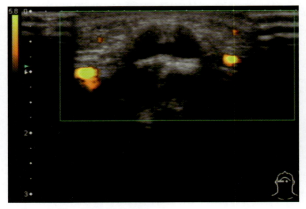

5歳　女児　甲状舌管囊胞

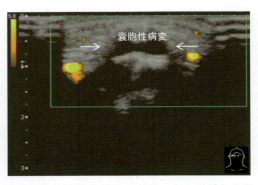

頸部正中の膨隆を訴えて来院。本人が訴える膨隆部に一致して頸部正中に約 18×12×8 mm の囊胞性病変を認めた。境界明瞭、楕円形、内部は明瞭な無エコーで描出された。

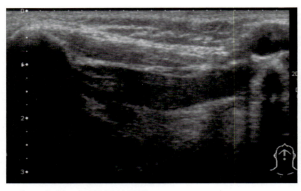

5歳　女児　甲状舌管囊胞

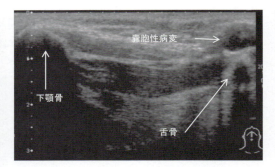

上記と同症例。縦断像で描出すると囊胞性病変は舌骨の真上に位置している様子が確認でき甲状舌管囊胞を疑った。本症例では舌に連動する可動性は確認できなかった。

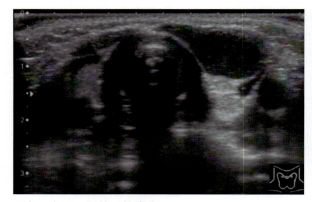

4歳　女児　甲状舌管囊胞

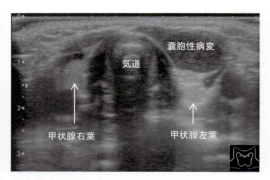

他院にて甲状腺内腫瘤性病変を疑われて当院を紹介受診した。甲状腺左葉は圧排されていたが明らかな囊胞性病変との連続性は確認できず、囊胞性病変の一部が正中に位置していることから甲状舌管囊胞を疑った。

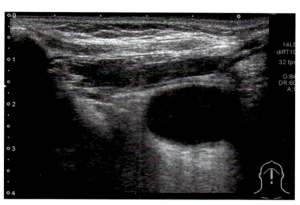

11歳　男児　甲状舌管囊胞

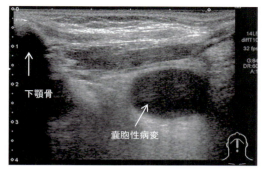

頸部違和感にて施行したUSにて頸部正中に約28×22×18 mmの囊胞性病変を認めた。囊胞性病変は舌根部から舌骨の間に存在し、舌と連動性をもった可動が確認でき、甲状舌管囊胞を疑った。

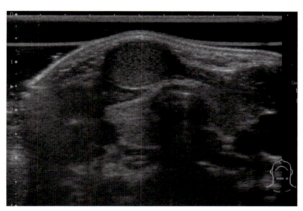

4歳　女児　甲状舌管囊胞

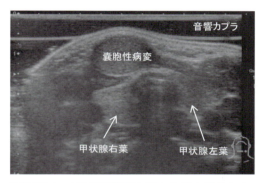

他院USにて甲状腺腫瘍を疑われ紹介受診した。甲状腺峡部の腹側皮下に約18×18×14 mmの囊胞性病変を認めたが、甲状腺の形態は保たれ甲状腺外の囊胞性病変と考えられた。粉瘤等の皮下腫瘍も鑑別にあがるが、頸部正中に位置しており、甲状舌管囊胞が鑑別にあがる。

図1　甲状舌管の解剖学的位置のシェーマ

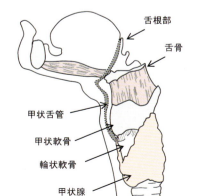

Point

- 正常で閉鎖した甲状舌管や、液体貯留を伴わない甲状舌管の遺残はUSで確認することは困難である。下顎骨、舌骨、甲状軟骨、輪状軟骨、甲状腺等の周囲組織を目安にして甲状舌管の走行をイメージしながら検査をすすめる。
- 甲状舌管囊胞はその7割以上が舌骨近傍に存在している。
- 稀に甲状腺の尾側で胸骨上部程度の高さに発症することがある。

2. 側頸瘻・側頸嚢胞

- 胎生5週までに四対の鰓裂と鰓弓が出現する。第一鰓裂から外耳道が形成され他の鰓裂は閉鎖消失するが、鰓裂が消失せず遺残することで側頸瘻・側頸嚢胞が形成される。
- 側頸瘻は皮膚から咽頭、外耳道まで繋がっている完全型と途中で中断している不完全型があり、粘液貯留等で拡張している場合は側頸嚢胞となる。
- 約90％以上が第二鰓裂由来の側頸瘻であり、その場合は胸鎖乳突筋前縁の頸部下1/3付近に開口部をもつ。次いで頻度が高いのは第一鰓裂由来のもので耳介下部や顎下部付近に開口部をもつ。
- 梨状窩瘻は第三第四鰓裂由来で梨状窩から甲状腺上極へと開口し、急性化膿性甲状腺炎、頸部膿瘍を引き起こす可能性がある（急性化膿性甲状腺炎参照）。
- 頸部に存在する小さな瘻孔を確認して受診する例が多い。側頸嚢胞の場合は皮下腫瘤を訴える場合が多く、感染を伴って発赤、腫脹、疼痛を伴うことがある。

超音波所見

- 外耳孔から胸骨までの側頸部の瘻孔や嚢胞性病変
- 側頸部の小瘻孔へと連続する索状構造物または嚢胞性病変
- 胸鎖乳突筋近傍の嚢胞性病変
- 感染を伴うと内部が混濁し周囲組織の輝度上昇を伴う

典型例画像

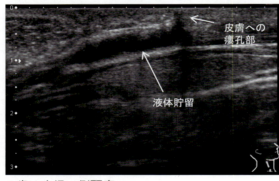 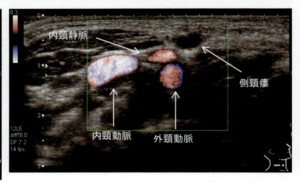

4歳　女児　側頸瘻

　胎生期の鰓裂の遺残により側頸瘻・側頸嚢胞が形成されるが、その存在する位置や高さは4対の鰓裂の何番目に由来するかによって異なる。第一鰓裂由来のもので耳介下部や顎下部付近、側頸瘻・側頸嚢胞の約95％を占める第二鰓裂由来では胸鎖乳突筋前縁の頸部下1/3付近、第三、第四鰓裂では第二鰓裂よりも尾側で胸骨までの高さに認められる。瘻孔が存在する場合は、瘻孔から連続する索状構造物が確認できれば側頸瘻を疑うことができる。また、瘻孔の有無に関わらず内腔に液体貯留を伴って嚢胞性病変として描出されることもある。側頸部に嚢胞性病変を認めた場合は側頸嚢胞以外に皮膚腫瘍やリンパ管奇形等も念頭に鑑別をすすめる。USでは皮膚側の瘻孔へ連続する索状構造物は確認できるが、咽頭側の瘻孔の有無については確認できない。

検査の進め方

 ### 皮膚瘻孔部周囲に索状構造物や液体貯留を検索する

側頸部に肉眼的に瘻孔や陥凹を認める場合は、そこから皮下へと連続する瘻孔の有無を検索する。索状構造物を認める場合は側頸瘻が強く疑われる。

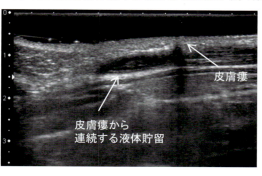

4歳　女児　側頸瘻
皮膚の陥凹に気づき来院。同部位にプローブをあてると深部へと連続する索状構造物を認め、一部では液体貯留を伴っていた。側頸瘻を疑う所見である。

 ### 頸部の囊胞性病変を検索する

側頸囊胞として発見される場合も多くが第二鰓裂由来である。第二鰓裂由来の側頸囊胞は胸鎖乳突筋近傍に観察され、第三、第四鰓裂由来の側頸囊胞はより尾側で胸骨までの高さの範囲で観察される。

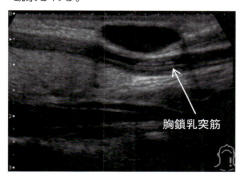

10歳　女児　側頸囊胞
左胸鎖乳突筋近傍に囊胞性病変を認めている。皮膚と連続しない囊胞性病変であるため皮膚腫瘤は否定的で、第二鰓裂由来の側頸囊胞として矛盾しない位置に存在している。

 ### 感染に伴う周囲組織への炎症の有無を確認する

側頸瘻・側頸囊胞は感染を引き起こすことがある。周囲組織の淡い輝度上昇や浮腫性変化が確認できる場合は感染を伴っている可能性が高い。

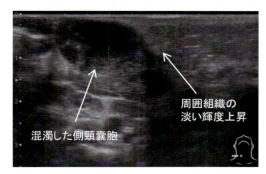

1歳　女児　側頸囊胞
疼痛を訴える頸部の発赤を主訴に来院。USでは囊胞性病変を認め、周囲組織の輝度上昇を伴い感染を伴っている可能性があった。側頸囊胞の感染、リンパ管奇形の感染、化膿性リンパ節炎等が鑑別にあがった。

実際の症例

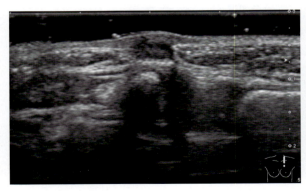

2歳　女児　側頸瘻

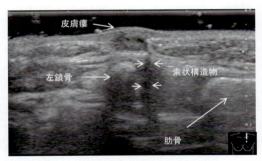

左鎖骨のやや頭側に皮膚陥凹を認め来院。USでは陥凹部から深部へと連続する索状構造物を認め、側頸瘻として矛盾しない所見であった。

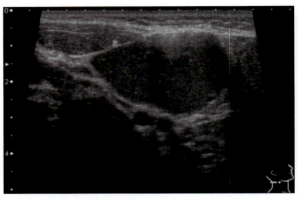

14歳　女児　側頸嚢胞

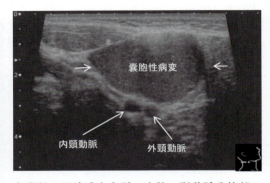

右頸部の圧迫感を主訴に来院。頸動脈分枝部の高さに約 58×44×28 mm の嚢胞性病変を認めた。嚢胞性病変は境界明瞭、楕円形で内部はやや混濁していた。

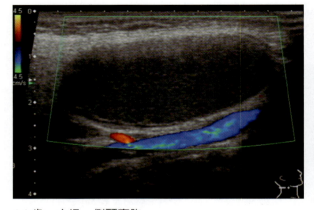

14歳　女児　側頸嚢胞

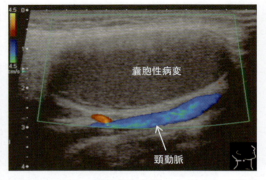

上記と同症例。側頸嚢胞を疑ったがリンパ管奇形が鑑別にあがる所見と考えた。気道狭窄の恐れがあり、穿刺吸引が施行された。内容物から側頸嚢胞と診断され、摘出術が施行された。

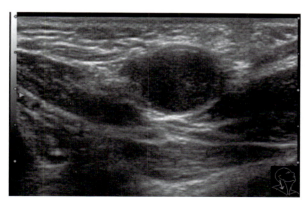
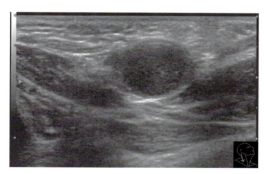

7歳　男児　側頸嚢胞

他院にて頸部リンパ節炎の経過観察中に頸部嚢胞性病変を認めて紹介受診。嚢胞性病変は境界明瞭、単房性で索状構造物は認めず側頸嚢胞を疑った。3年ほどの経過観察で変化はなかったが何度か感染を伴っていたため家族の希望もあり摘出術が施行された。

図1　鰓嚢胞、鰓瘻開口部の位置（参考文献3）より引用改編）

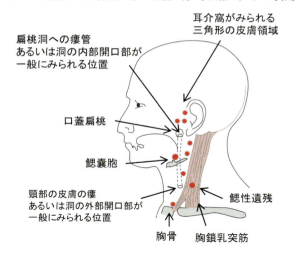

鰓嚢胞、鰓瘻の開口部が生じる可能性のある位置は決まっており、図1のようになる。US検査時には正常構造物を目安に嚢胞や瘻孔の位置を把握することで、由来鰓裂を推定することができる。

また鰓性遺残の中でも頻度の高い第二鰓裂嚢胞については、4つの形態に分類したBaileyらの分類が知られている（図2参照）。

図2　第二鰓裂嚢胞についてのBaileyらの分類（参考文献4）より引用改編）

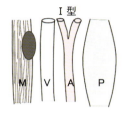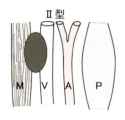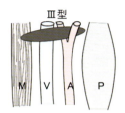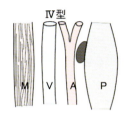

M：胸鎖乳突筋　V：内頸静脈　A：頸動脈　P：咽頭
I型：胸鎖乳突筋前縁に沿った病変
II型：胸鎖乳突筋前縁に沿い頸動脈間隙の側方、顎下腺の後方に位置する病変
III型：内・外頸動脈の間を咽頭側壁に向かう内方進展のある病変
IV型：咽頭粘膜間隙内で頸動脈間隙内側に位置する病変

疾患別超音波検査

3. 筋性斜頸

- 斜頸は頸部が斜めに傾いた状態であり、胸鎖乳突筋の腫大による斜頸を筋性斜頸と呼ぶ。
- 斜頸の原因は大きく分けて先天性（筋性、骨性）と後天性（痙性、炎症性、外傷性）に分けられるが、その中でも筋性斜頸が最も頻度が高い。
- 左右では右側罹患がやや多く、男女では女児にやや多い。
- 胸鎖乳突筋内の腫大は出生後1週間前後より出現して徐々に増大し、生後約2〜3週間で最大になる。同時に徐々に頭部が腫大側へと傾き、顔面が健常側を向いて斜頸位を呈する。
- 約90％は自然治癒するが改善が期待できるのは2〜3歳程度までで、この時期まで筋性斜頸が残存している場合は手術の適応となる。

超音波所見

- 病側胸鎖乳突筋の腫大
- 胸鎖乳突筋の左右差を認める

典型例画像

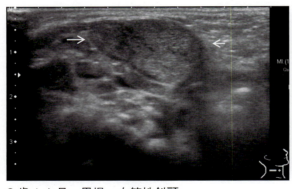 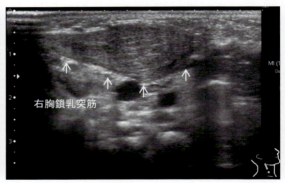

0歳1か月　男児　右筋性斜頸

　通常、筋性斜頸を疑う症例は生後1週間〜1歳程度であり、体動や啼泣が激しい状態での評価になることが多い。また、この年齢では頸部よりもプローブが長く、斜頸が存在している状態で胸鎖乳突筋の長軸像を得ることが難しい場合もしばしばある。斜頸や頸部腫瘤を訴える場合は胸鎖乳突筋の腫大の有無の評価は必須であり、腫大が確認できれば筋性斜頸である可能性が高い。短軸像でも胸鎖乳突筋の腫大を評価することは可能であるが充実性腫瘤性病変に類似して観察されるため、必ず胸鎖乳突筋に連続する病変であることを確認する。また、可能な限り胸鎖乳突筋の長軸像を描出し評価することにより筋性斜頸を強く疑う画像を得ることができる。

検査の進め方

横断像で病側の腫瘤性病変の有無を検索する

新生児や乳児の頸部の縦断像を得ることが難しい場合も多く、まずは横断像にて頸部を検索し、腫瘤性病変の有無について評価を行う。

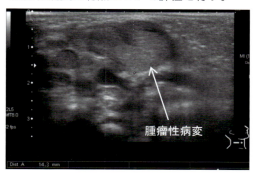

0歳1か月　男児　右筋性斜頸
胸鎖乳突筋の腫大は横断像で観察すると、充実性病変に類似することがある。このままプローブを頭尾方向へと移動し、胸鎖乳突筋と連続性があることが確認できれば、筋性斜頸である可能性が高い。

縦断像で病側胸鎖乳突筋の腫大であることを確認する

描出された腫瘤性病変内部に筋の線維構造を認め、胸鎖乳突筋に連続することが確認できれば、腫瘤性病変は胸鎖乳突筋の腫大であると判断でき、筋性斜頸を強く疑う所見である。

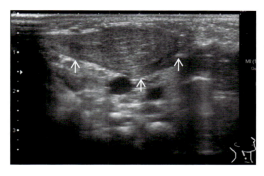

0歳1か月　男児　右筋性斜頸
縦断像で胸鎖乳突筋の長軸像を描出している。腫瘤性病変が胸鎖乳突筋に連続している様子や、内部の筋の線維の走行が確認できる。筋性斜頸と判断できる画像である。

胸鎖乳突筋の厚みの左右差を確認する

健常側の胸鎖乳突筋を観察し、左右差を確認する。筋性斜頸であれば病側胸鎖乳突筋の厚みの経過観察を行う可能性が高く、胸鎖乳突筋の正常な厚みの目安にもなる。

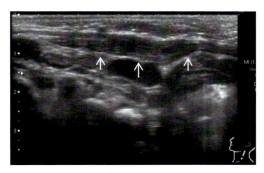

0歳1か月　男児　右筋性斜頸
生後1か月時の胸鎖乳突筋の厚みは最大で右側：18 mm、左側：7 mmと著明な左右差を認めた。本例は経過観察を行い、2歳時には胸鎖乳突筋の厚みに左右差は認めず、両側ともに厚みは約8 mm程度に計測された。

実際の症例

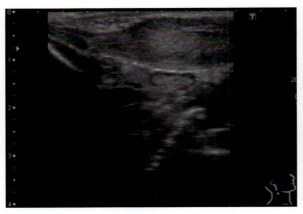

日齢14　男児　右筋性斜頸

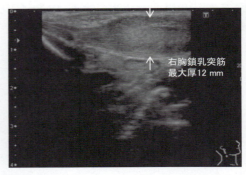

母親が右頸部のしこりに気づき来院、受診時には若干の斜頸を認めていた。腫瘤触知部を検索すると右胸鎖乳突筋の腫大を認め、著明な左右差を伴っており筋性斜頸を疑った。

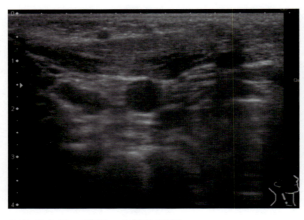

0歳2か月　男児　右筋性斜頸

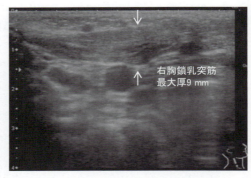

上記と同症例。生後2か月時に経過観察のUS施行。胸鎖乳突筋の最大厚は約9 mm程度であり、日齢14で施行したUSと比較すると改善を認めていたが、依然として左右差を認めていた。

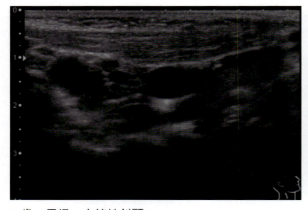

1歳　男児　右筋性斜頸

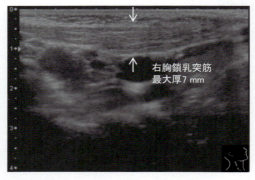

上記と同症例。生後1歳時に経過観察のUS施行。胸鎖乳突筋の最大径は約7 mm程度であり、左右差もほぼ認めなかった。筋性斜頸の典型的な自然消失を認めた一例である。

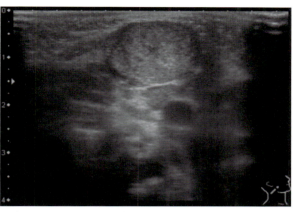

0歳2か月　女児　右筋性斜頸

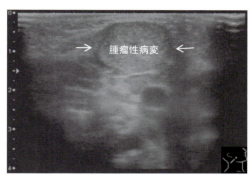

近医にて右頸部に軟部腫瘤を指摘され紹介受診となった。USでは頸動脈の体表側に約22×18mmの腫瘤性病変を認めた。

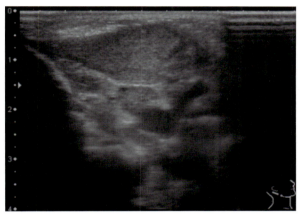

0歳2か月　女児　右筋性斜頸

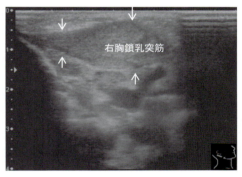

上記と同症例。腫瘤性病変は右胸鎖乳突筋と連続していた。US検査時には斜頸を認めていたことからも筋性斜頸を疑った。

☞ Point ☜

- 筋性斜頸の原因は諸説あり一定の見解が得られていないが、分娩中の頸部の過伸展により生じた胸鎖乳突筋の損傷に続発する肉芽腫による拘縮が原因と考える説が有力とされている。
- 斜頸を認めても胸鎖乳突筋に腫大を認めない場合は筋性斜頸の可能性は低く、その場合は頸部に充実性腫瘤やリンパ節腫大、炎症性変化等を検索し筋性以外の斜頸の原因を検索する必要がある。

4. 異所性胸腺

- 胎生期に胸腺は左右の第三咽頭嚢からそれぞれ発生し尾側へ移動、やがて縦隔内で胸骨の背側まで下降し左右が癒合する。退縮すべき胸腺原基の一部、または胸腺原基全体がこの発生経路である頸部に留まっている状態が異所性胸腺である。
- 小児の異所性胸腺は正常胸腺と同様、成長とともに縮小することが多く、病的意義は乏しい。しかし、縮小せずに残存し成人後に胸腺腫や悪性化した報告例もある。
- 大多数が無症状であり、無痛性の頸部腫瘤として発見されることが多い。稀に異所性胸腺の圧排に伴い、嗄声、嘔気、呼吸困難等の症状を訴える場合がある。
- 両側に発症しうるが左側に多い。その原因として胎生期の左胸腺の上極部の下降が遅延する傾向にあるためと考えられている。

超音波所見

- エコーレベルの低い充実性の腫瘤性病変として描出される
- しばしば内部に複数の微細高エコーを伴う
- 呼吸や圧迫等により容易に形状の変化が確認できる
- 内部の血流信号は乏しく、ほぼ確認できない

典型例画像

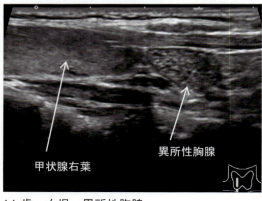
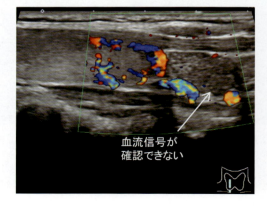

11歳　女児　異所性胸腺

　異所性胸腺は第三咽頭嚢から正常胸腺が存在する縦隔までの間に存在し、甲状腺内に限局して存在する可能性もある。異所性胸腺は正常胸腺と内部が類似したUS所見で描出される。境界明瞭な腫瘤性病変として描出され、内部は低エコーで微細高エコーを伴い、乏血性に観察される。非常に柔らかい腫瘤性病変であり、容易に形態が変化する様子が確認できると強く異所性胸腺を疑うことができる。甲状腺内に限局的に存在する例では、US所見が甲状腺乳頭癌と類似する例がある。異所性胸腺は境界が明瞭で柔らかく乏血性であり、乳幼児でも観察される点が乳頭癌と異なるが、USだけでは鑑別困難な場合も少なくない。異所性胸腺は正常胸腺と同様に成長に伴いその大きさが退縮する傾向にあり、しばしばUSによる経過観察が施行されるため正確な大きさの評価が重要になる。

検査の進め方

頸部から縦隔にかけて存在する腫瘤性病変であることを確認する

胸腺は胎生期に第三咽頭嚢から発生し縦隔内へと移動する。異所性胸腺はこの経路に存在するため、甲状腺の上極程度から縦隔までの範囲で腫瘤性病変を認めた場合は異所性胸腺の可能性がある。

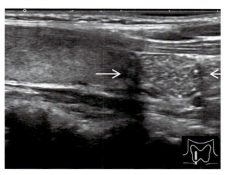

11歳　女児　異所性胸腺
甲状腺右葉の下極側に楕円形の腫瘤性病変を認めている。腫瘤性病変が存在する位置は、胎生期の胸腺の移動経路の範囲内であり異所性胸腺の可能性がある。

腫瘤性病変の内部の所見や形状の変化について観察する

胸腺は低エコーの充実性病変として描出され、内部に微細高エコーを伴っていることが多い。また非常に柔らかい腫瘤であり、リアルタイムで形状の変化が確認できることが多い。

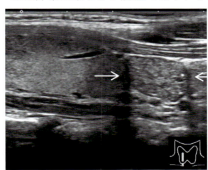

11歳　女児　異所性胸腺
上記と同症例。静止画では確認し辛いが、リアルタイムでは呼吸に伴う甲状腺の可動に伴い腫瘤性病変の形状が変化し、非常に柔らかい構造物であることが確認できた。内部エコーパターンも考慮すると異所性胸腺が疑われる。

腫瘤性病変内部の血流を評価する

異所性胸腺は正常の胸腺と同様に内部の血流信号は乏しい。ドプラ流速レンジやゲインを下げて観察しても胸腺内には血流信号は、ほぼ確認できない。

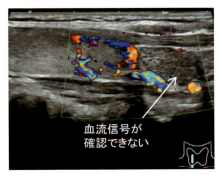

11歳　女児　異所性胸腺
甲状腺内の血流は明瞭に確認できているが、腫瘤性病変の内部に血流信号は確認できない。異所性胸腺として矛盾しない所見である。

実際の症例

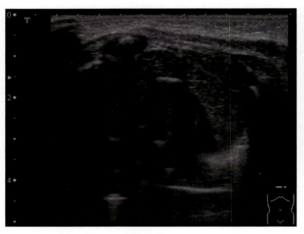

0歳1か月　男児　正常胸腺

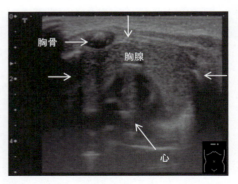

心嚢の腹側で胸骨の背側に正常胸腺が微細高エコーを伴う低エコーの構造物として描出されている。乳幼児では正常胸腺も観察可能であり、そのUS所見を把握しておくと異所性胸腺の鑑別がしやすい。

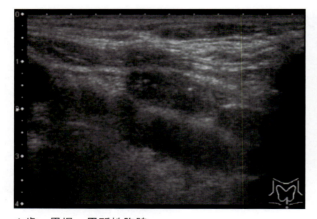

4歳　男児　異所性胸腺

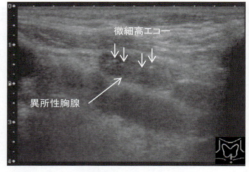

頸部リンパ節腫大精査目的にて施行したUSで、頸部正中に他のリンパ節とは異なる所見を呈する腫瘤性病変を認めた。境界明瞭、内部不均質で複数の微細高エコーを伴い、乏血性であった。

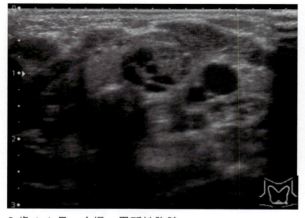

0歳1か月　女児　異所性胸腺

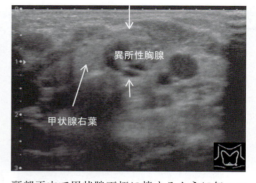

頸部正中で甲状腺下極に接するように無エコーと低エコーが混在する腫瘤性病変を認めた。年齢から後天的腫瘍は考えにくく、甲状舌管嚢胞や異所性胸腺が鑑別にあがった。2年後の経過観察では消失していた。

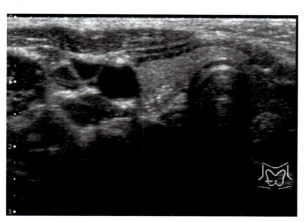

3歳　女児　甲状腺右葉内異所性胸腺

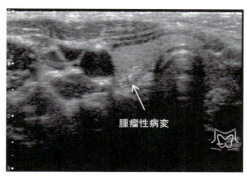

甲状腺右葉下極側に約12×8×8 mmの腫瘤性病変を認めた。腫瘤内部は低エコーで複数の微細エコーを伴っていた。年齢を考慮し異所性胸腺を疑ったが、画像所見からは甲状腺乳頭癌も鑑別にあがる所見である。

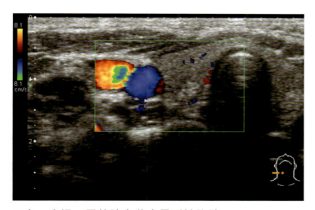

3歳　女児　甲状腺右葉内異所性胸腺

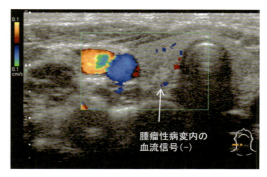

上記と同症例。腫瘤性病変は境界明瞭で内部乏血性である点からも異所性胸腺が疑われたが、患者家族の強い希望もあり摘出術が施行された。病理結果から異所性胸腺と診断された。

☞ Point ☞

- 新生児や乳幼児では胸鎖関節や胸骨周囲から正常胸腺を観察することが可能であり、胸腺のUS所見をあらかじめ把握しておけば異所性胸腺を疑った際の鑑別に役立つ。
- 異所性胸腺の発生機序としては①胸腺原基の一部が取り残されたもの、②消失するはずの遺残物から生じたもの、③下降が起こらなかったか不完全であったもの、④縦隔内へ下降した胸腺が頸部へ肥大したもの、の4つが考えられている。
- 異所性胸腺を疑った場合には可能であれば正常胸腺の有無についても評価しておくべきであるが、就学以降の年齢では正常胸腺を描出できないことが多い。

Ⅱ 検査各論 ③ 頸部：その他 参考文献

1) 谷口信行，ほか：超音波像による正中頸嚢胞の検討．Jpn J Med Ultrasonics, 19: 1; 17-21, 1992.
2) 桑原強，ほか：舌根部甲状舌管嚢胞．小児外科，46: 12; 1201-1204, 2014.
3) Moore Persaud: ムーア人体発生学 第6版．医歯薬出版株式会社，東京，2005.
4) Bailey H: The clinical aspects of branchial cysts. Br J Surg, 10: 565-572, 1992.
5) 西明，ほか：正中頸部嚢胞，側頸瘻（嚢胞），斜頸．小児科診療，75: 2; 201-205, 2012.
6) 黒田達夫，ほか：頸部瘻孔・嚢胞性疾患，斜頸．小児科診療，71: 4; 595-599, 2008.
7) 平良勝章：斜頸．小児科診療，78: 4; 519-522. 2015
8) 藤田達明：先天性筋性斜頸の自然経過と治療方針．MB Orthop, 9: 19-24, 1996.
9) 金光裕美，ほか：先天性筋性斜頸に対する保存療法－診断と治療－．骨・関節・靭帯，18: 25-31, 2005.
10) 小角卓也，ほか：頸部異所性胸腺の1乳児例 本邦小児報告例の検討．日小外会誌，41: 963-968, 2005.
11) Tovi F, et al: The aberrant cervical thymus. Embryology, Pathology, and clinical implications. Am J Surg 136: 631-637, 1978.
12) 梅原毅：小児頸部異所性胸腺の1例．日耳鼻，118: 662-667, 2015.

4 リンパ節

- リンパ節の超音波検査では全身のリンパ節が対象となるが、頸部、腋窩部、鼠径部がリンパ節の評価の対象部位となることが多い。
- 深部に存在するリンパ節の観察や著明に腫大したリンパ節、癒合リンパ節の評価を行う場合は、コンベックスプローブを用いることもある。
- リンパ節の評価ではリンパ節の大きさ、形状、内部エコーの均質性、リンパ節門構造を反映する高エコー領域、血流の多寡や形態、周囲組織の性状等を評価する。

図1 正常リンパ節のシェーマと超音波画像（文献1）より引用改編）

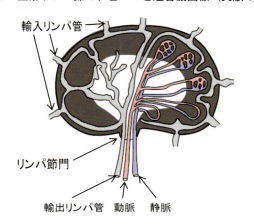
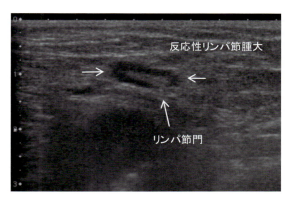

正常免疫機能によって腫大した病的意義のないリンパ節の腫大を反応性腫大と呼ぶ。正常例において超音波検査で描出されるリンパ節は、正常なリンパ節に加えリンパ節の反応性腫大が含まれる。正常、またはリンパ節の反応性腫大では、リンパ節は扁平・楕円形で描出される。

1 走査方法

1）左右頸部走査

- 左右頸部にプローブをあて、頸部リンパ節を観察する走査方法である。
- 頸部を前屈するとプローブをあてにくくなるため、枕を外し頸部を軽度後屈することで頸部の観察がしやすくなる。また、対象部位の反対側へ頸部を回旋することにより頸部全体が観察しやすくなり後頸部についてもプローブをあてやすくなる。
- 頸部で観察すべきリンパ節として浅頸、耳下腺、オトガイ、下顎、深頸、鎖骨上、鎖骨下リンパ節等があり、頸部の広範囲にわたって存在していることを意識して検索を行う。
- 内頸静脈、頸動脈、唾液腺、甲状腺、胸鎖乳突筋等の構造物の位置を把握しながら、リンパ節の病的腫大について検索をすすめる。

II 検査各論 ④ リンパ節

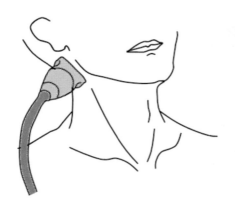
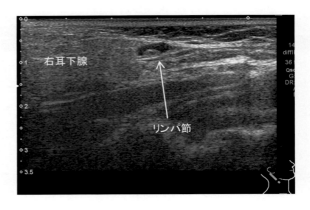

　耳介や下顎の背側に縦断像となるようにプローブをあてる操作方法で、耳下腺周囲から後頸部にかけての観察が可能である。浅頸、耳下腺、下顎、深頸リンパ節等が描出できる。画像では右耳下腺の尾側に反応性リンパ節腫大が描出されている。

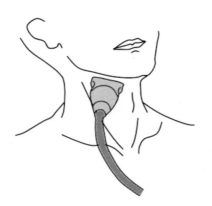
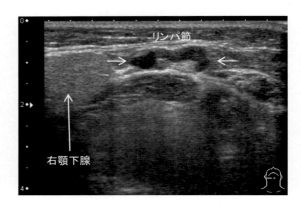

　下顎骨の尾側にプローブをあてる操作方法で、実際には縦断像よりやや斜めの走査となる。顎下腺周囲、オトガイ周囲から前頸部にかけての観察が可能で、下顎、オトガイ、深頸リンパ節等が描出できる。画像では右顎下腺の内側に反応性リンパ節腫大が描出されている。

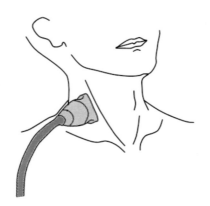
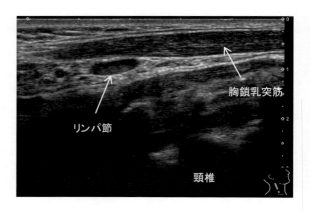

　側頸部に縦断像となるようにプローブをあてる走査方法で、下顎から鎖骨までの高さにおいて前頸部から後頸部まで広い範囲が観察できる。画像では胸鎖乳突筋の背側に深頸リンパ節の反応性腫大が描出されている。

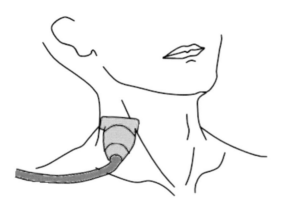
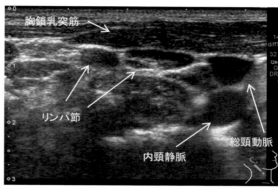

　側頸部に横断像となるようにプローブをあてる走査方法で、縦断像と比較してリンパ路に沿った観察がしやすい。新生児や乳幼児では頸部よりもプローブが大きい場合は縦断像を得ることが困難な場合があり、その場合は頸部横断像のみで評価を行う。

2) 左右腋窩部走査

- 左右腋窩部にプローブをあて、腋窩リンパ節を観察する走査方法である。
- 上肢を下げていても鎖骨上や鎖骨下リンパ節の観察は可能であるが腋窩リンパ節の観察は困難であるため、上肢を挙上した状態で観察を行う。
- 腋窩部で観察すべきリンパ節として鎖骨上、鎖骨下、腋窩、肩甲下、胸筋リンパ節等がある。
- 鎖骨下動静脈、腋窩動静脈、大胸筋、小胸筋等の構造物の位置を把握しながら、リンパ節の病的腫大について検索をすすめる。

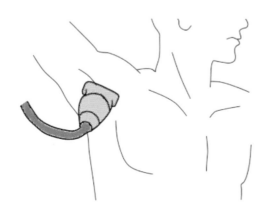
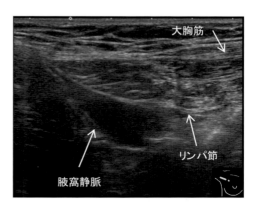

　腋窩動静脈に沿って横断像となるようにプローブをあてる走査方法である。画像では大胸筋、腋窩静脈、反応性リンパ節腫大が描出されている。

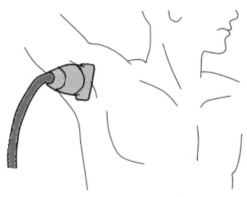
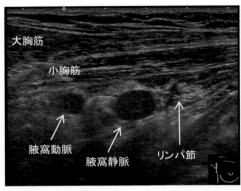

腋窩動静脈に対して縦断像となるようにプローブをあてる走査方法である。画像では腋窩動静脈が描出されおり、この周囲にリンパ節が観察されることが多い。

3）左右鼠径部走査

- 左右鼠径部にプローブをあて、鼠径リンパ節を観察する走査方法である。
- 鼠径部で観察すべきリンパ節として外腸骨、浅鼠径、深鼠径、大腿リンパ節等がある。
- 鼠径部のリンパ節の観察では外腸骨動静脈や大腿動静脈位置を把握しながら、リンパ節の病的腫大について検索をすすめる。

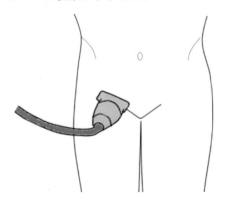
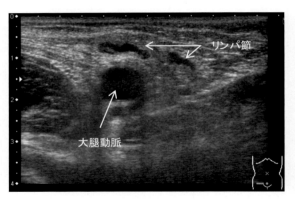

鼠径靱帯に沿って横断像となるようにプローブをあてる走査方法である。画像では大腿動脈の腹側に複数の反応性リンパ節腫大が確認できる。

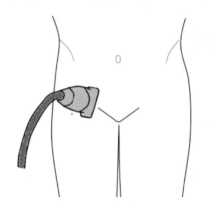
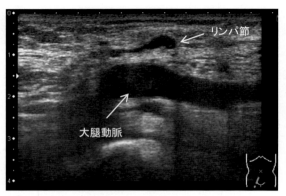

外腸骨動静脈や大腿動静脈に沿って縦断像となるようにプローブをあてる走査方法である。画像では大腿動脈の腹側に反応性リンパ節腫大が確認できる。

2 リンパ節の大きさの評価

　リンパ節に何らかの病変が存在し腫大を認める例では、正常リンパ節やリンパ節の反応性腫大とは異なりリンパ節の厚みが増し球形に近づく傾向にある。リンパ節の大きさの評価については観察されるリンパ節の中でも最も腫大の程度が強いリンパ節について評価を行う。リンパ節が最も長く描出される径を長径、その直交する径を短径とした際に、長径が10 mm を超える場合は病的な腫大の可能性があり、長径/短径比が2未満の場合は病的な腫大の可能性が高い。リンパ節の長径、短径が小さくても円形や不整形に変化したリンパ節は病的なリンパ節腫大の可能性がある。

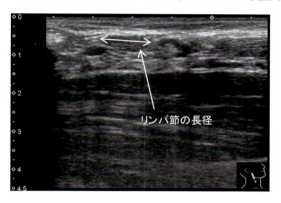

14歳　男児　反応性リンパ節腫大
右頸部に扁平・楕円形のリンパ節を認める。大きさは約9×8×4 mm、縦横比2.2、自覚症状も認めず、反応性腫大を疑う。

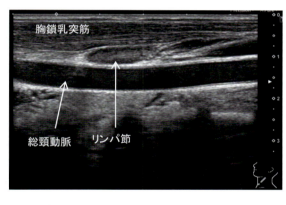

12歳　男児　反応性リンパ節腫大
左頸部に扁平・楕円形のリンパ節を認める。大きさは約12×9×4 mm、縦横比2.5であった。長径は10 mmを超えるが、縦横比は2以上であり、自覚症状もなく反応性リンパ節腫大を疑う。

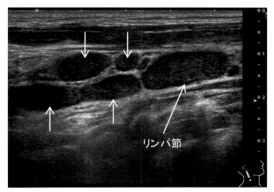

5歳　男児　川崎病
右頸部に楕円形に腫大した多数のリンパ節を認める。最大径は約23×20×13 mm、縦横比1.77であり、何らかの病変によるリンパ節腫大を疑う所見である。本症例は発熱も伴っていた。

4歳　女児　化膿性リンパ節炎
左頸部に不整形の腫大リンパ節を認める。大きさは約 28×25×20 mm、縦横比 1.4 であり、病的なリンパ節腫大と考える。形状が不整形であること、周囲組織の輝度上昇を認めること、疼痛を伴っていることを考慮するとリンパ節炎を疑う所見である。

3　リンパ節の形状の評価

正常リンパ節や反応性に腫大したリンパ節では形状は扁平・楕円形で描出される。病的な腫大を伴ったリンパ節は厚みが増し球形に近づく傾向にあり、分葉形や類円形を呈する傾向にある。化膿性リンパ節炎で壊死を伴った場合や、悪性疾患に伴うリンパ節腫大では不整形に描出されることもある。

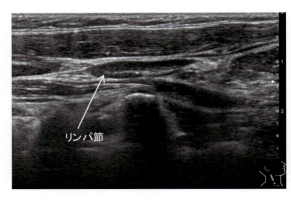

10歳　男児　反応性リンパ節腫大
右頸部に腫大リンパ節を認めている。扁平・楕円形で描出され、形状からは病的な腫大を疑う所見ではない。

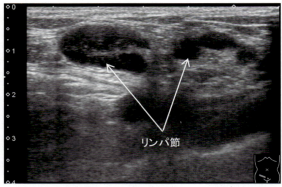

8歳　女児　化膿性リンパ節炎
鼠径部に腫大リンパ節を認めている。リンパ節は楕円形を呈しているが、上記症例と比較すると厚みが増した楕円形であることがわかる。やや丸みを帯びた腫大で、病的な腫大の可能性がある。

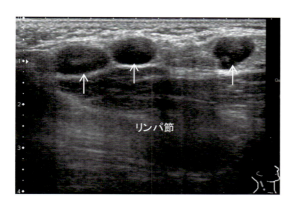

12歳　女児　亜急性壊死性リンパ節炎
右頸部に複数のリンパ節腫大を認めている。腫大したリンパ節の形状はいずれも円形に近い楕円形で描出されており、病的な腫大を疑うリンパ節の形状である。

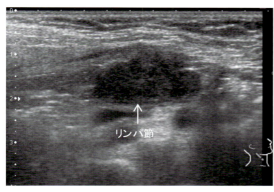

16歳　女児　リンパ節転移（甲状腺乳頭癌）
右頸部にリンパ節腫大を認めている。腫大リンパ節は不整形を呈しており、炎症に伴う壊死や悪性新生物による形状変化の可能性がある。甲状腺乳頭癌の既往を考慮すれば、リンパ節転移を疑うことができる。

4　リンパ節門の評価

　正常なリンパ節では辺縁部が均質な低エコー、中心部はリンパ節門から連続性のある高エコーで描出されるが、リンパ節の腫大に伴い辺縁部の低エコー領域が増大し、高エコー領域が減少、不明瞭化する。リンパ節の炎症や転移等の病態が進行すると、しばしばリンパ節門の高エコー領域が消失する。

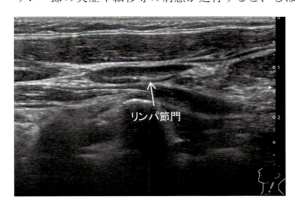

10歳　男児　反応性リンパ節腫大
左頸部に腫大リンパ節を認めている。扁平・楕円形で描出され、リンパ節門が明瞭な高エコー領域として確認できる。

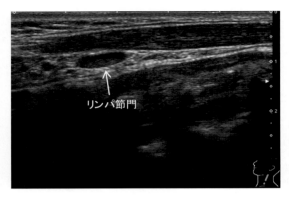

8歳　女児　反応性リンパ節腫大
左頸部にリンパ節腫大を認めている。リンパ節の中心部に淡い高エコー領域が確認でき、リンパ節門構造を反映した所見と考えられる。

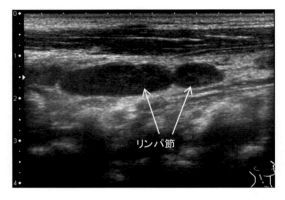

6歳　女児　化膿性リンパ節炎
右頸部に疼痛を自覚し来院。腫大したリンパ節にはリンパ節門を反映した高エコー領域は確認できない。病的なリンパ節腫大に伴いリンパ節門の高エコー領域が消失した可能性がある。

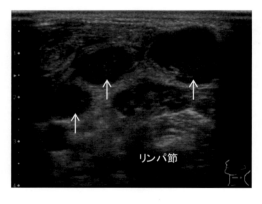

7歳　女児　亜急性壊死性リンパ節炎
左頸部に複数のリンパ節腫大を認めている。腫大リンパ節にはいずれもリンパ節門の高エコー領域は確認できない。形状が類円形であることや、リンパ節の周囲組織の淡い輝度上昇を伴っていることからリンパ節炎を疑う所見である。

　ドプラを用いるとリンパ節門から流入する動脈血流、リンパ節門から流出する静脈血流を観察することができる。基本的に炎症等の良性疾患によって腫大したリンパ節ではリンパ節内部の血流信号が増加しても、リンパ節門から流入出する脈管形態は正常に保たれる。しかし、悪性リンパ腫や転移性リンパ節腫大では、血管新生が起こりリンパ節門以外から流入出する脈管形態が認められることがある。すなわちドプラにてリンパ節門以外のリンパ節辺縁から流入出する血流信号を捉えることができれば、悪性病変を強く疑う所見といえる。リンパ節内の詳細な脈管の評価が必要となるため、ドプラの流速レンジを5cm/sec以下に下げ、ドプラゲインを上げた状態で観察を行う。

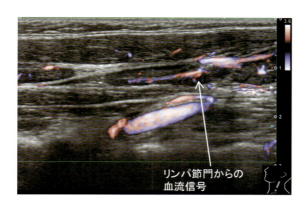

10歳　男児　反応性リンパ節腫大
扁平・楕円形のリンパ節の中心部分に描出されている高エコー領域に一致して、リンパ節外から流入出する血流信号が確認できる。正常なリンパ節門構造を観察したドプラ画像である。

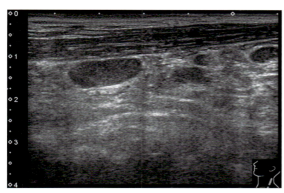

4歳　男児　川崎病
左頸部にリンパ節腫大を認めている。リンパ節の径は約18×17×9 mmで楕円形、Bモード画像上はリンパ節門構造を反映する高エコー領域は確認できない。

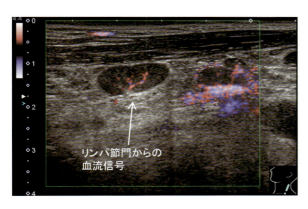

4歳　男児　川崎病
上記と同症例。ドプラを用いてリンパ節を観察すると、一部分から流入出する血流信号が確認でき、リンパ節門構造は正常に保たれていると判断できる。

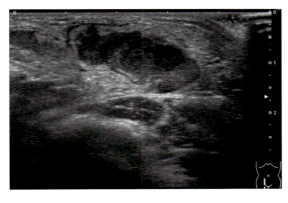

1歳　男児　化膿性リンパ節炎
右鼠径部にリンパ節腫大を認めている。大きさは約34×28×14 mm、形状は不整形、内部は不均質で、Bモード画像上はリンパ節門構造は確認できない。

II 検査各論　4 リンパ節

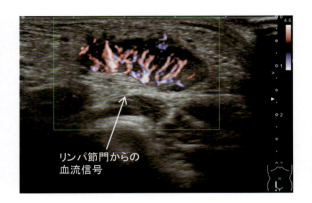

1歳　男児　化膿性リンパ節炎
ドプラを用いると炎症に伴いリンパ節内の血流信号が豊富に観察された。血流信号はいずれも一部分から流入出する様子が確認でき、リンパ節門構造は保たれていると判断できる。

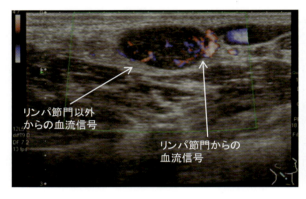

8歳　男児　悪性リンパ腫
右頸部に腫大したリンパ節を認めている。リンパ節門と思われる部位と離れた位置に、リンパ節内へと流入する血流が確認でき悪性病変が示唆される所見である。リンパ節に一致する疼痛を認めなければ悪性病変である可能性が高い。

1. リンパ節炎

- リンパ節に炎症を伴った病態をリンパ節炎と呼ぶが、その原因としては細菌感染やウイルス感染の他にも川崎病、亜急性壊死性リンパ節炎等の様々な原因がある。
- 細菌感染の中には結核、猫ひっかき病等の特徴的な経過をたどるものもあり、臨床経過は1週間程度で改善するものから数か月要するものまで様々である。
- リンパ節炎では発熱等の炎症を反映した臨床症状に加え、腫大したリンパ節に疼痛を伴うことが多い。
- 化膿性リンパ節炎で病態が進行すると、膿瘍形成を合併することがある。
- 細菌感染では菌の侵入部位近傍のリンパ路に沿ったリンパ節の腫大を認め、ウイルス感染では全身性のリンパ節腫大を認めることが多い。

超音波所見

- 複数のリンパ節腫大
- 腫大リンパ節に一致する疼痛を認めることが多い
- リンパ節門の脈管形態は保たれる
- 周囲組織の淡い輝度上昇や膿瘍形成を伴うことがある

典型例画像

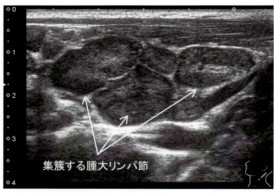
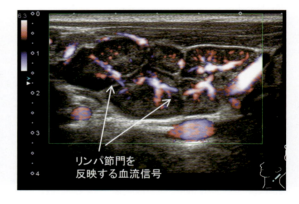

6歳　女児　化膿性リンパ節炎

　リンパ節腫大の評価や鑑別目的としてUS検査が施行されることは多い。その際のUSの大きな目的として、リンパ節の悪性疾患との鑑別がある。腫大したリンパ節の大きさや形状、内部エコー等の評価に加えて、リンパ節門の血流評価が重要である。悪性疾患の場合、血管新生機能によってリンパ節門以外から流入出する血流信号を認める場合があるが、リンパ節炎では基本的にリンパ節門の形態が保たれている。また、最も腫大したリンパ節を検索し、このリンパ節に一致する疼痛がない場合は悪性疾患が疑われる。USではリンパ節の形態の詳細な評価が可能であるが、リンパ節の反応性腫大、リンパ節炎、悪性疾患等の鑑別が困難である場合も少なくない。リンパ節炎が疑われる場合でも、その原因の特定は困難である場合も少なくない。

検査の進め方

 リンパ節の大きさ、縦横比、形状、内部エコーを評価する

リンパ節の最大径が10 mmを超える場合、縦横比が2.0未満の場合、形状が扁平な楕円形でない場合、内部のエコーレベルが低い場合や不均質な場合、正常なリンパ節門が確認できない場合等においては、病的なリンパ節腫大を疑う。

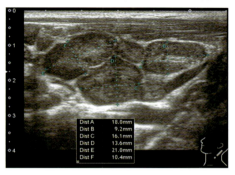

6歳 女児 化膿性リンパ節炎
最も腫大したリンパ節は約21×10 mm、縦横比は2.1である。リンパ節の中央に正常なリンパ節門を反映した高エコー領域が確認できるが、最大径が10 mmを明らかに超えており病的な腫大を疑う。

 リンパ節内の液体貯留や周囲組織のエコーレベルの上昇の有無を確認する

病態が進行したリンパ節炎では膿瘍形成を反映した液体貯留を認めることがある。また、周囲組織への炎症波及によって、炎症細胞浸潤や浮腫性変化を反映した淡いエコーレベルの上昇を認めることがある。

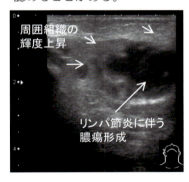

1歳 男児 化膿性リンパ節炎
リンパ節内に不均質な液体貯留を認め、膿瘍形成が疑われる。またその周囲組織には限局するエコーレベルの上昇を認めており、炎症波及に伴う二次的な所見と考えられる。

 ドプラを用いてリンパ節門を含めた血流信号の評価を行う

ドプラにて一部分から流入出する血流信号を検索し、リンパ節門を確認する。リンパ節門以外から流入出する血流信号が確認できる場合は悪性疾患を疑う所見である。

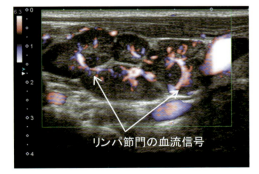

6歳 女児 化膿性リンパ節炎
ドプラで1か所から流入出する血流信号を検出できれば、そこがリンパ節門である。リンパ節内でリンパ節門以外から流入、流出する血管形態が確認できる場合は悪性病変が疑われる所見である。

実際の症例

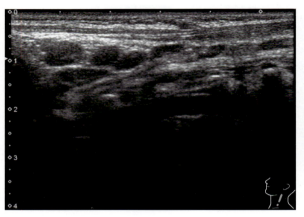

5歳　女児　頸部リンパ節反応性腫大

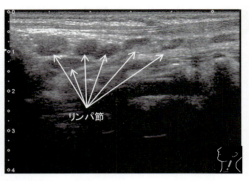

母親が頸部に腫瘤を発見し来院。USでは複数のリンパ節が描出されるのみであった。最大径は約10×9×5 mm、楕円形でリンパ節門構造も確認でき自覚症状も乏しく反応性腫大と考えた。

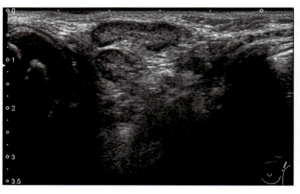

2歳　男児　腋窩リンパ節反応性腫大

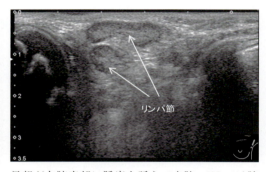

母親が左腋窩部に腫瘤を訴えて来院。USでは腋窩リンパ節が描出され、最大径は約19×15×8 mm、縦横比2.6、楕円形でリンパ節門構造も正常、反応性腫大と報告した。

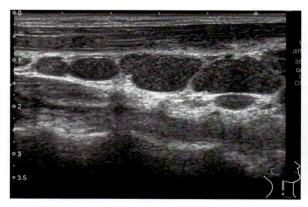

14歳　女児　皮膚炎に伴う頸部リンパ節反応性腫大

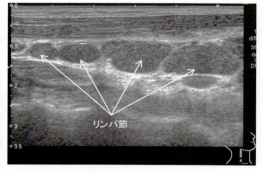

両側頸部に複数のリンパ節腫大を認めた。最大径は約22×19×12 mm、分葉形や楕円形の腫大で自覚症状は認めていない。5年程度の経過観察で大きさや形態に著変は認めず、アトピー性皮膚炎に伴う反応性腫大が疑われている。

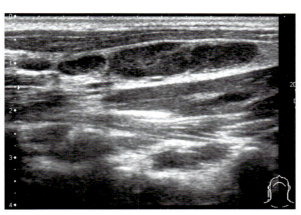

15歳 男児 伝染性単核球症（EBウイルス感染）

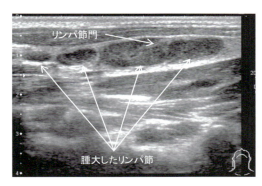

発熱頸部痛を主訴に来院。USにて両側頸部に複数のリンパ節腫大を認めた。最大径は約18×16×10 mm、いずれも扁平、楕円形でリンパ節門を反映した高エコー領域を伴っていた。腫大の程度に左右差は認めなかった。

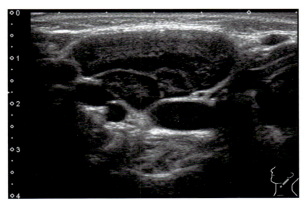

8歳 男児 伝染性単核球症（EBウイルス感染）

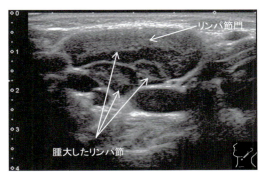

発熱を主訴に当院を受診。左頸部に約34×30×18 mmのリンパ節腫大を認め、軽度の圧痛を伴っていた。類円形で腫大は著明であるが、リンパ節門の高エコー領域は保たれている。

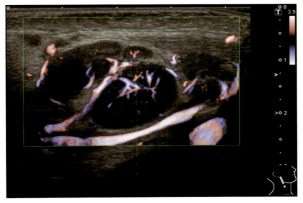

5歳 女児 流行性耳下腺炎（ムンプスウイルス感染）

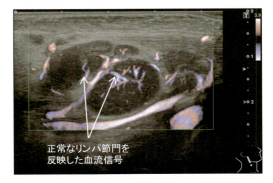

発熱と耳下部の疼痛を訴え来院。両側頸部にリンパ節腫大を認めた。最大径は約26×25×18 mm、類円形でBモード画像上はリンパ節門は確認できなかったが、ドプラにて正常なリンパ節門構造と豊富な血流信号を認めた。

実際の症例

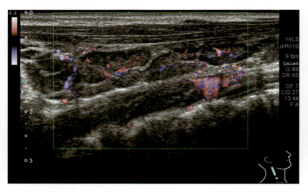

6歳　男児　川崎病

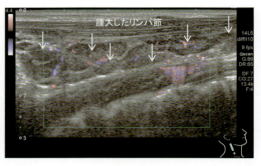

発熱を認め来院、川崎病の既往があった。頸部には腫大したリンパ節を認め、最大径は約18×16×9 mm、縦横比2.0、楕円形、画像ではドプラを用いてリンパ節門構造を確認しているが、Bモード画像でも正常なリンパ節門構造が確認できた。

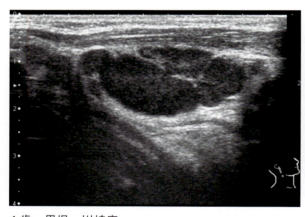

4歳　男児　川崎病

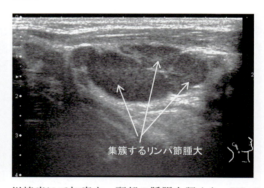

川崎病にて加療中、頸部の腫脹を認めた。USでは集簇する複数のリンパ節を認め、最大径は約27×25×20 mm、ドプラではいずれも血流豊富でリンパ節門構造が正常に確認できた。

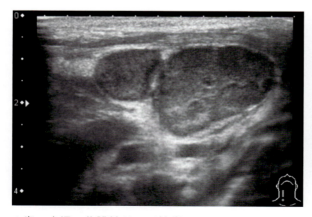

4歳　女児　化膿性リンパ節炎

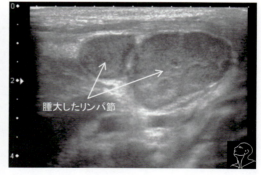

頸部に疼痛を訴え来院。右頸部に複数のリンパ節腫大を認め、最大径は約34×30×22 mm、類円形、内部不均質、Bモード画像でリンパ節門は確認できなかった。周囲組織のエコーレベル上昇を認め、疼痛部位とも一致していることからリンパ節炎を疑った。

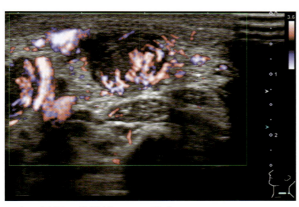

9歳　男児　化膿性リンパ節炎

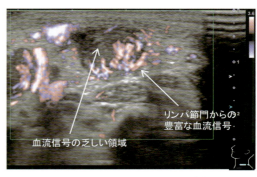

頸部の疼痛を主訴に来院。USでは腫大リンパ節を認め、化膿性リンパ節炎を疑う所見であった。ドプラではリンパ節内に豊富な血流が確認できたが、一部分に限局して血流信号が乏しい領域が確認でき、壊死部を見ている可能性がある。

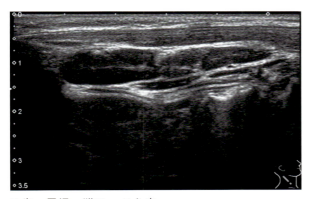

7歳　男児　猫ひっかき病

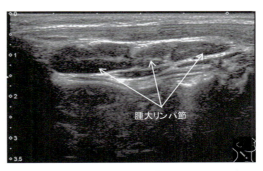

頸部に圧痛を伴うリンパ節腫大を認めた。自宅で猫を飼育しており、抗体価から猫ひっかき病と診断された。リンパ節の最大径は約20×18×9 mm、扁平、楕円形、リンパ節門構造も保たれていた。本例は頸部の圧痛の改善までに2か月半を要した。

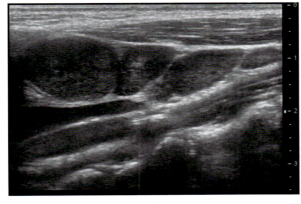

13歳　女児　猫ひっかき病

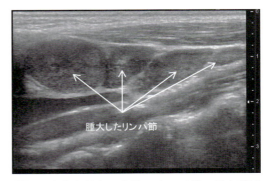

頸部に疼痛を訴えて来院。リンパ節の最大径は28×24×18 mm、形状は類円形で正常なリンパ節門構造は描出されず、血流豊富で化膿性リンパ節炎が疑われた。抗生剤治療にて2か月後も改善認めず、リンパ節摘出生検にて猫ひっかき病と診断された。

実際の症例

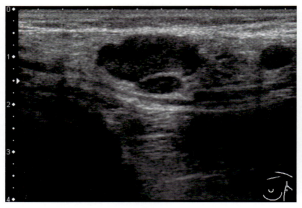

13歳　男児　亜急性壊死性リンパ節炎

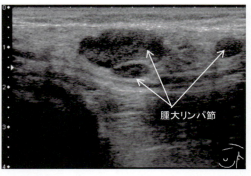

頸部と腋窩部に圧痛を伴うリンパ節腫大を認めた。最大径は約 22×20×12 mm、形状は分葉形でリンパ節門構造は保たれていた。3か月の経過で改善を認めなかったためリンパ節摘出生検が施行され、亜急性壊死性リンパ節炎と診断された。

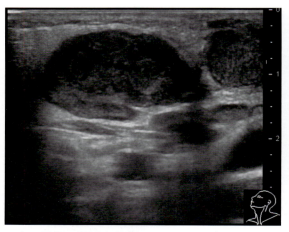

9歳　男児　慢性肉芽腫症

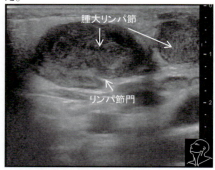

以前より慢性肉芽腫症性炎症を繰り返している例で、頸部に圧痛を伴うリンパ節腫大を認めた。最大径約 29×27×21 mm、楕円形または類円形に腫大し、内部は不均質でリンパ節門は部分的に確認できる程度であった。

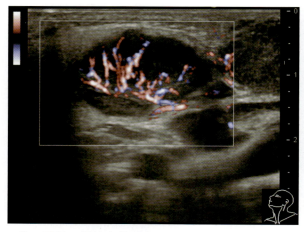

9歳　男児　慢性肉芽腫症

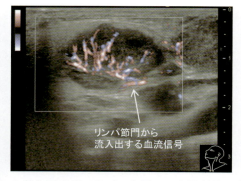

上記と同症例。ドプラを用いて血流信号の評価を行うと、リンパ節門から流入出する豊富な血流信号を認めた。リンパ節の US 画像からリンパ節炎の原因疾患の鑑別は困難である。

☞ **Point** ☞

小児のリンパ節腫脹は日常的に遭遇する病態であり、その中でもリンパ節炎は頻度の高い疾患である。リンパ節炎を引き起こす疾患は多岐にわたるが、代表的なものとして川崎病、化膿性リンパ節炎、ウイルス性リンパ節炎、亜急性壊死性リンパ節炎等がある。

- 川崎病
川崎病は 4 歳以下の乳幼児に好発する原因不明の発熱性疾患で、血管炎症候群の一種と考えられている。川崎病の診断基準によって 6 つの主症状が示されており、頸部リンパ節腫脹もその一つに含まれている。川崎病によるリンパ節腫大は急性期の血管炎に伴う非化膿性炎症であり、片側性または両側性の圧痛を伴う頸部リンパ節腫大を認める。膿瘍形成は認めないが、炎症が強い場合は皮膚の発赤を伴うことがある。

- 猫ひっかき病
猫ひっかき病はバルトネラ属に属する菌による化膿性リンパ節炎である。多くは猫からの感染で発症するが、猫を介したノミや犬からの感染例もある。リンパ節炎のみの場合は無投薬で治癒することが多いが、脳炎や網膜炎を合併したり播種性炎症性病変を形成して重症化する例もある。発症後 6 ～ 12 週で自然治癒する例が多いが治癒までに数か月を要することもあり、一般的な化膿性リンパ節炎よりも経過が長い傾向にある。

- 伝染性単核球症
幼児から若年成人に好発する EB ウイルスによる感染症で、EB ウイルスを含む唾液等の分泌物による経口感染が主体であり kissing disease とも称される。倦怠感、発熱、頭痛、咽頭痛、頸部リンパ節炎を認め、急性肝炎を合併することが多い。US では急性肝炎を疑う所見に加え、両側頸部リンパ節腫大を認める場合は伝染性単核球症が疑われる。

- 結核性リンパ節腫大
日本における結核人口は先進国の中では高く、若年者にも発症している。結核菌感染者との接触等によって飛沫感染により感染するが、活動性の肺結核を有する例は全体の 10% 程度といわれている。小児の場合は生後 6 か月までに施行される BCG 接種により皮膚結核やリンパ節炎を引き起こすことがあり、膿瘍形成を合併することがある。結核感染既往がある例では慢性的なリンパ節腫大を認め、腫大リンパ節の形状が不整であったり、内部に石灰化を伴っていることがある。慢性的に腫大したリンパ節の血流信号は乏しい傾向にある。

化膿性リンパ節炎：化膿性リンパ節炎参照
亜急性壊死性リンパ節炎：亜急性壊死性リンパ節炎参照
ムンプスウイルス感染症：流行性耳下腺炎参照

2. 化膿性リンパ節炎

- 細菌感染によりリンパ節に炎症を伴ったものを化膿性リンパ節炎という。
- リンパ節炎の多くが口腔、咽頭、喉頭からの細菌感染を原因とした化膿性リンパ節炎であるが、中には結核やネコひっかき病等の特殊な細菌感染もあり、起因菌によって臨床経過が異なる傾向にある。
- 化膿性リンパ節炎では発熱を伴った有痛性のリンパ節腫大を認める。
- 化膿性リンパ節炎は病態の進行に伴い蜂巣炎や膿瘍形成を合併することがある。この場合は咽後膿瘍、降下性縦隔炎、気道狭窄、敗血症等の重篤な合併症を引き起こす可能性があり、切開・排膿や穿刺・吸引等の治療の対象となる。

超音波所見

- 疼痛部に一致するリンパ節腫大
- 周囲組織の淡いエコーレベル上昇
- リンパ節内の血流信号は豊富、リンパ節門形態は保たれる
- 膿瘍形成を伴う場合は液体貯留を伴い、血流信号が欠損する領域を伴う

典型例画像

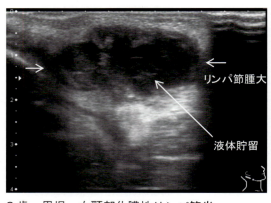 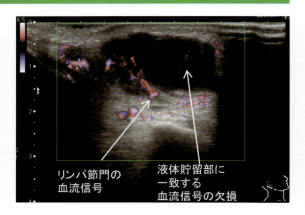

2歳　男児　右頸部化膿性リンパ節炎

　化膿性リンパ節炎における病初期のリンパ節は、楕円形で内部にリンパ節門構造を反映する高エコー領域が確認でき反応性腫大程度の所見で描出される。病態の進行に伴い楕円形から徐々に分葉形や円形に近い形状に腫大し、リンパ節門構造を反映する高エコー領域も徐々に確認できなくなる。ドプラでは炎症に伴いリンパ節内の血流信号が豊富に観察されるが、リンパ節門の形態は保たれる。さらに病態が進行し蜂巣炎を伴うようになるとリンパ節周囲組織への炎症波及や浮腫を反映した淡いエコーレベルの上昇が認められる。被膜が破綻し膿瘍形成を伴う場合はリンパ節内や周囲に混濁した液体貯留を伴って周囲組織エコーレベル上昇は著明になる。ドプラではリンパ節内の壊死部分や膿瘍部分で血流信号が認められない領域が出現する。

検査の進め方

腫脹や疼痛を訴える部位の周辺にリンパ節腫大を検索する

疼痛や腫大を訴える部位周辺のリンパ節について楕円形、分葉形、円形、長径が 1 cm を超える、縦横比が 2.0 未満、血流豊富、等の所見が得られる場合は病的な腫大リンパ節と考える。

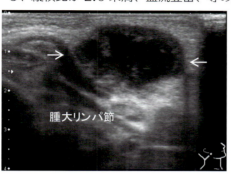

2 歳　男児　右頸部化膿性リンパ節炎
右頸部の腫脹、疼痛を訴える部位にリンパ節腫大を認めた。径は約 28×24×20 mm、縦横比 1.4 であり、病的な腫大である可能性が高い。

周囲組織の淡いエコーレベルの上昇を確認する

最も腫大が強いリンパ節の周囲組織のエコーレベルの上昇の有無について評価を行う。蜂巣炎を伴っている例では周囲組織のエコーレベルの上昇が確認できることが多い。

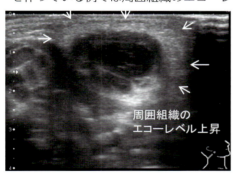

2 歳　男児　右頸部化膿性リンパ節炎
腫大したリンパ節の周囲組織に淡いエコーレベルの上昇が確認できる。炎症細胞浸潤や浮腫を反映した所見であり、疼痛を認めることからも炎症性変化が疑われる所見である。

膿瘍を疑う混濁した液体貯留の有無を確認する

最も腫大が強いリンパ節の内部や周辺に混濁した液体貯留を検索する。液体貯留を認める場合は膿瘍形成を疑う所見である。

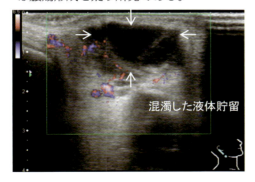

2 歳　男児　右頸部化膿性リンパ節炎
ドプラにて血流信号を認めない領域が確認でき、壊死部を反映した所見と考えられる。内部は無エコーを伴う不均質な領域として描出され、検査中に内容物の流動が確認できれば膿瘍の可能性が高い。

実際の症例

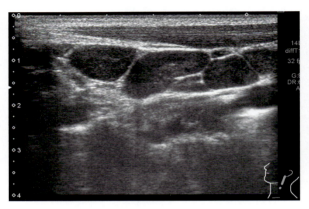

7歳　男児　左頸部化膿性リンパ節炎

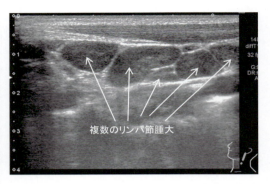

右頸部に圧痛を認め来院。USでは同部位に複数のリンパ節腫大を認めた。腫大リンパ節の最大径は約21×18×12 mm、楕円形でリンパ節門構造を反映した高エコー領域は確認できなかった。

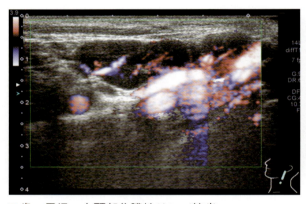

7歳　男児　左頸部化膿性リンパ節炎

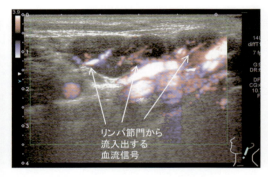

上記と同症例。ドプラを用いて観察するとリンパ節門から流入出する血流信号が確認できた。悪性疾患は否定的でリンパ節炎を疑う所見であるが、US画像から化膿性リンパ節炎か否かの鑑別は困難である。

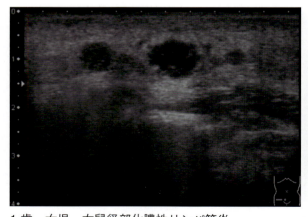

1歳　女児　右鼠径部化膿性リンパ節炎

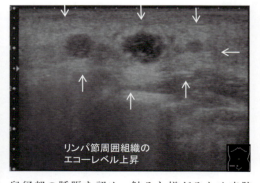

鼠径部の腫脹を認め、触ると嫌がるため来院、同部位に最大径約15×14×12 mm程度のリンパ節腫大を複数認めた。形状は分葉形から類円形、周囲組織には著明なエコーレベルの上昇を伴っており、化膿性リンパ節炎を疑う所見である。明らかな膿瘍形成は指摘できない。

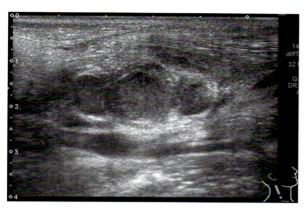

7歳　男児　右頸部化膿性リンパ節炎

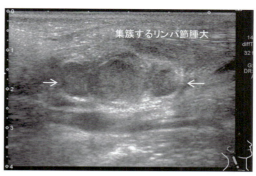

発熱を伴う右頸部の腫脹、疼痛を主訴に来院。疼痛部にプローブをあてると集簇するリンパ節腫大が確認できた。最大径は約 19×18×16 mm、縦横比 1.6、リンパ節内部は不均質で B モード画像上ではリンパ節門構造の高エコー領域は確認できなかった。

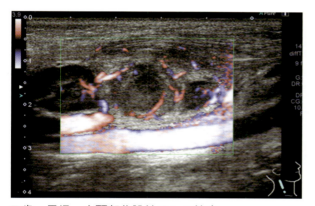

7歳　男児　右頸部化膿性リンパ節炎

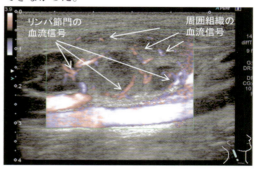

上記と同症例。ドプラを用いて血流評価を行っている。多くのリンパ節ではリンパ節門構造に一致する血流信号を認め、エコーレベルの上昇を認める周囲組織についても血流は豊富に観察された。

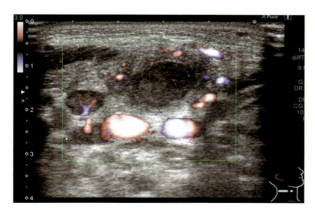

7歳　男児　右頸部化膿性リンパ節炎

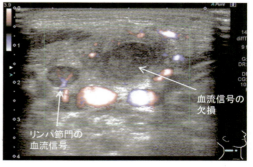

上記と同症例。最も腫大したリンパ節内部では血流信号が確認できない領域が存在していたが、明らかな膿瘍形成は確認できなかった。リンパ節の壊死部分を反映した所見と考えられる。

実際の症例

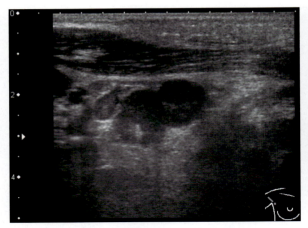

5歳　男児　右腋窩化膿性リンパ節炎

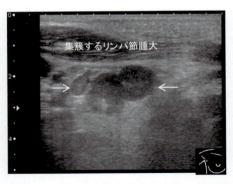

腋窩部の腫脹と疼痛を訴えて来院。腫脹部位には皮膚の発赤を認め同部位にプローブをあてると複数のリンパ節腫大の集簇が確認できた。

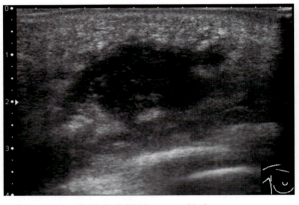

5歳　男児　右腋窩化膿性リンパ節炎

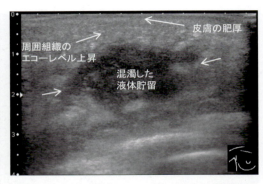

上記と同症例。腫大リンパ節の近傍に混濁した液体貯留を認め、用手的圧迫にて流動が確認できた。周囲組織には浮腫性変化を伴ってエコーレベルの上昇を認め、皮膚も肥厚していた。

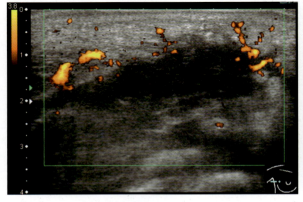

5歳　男児　右腋窩化膿性リンパ節炎

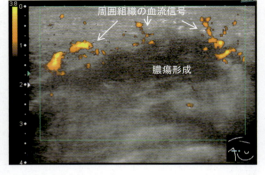

上記と同症例。ドプラではエコーレベルの上昇を認めている周囲組織に豊富な血流信号が確認できた。化膿性リンパ節炎に膿瘍形成を合併し、周囲組織への炎症波及に伴う血流信号の亢進と考えた。

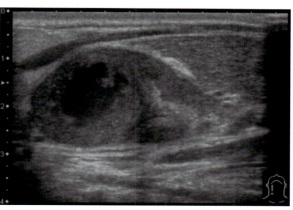

15歳　男児　右頸部化膿性リンパ節炎

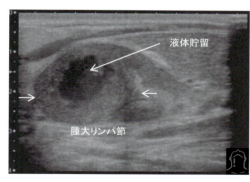

右頸部の膨隆を主訴に来院。膨隆部を観察すると腫大したリンパ節が集簇している様子が確認でき、最も腫大したリンパ節の内部には一部で液体貯留を伴っていた。

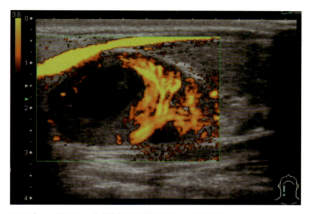

15歳　男児　右頸部化膿性リンパ節炎

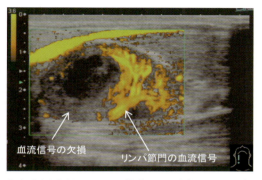

上記と同症例。リンパ節内には正常なリンパ節門構造に一致する血流信号は確認できたが、液体貯留部分の周囲には血流信号は確認できなかった。炎症に伴う壊死、膿瘍形成を疑う所見で化膿性リンパ節炎を強く疑うことができる。

> ☞ **Point** ☞
>
> - 小児のリンパ節腫脹、特に頸部のリンパ節腫脹は日常的にみられる症候であり、そのほとんどが化膿性リンパ節炎を含めたリンパ節炎である。そのため、炎症に対する治療が施行されることが多いが、全身性のリンパ節腫大、持続する発熱、リンパ節の無痛性腫大、抗菌薬で反応に乏しい例等では悪性疾患や肉芽腫性病変等も念頭に鑑別をすすめる。
> - リンパ節腫脹の原因としては細菌感染以外にもウイルス感染、自己免疫性疾患、リンパ増殖性疾患、悪性疾患、腫瘍、血管炎、皮膚炎等と多岐にわたる。リンパ節腫脹のUS検査では原因疾患の特定は困難であるが、悪性腫瘍の鑑別、膿瘍形成の有無の評価が重要である。

3. 亜急性壊死性リンパ節炎
（組織球性壊死性リンパ節炎：菊池病）

- 亜急性壊死性リンパ節炎（組織球性壊死性リンパ節炎）は1972年に菊池ら等が初めて報告した疾患概念であり菊池病とも呼ばれる。
- 発症原因は不明で圧痛を伴う頸部リンパ節腫脹を認め、病理学的にリンパ節内に壊死を認める。38度を超える発熱や末梢血液検査での著明な白血球減少を認めることが多い。
- 若年者に多く発症することが知られており、全体の約90%が30歳代までに発症している。
- 男女比は約1：2と女性に多いが、小児や低年齢では男児に多い傾向にある。
- 通常の炎症性疾患とは異なりリンパ節腫大や発熱が数か月持続するため、臨床的には悪性リンパ腫等の悪性疾患との鑑別がしばしば問題になる。

超音波所見

- 圧痛部位に一致する頸部リンパ節腫大
- 腫大リンパ節のリンパ節門構造は保たれる
- 頸部リンパ節腫大は片側性であることが多いが両側性のこともある

典型例画像

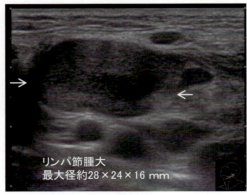 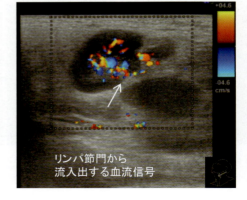

12歳　男児　亜急性壊死性リンパ節炎

　亜急性壊死性リンパ節炎では片側頸部のリンパ節腫大を訴えることが多いが、両側頸部リンパ節腫大を認める場合もある。リンパ節は楕円形や分葉形を呈することが多く、エコーレベルが低下していたり、不均質に描出されることが多い。リンパ節門の高エコー領域が消失していることが多いが、ドプラを併用するとリンパ節門からのみ流入出する血流信号が確認できる。本疾患は病理組織学的にリンパ節内の壊死を特徴とするが、USでリンパ節内の壊死を確認することは難しい。リンパ節内に膿瘍形成は認めない。USで複数の腫大したリンパ節を認めた場合はそのまま用手的に圧迫を加え、腫大リンパ節に一致する圧痛を訴えない場合は悪性病変も念頭において検査をすすめる。

検査の進め方

両側頸部のリンパ節腫大の有無を確認する

左右頸部リンパ節の形状が楕円形、分葉形、円形、長径が 1 cm を超える、縦横比が 2.0 未満、血流豊富、等の所見が得られる場合は病的な腫大リンパ節と考える。また腫大したリンパ節が分布している範囲を確認する。

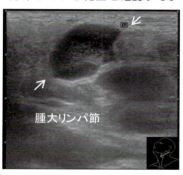

12歳　男児　亜急性壊死性リンパ節炎
左頸下部に腫大リンパ節を認めている。大きさは約 18×17×12 mm、縦横比 1.5、楕円形、内部不均質でエコーレベルは低く観察されている。腫大リンパ節は左頸部全体で確認できた。

リンパ節腫大に一致する圧痛を確認する

最も腫大の程度が強いリンパ節に対して用手的に圧迫を加え、圧痛を認めるか確認する。US上明らかな腫大が確認できるにもかかわらず、圧痛を認めない場合は悪性リンパ腫等の悪性疾患も鑑別にあげて検査をすすめる。

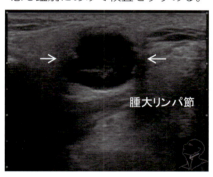

12歳　男児　亜急性壊死性リンパ節炎
左頸部で最も腫大していたリンパ節を描出した状態で圧迫を加えると疼痛が確認できたため、リンパ節炎を疑う所見と考えた。

ドプラを用いてリンパ節門の形態を確認する

ドプラの流速レンジを 5 cm/sec 以下に下げ、リンパ節内の血流評価を行う。亜急性壊死性リンパ節炎ではリンパ節門構造が集簇する血流信号として確認できる。リンパ節門以外から流入出する血流信号が確認できる場合は悪性疾患を疑う。

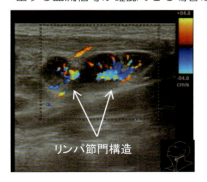

12歳　男児　亜急性壊死性リンパ節炎
ドプラを用いてリンパ節の血流を評価している。リンパ節門からリンパ節全体へと広がる血流信号が確認でき、正常なリンパ節門構造と判断できる。

実際の症例

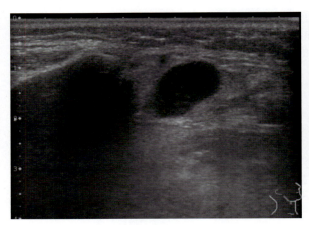

6歳　女児　亜急性壊死性リンパ節炎

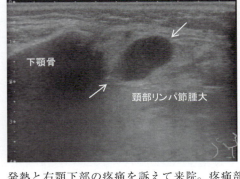

発熱と右頸下部の疼痛を訴えて来院。疼痛部位に一致して約19×17×13 mmのリンパ節腫大を認めた。腫大リンパ節は楕円形、内部のエコーレベルは低く、Bモード画像上ではリンパ節門は確認できなかった。

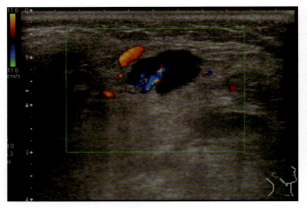

6歳　女児　亜急性壊死性リンパ節炎

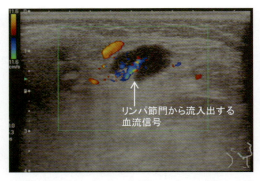

上記と同症例。ドプラを用いてリンパ節の血流信号を確認すると、リンパ節門と思われる血流信号が確認でき、悪性病変は否定的と考えた。

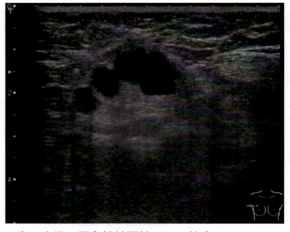

6歳　女児　亜急性壊死性リンパ節炎

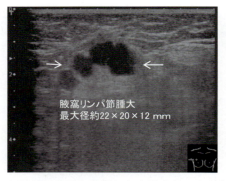

上記と同症例。左頸部と右腋窩部にも同様の腫大した複数のリンパ節を認めた。いずれもリンパ節を描出した状態で用手的に圧迫を加えることで圧痛が確認できた。

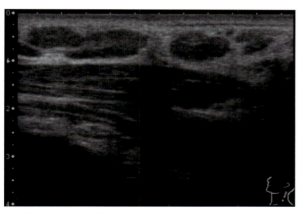

14歳　男児　亜急性壊死性リンパ節炎

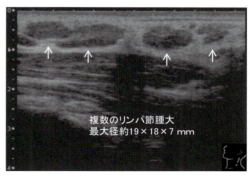

2か月程持続するリンパ節腫大を認め、近医より紹介受診。左頸部に楕円形に腫大した複数のリンパ節を認め、圧痛を伴っていた。腫大したリンパ節の中心部にはリンパ節門を反映した高エコー領域も確認できた。

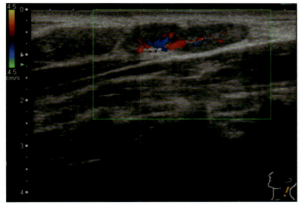

14歳　男児　亜急性壊死性リンパ節炎

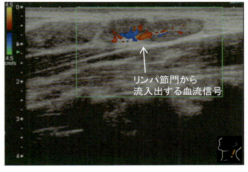

上記と同症例。ドプラを用いても正常なリンパ節門構造の血流信号が確認できた。本症例では発熱とリンパ節腫大が改善せず、リンパ節生検により亜急性壊死性リンパ節炎と診断された。

☞ Point ☞

- 亜急性壊死性リンパ節炎は良性疾患で自然軽快することが多いが、SLEや血球貪食症候群等の合併を認める例もある。
- 典型例においてもUS所見だけで亜急性壊死性リンパ節炎を鑑別することは難しい場合が少なくない。亜急性壊死性リンパ節炎が鑑別にあがる場合のUSでは、原因疾患を特定することよりもリンパ節炎を疑う画像所見を確認することや、悪性リンパ腫等の悪性疾患を除外することが重要である。

4. 悪性リンパ腫

- 悪性リンパ腫はリンパ系組織を原発とした癌の総称で、病理組織分類ではHodgkin病（HD）とnon-Hodginリンパ腫（NHL）とに二分され、さらに亜分類にて細分化される。
- 悪性リンパ腫の亜分類は多岐にわたり、その組織型別に画像所見は異なる傾向にある。
- 頸部、腋窩、鼠径部等のリンパ路が集中する部位にみられることが多いが、リンパ路であればどこでも発症する可能性がある。
- 40歳以降の発症例が多いが、全年齢で発症する可能性があり、明らかな男女差はない。
- リンパ路に沿って複数のリンパ節腫大を認めることが多く、リンパ節腫大の程度に左右差を認めることが多い。
- 発熱や体重減少を訴えることが多く、腫大リンパ節は無痛性である。

超音波所見

- 楕円形～円形のリンパ節腫大
- 内部は均質でエコーレベルは低く、後方エコーは増強することが多い
- リンパ節門の変位や消失を認める
- 内部の血流信号は豊富であることが多い

典型例画像

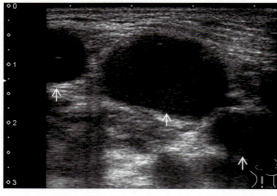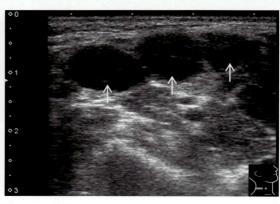

12歳　男児　悪性リンパ腫（びまん性大細胞型B細胞リンパ腫）

　悪性リンパ腫ではその亜型の違いによる内部の組織構築相違を反映してUS所見も異なる傾向にあるが、リンパ路に沿った複数のリンパ節の著明な腫大を認めることが多い。典型例では境界明瞭で楕円形～類円形に腫大したリンパ節を複数認め、内部のエコーレベルは低く、後方エコーは増強する。リンパ節門構造は変位、または消失していることが多い。腫大リンパ節内部には豊富な血流信号が確認でき、リンパ節門に観察される脈管の集合部と異なる位置から流入出する脈管が確認できれば、血管新生機能を反映した所見で悪性疾患に伴うリンパ節腫大が疑われる所見である。また悪性リンパ腫ではリンパ節の無痛性腫大を呈することが特徴的で、USではリアルタイムに圧痛の有無を確認できる点が鑑別に有用である。

検査の進め方

リンパ節の大きさ、形態、腫大の程度の左右差等を評価する

悪性リンパ腫では複数のリンパ節腫大を認めることが多く、最も腫大したリンパ節について評価を行う。典型例では類円形、境界明瞭、内部は均質でエコーレベルは低く、後方エコーは増強する。

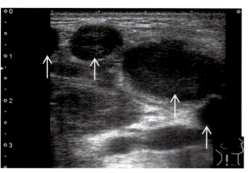

12歳　男児　悪性リンパ腫
（びまん性大細胞型B細胞リンパ腫）
右頸部に複数のリンパ節腫大を認めた。最大径は約 31×25×20 mm で、境界明瞭、楕円形で内部のエコーレベルは非常に低く、後方エコーは増強していた。

腫大リンパ節に用手的に圧迫を加え、痛みを伴うか確認する

腫大したリンパ節を描出した状態で用手的に圧迫を加え圧痛を認めるか確認する。痛みを訴える場合はリンパ節炎の可能性があり、悪性リンパ腫では腫大リンパ節に一致する痛みは訴えないことが多い。

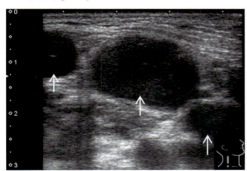

12歳　男児　悪性リンパ腫
（びまん性大細胞型B細胞リンパ腫）
複数の腫大したリンパ節について用手的圧迫を加えて圧痛の有無について評価したが、どのリンパ節についても圧痛は確認できなかった。

ドプラを用いてリンパ節内の血流信号について評価を行う

悪性リンパ腫ではリンパ節内の血流は豊富に描出される傾向にある。また、血管新生機能があるため、リンパ節門以外から流入出する血管形態が確認できることがある。

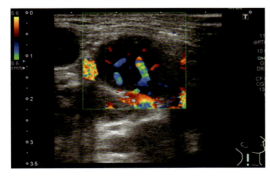

12歳　男児　悪性リンパ腫
（びまん性大細胞型B細胞リンパ腫）
リンパ節内には著明で豊富な血流信号を認め、悪性リンパ腫が鑑別にあがる。悪性リンパ腫はリンパ節炎とは異なり内部壊死を認めることは稀であり、リンパ節内全域に均質で豊富な血流を認める。

実際の症例

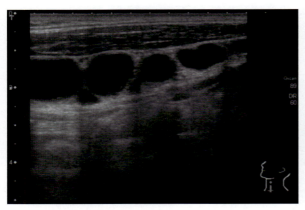

12歳　男児　悪性リンパ腫
（びまん性大細胞型B細胞リンパ腫）

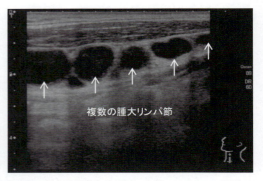

左側の頸部腫脹を主訴に来院。USにて複数の腫大リンパ節を認めた。境界明瞭、類円形〜多角形、内部は嚢胞と見間違えるほどエコーレベルが低かった。用手的圧迫による圧痛は認めなかった。

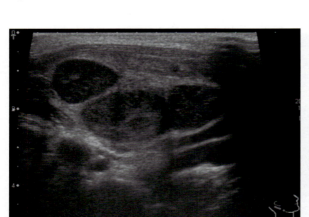

7歳　女児　悪性リンパ腫
（未分化大細胞型リンパ腫）

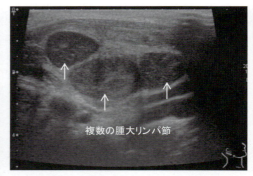

発熱、頸部腫脹を主訴に来院。USにて右頸部に複数の腫大リンパ節を認め、左右差を認めた。最大径は約17×15×13 mm、楕円形で内部は不均質でエコーレベルは低く、後方エコーは増強していた。

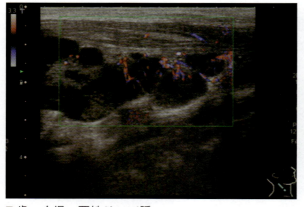

7歳　女児　悪性リンパ腫
（未分化大細胞型リンパ腫）

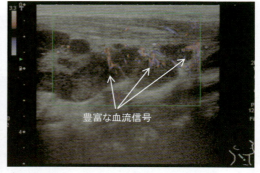

上記と同症例。ドプラを用いると腫大リンパ節には豊富な血流信号が確認できた。腫大したリンパ節はいずれも無痛性であり悪性リンパ腫を疑った。

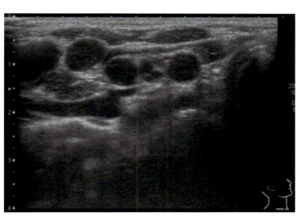

9歳　女児　悪性リンパ腫
（びまん性大細胞型B細胞リンパ腫）

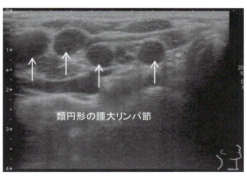

発熱を主訴に来院、触診にてリンパ節腫大を指摘され、精査目的にてUSが施行された。腫大リンパ節の最大径は約10 mm程度であったが、腫大リンパ節は無痛性でいずれも形状が類円形、エコーレベルは低く、正常なリンパ節門構造は確認できなかった。

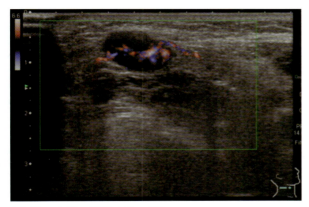

14歳　女児　悪性リンパ腫
（びまん性大細胞型B細胞リンパ腫）

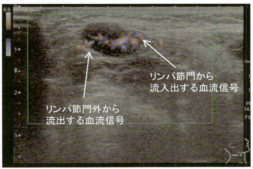

発熱、頸部腫脹を主訴に来院。USにて複数の無痛性リンパ節腫大を認め、悪性リンパ腫が鑑別にあがった。ドプラではリンパ節門以外から流出する血流信号が確認でき、悪性リンパ腫が疑われる所見と考えた。

☞ Point ☞

- 超音波検査では生体内の音響インピーダンスの変化がある部位から反射した超音波を画像化しているが、悪性リンパ腫の病変部分は同じ細胞が密に配列する構造を呈しているため、病変部分からの反射が起こりにくくなる。そのため、超音波画像では悪性リンパ腫病変部のエコーレベルは低く、均質で、後方エコーは増強する傾向にある。
- 正常、反応性腫大、リンパ節炎により腫大したリンパ節ではリンパ節内の血流は豊富に観察されても、その血流はリンパ節門からのみ流入出を認める。悪性リンパ腫やリンパ節転移では血管新生機能があり、既存のリンパ節門以外から流入出する血流が存在している可能性が高く、US上でこの血流信号を確認できれば強く悪性病変を疑うことができる。

Ⅱ 検査各論 ④ リンパ節

1）栗原宜子：頸部リンパ節腫大．臨床画像 Vol.29, No.10 増刊号：55-59, 2013.
2）厚生労働省川崎病研究班：川崎病（MCLS. 小児急性熱性皮膚粘膜リンパ節症候群）診断の手引き 改訂 5 版．日児会誌 106: 836-837, 2002.
3）益田博司：川崎病．小児内科, 47: 6; 960-964, 2015.
4）阿部百合子, ほか：JOHNS, 32: 11; 1615-1617, 2016.
5）坂本泉：ネコひっかき病（バルトネラ感染症）．小児科診療, Vol.77 増刊号：151-152, 2014.
6）沼崎啓：バルトネラ菌．日本小児感染症学会・編．日常診療に役立つ小児感染症マニュアル 2012．東京医学社、2012.
7）桶谷真：ウイルス肝炎の疫学－劇症肝炎．治療学, 44: 9, 2010.
8）堀越裕歩：Epsein-Barr ウイルス．Medical Practice, 33: 1; 75-79, 2016.
9）末延聡一：リンパ節腫大．小児科診療, 80: 10; 1253-1260, 2017.
10）肥後隆三郎：側頸部の腫れ．JOHNS, 28: 7, 2012.
11）野田加奈子, ほか：深頸部感染症 299 例の臨床的検討．日耳鼻, 113: 12; 898-906, 2010.
12）古賀友紀, ほか：リンパ節腫脹．小児内科, 49: 12; 1786-1790, 2017.
13）新庄正宜：血液・腫瘍性疾患　組織球性壊死性リンパ節炎（菊池病、亜急性壊死性リンパ節炎）．小児内科 48（増）: 1024-1028, 2016.
14）河田了：亜急性壊死性リンパ節炎．JOHNS, 31: 9; 1375-1377, 2015.
15）栗原宜子：頸部リンパ節腫大．臨床画像, 29: 10; 55-60, 2013.
16）中本裕士：悪性リンパ腫．臨床画像, 22: 1, 2006.
17）Asai S et al: Ultrasonographic Differentiation Between Tuberculous Lymphadenitis and Malignant Lymph Nodes. J Ultrasound Med, 2001
18）川端聡：悪性リンパ腫組織型別内部エコーの検討．超音波検査技術, 30: 7, 2005.

5 血管腫・血管奇形

1 血管腫・血管奇形の分類と概念

　いわゆる「血管腫」と呼ばれる病変は小児において遭遇する頻度の高い疾患であるが、臨床の現場では「血管腫」という病変の中に生物学的特徴や治療方針が異なる多様な病態が混在している傾向にあり、適切な呼称とはいえない現実があった。

　1996年に提唱されたISSVA（International Society for the Study of Vascular Anomalies）分類は、いわゆる「血管腫」を血管内皮細胞増殖性のある血管性腫瘍と脈管奇形の2つに大別したものであり、2014年に改訂されて以降は国際的にISSVA分類が浸透しつつある。

　本項でもこのISSVA分類に沿って血管腫・血管奇形について記載する。

　ISSVA分類はWEB上で閲覧でき、PDF fileとしてダウンロードすることが可能である。（http//www.issva.org）

図1　ISSVA分類　2014年改訂（revision 2018　文献1）より引用）

　ダウンロードできるPDF fileは各疾患ごとにリンクが作成されており、file上でクリックすることにより該当ページにジャンプできる仕組みになっている。

血管性腫瘍は血管内皮細胞が異常増殖を来す腫瘍性病変であり、ISSVA分類では血管性腫瘍を「benign：良性群」「locally aggressive or borderline：境界群」「malignant：悪性群」の3つに分類している。乳児血管腫や先天性血管腫が代表的な血管性腫瘍としてあげられる。

血管奇形は先天的な血管の形成異常であり、血管内皮細胞の代謝は基本的には正常である。

ISSVA分類では脈管奇形を「simple：単純型」「Combined：混合型」「of major named vessels：主幹型」「associated with other anomalies：関連症候群」の4つに分類されている。

「simple：単純型」では主たる脈管成分によって、毛細血管奇形（capillary malformations：CM）、リンパ管奇形（lymphatic malformations：LM）、静脈奇形（venous malformations：VM）、動静脈奇形（arteriovenous malformations：AVM）、動静脈瘻（arteriovenous fistula：AVF）がある。

図2　単純型脈管奇形のシェーマ（文献3）より引用改編）

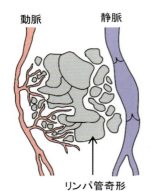
a）リンパ管奇形：CM

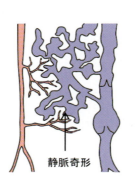
b）静脈奇形：VM

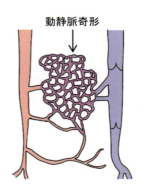
C）動静脈奇形：AVM

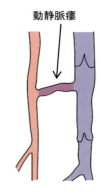
D）動静脈瘻：AVF

a）リンパ管奇形：胎生期のリンパ管形成異常によりリンパ管上皮で覆われた管腔に液体貯留を認める腫瘤性病変をいう。
b）静脈奇形：胎生期における脈管形成の過程で静脈成分が拡張し、海綿状又は嚢胞状に拡張した静脈腔を有する脈管病変をいう。
c）動静脈奇形：胎生期における脈管形成過程の異常で、病変内に動静脈短絡を複数有して拡張・蛇行した異常血管の増生を伴う脈管病変をいう。
d）動静脈瘻：様々な原因で動脈と静脈が交通性を持った病態をいう。

血管奇形は血流の遅いslow-flow病変と、血流の速いfast-flow病変の2群に分けられる。slow-flow病変には毛細血管奇形、静脈奇形、リンパ管奇形が含まれ、fast-flow病変には動静脈奇形、動静脈瘻が含まれる。

「combined：混合型」は単純型の脈管奇形が複数混在したものであり、種々の組み合わせがある。

「of major named vessels：主幹型」は解剖学的名称を有するような血管やリンパ管の欠損、起始・走行異常、低形成、狭窄、拡張、瘤化、短絡、胎生期血管遺残が含まれる。

「associated with other anomalies：関連症候群」は脈管奇形に加えて脚長差や片側肥大等の軟部組織や骨格異常を合併する多数の症候群が含まれている。

疾患別超音波検査

1. 乳児血管腫

- 乳児血管腫は血管内皮細胞が増殖する良性腫瘍で、幼児期に最も多い良性軟部腫瘍である。
- いちご状血管腫と同義であるが、ISSVA 分類によって乳児血管腫の呼称が浸透しつつある。
- 出生時に小さな前駆病変が存在することがあるが多くは出生時に病変が存在せず、生後1週～1か月程から病変は急速な増大を認める。
- 増大を認める病変は生後3か月～1年ほどで増殖停止に至り、ほとんどの症例で10年程度の経過（90％程度は5～7歳まで）で自然退縮する。
- この生後数週から1歳程度までを「増殖期」と呼び、増殖停止から腫瘍が縮小する5～6歳までを「退縮期」、その後の腫瘍が認められなくなる時期を「消失期」と呼ぶ。
- 性差は約1：3で女児に多い。

超音波所見

- 境界明瞭な腫瘤性病変
- 内部は均質～不均質、高～低エコーまで様々
- 腫瘍内部に豊富な拍動性血流信号を認める
- 退縮期に移行するに従い、腫瘍の縮小とともに境界は不明瞭化し血流信号は乏しくなる

典型例画像

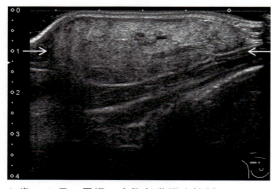 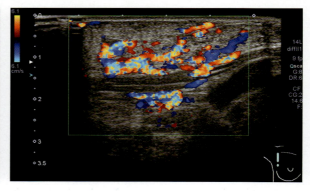

0歳1か月　男児　右胸部乳児血管腫

　乳児血管腫は小児の軟部良性腫瘍として最多で、特に出生1か月程度までに気づかれることが多いため、初期評価として US が施行されることが多い。乳児血管腫は肉眼的に確認できることが多く、その部位にプローブをあてることで容易に描出できる。増殖期には内部は均質～不均質、低～高エコーまで様々であるが、境界明瞭な腫瘤性病変として描出される。腫瘍内部に非常に豊富な拍動性血流信号を認めることが特徴的であり、体動の激しい状況下であっても腫瘍内の血流評価に努めるべきである。US ではしばしば経過観察も施行されるが、退縮期に移行すると年齢に比例するように腫瘍は縮小傾向を示し、境界は不明瞭化し、拍動性血流信号も徐々に乏しくなる。最終的には US でも腫瘍が確認できなくなるのが一般的である。

検査の進め方

✓ 充実性腫瘤性病変であることを確認する

対象となる病変が脈管奇形ではなく、境界明瞭な充実性腫瘤性病変として描出されることを確認する。乳児血管腫であれば皮膚、皮膚直下、皮下組織内の腫瘤性病変として描出される。

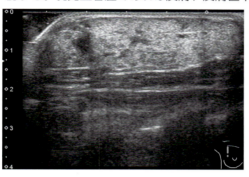

0歳1か月　男児　右胸部乳児血管腫
左前胸部に境界明瞭な楕円形の充実性腫瘤性病変を認めており、発症時期等の経緯を踏まえて乳児血管腫が疑われる。

✓ 腫瘤の大きさを計測、記録する

乳児血管腫が疑われれば他の画像検査は施行せずにUSだけで経過観察する可能性も考えられる。今後の経過観察も念頭に置き、腫瘤の大きさについて計測しておく。

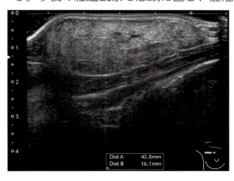

0歳1か月　男児　右胸部乳児血管腫
腫瘤が最も長く描出される径を縦径とし、それと直交する径を横径、さらに腫瘤の厚径の3方向を計測する。
本腫瘤は約 43×41×16 mm であった。

✓ ドプラを用いて腫瘤内の血流について評価する

乳児血管腫であれば充実性腫瘤性病変の内部に著明な拍動性血流信号が確認できる。流速の速い拍動性血流であるため、ある程度の啼泣下であっても血流が確認できることが多い。

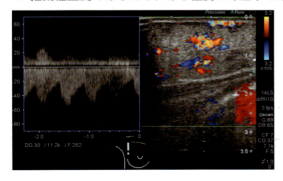

0歳1か月　男児　右胸部乳児血管腫
カラードプラにて腫瘤内に赤と青以外にもモザイク様に描出される血流信号が豊富に観察された。本例ではパルスドプラで拍動性血流信号であることを確認している。

実際の症例

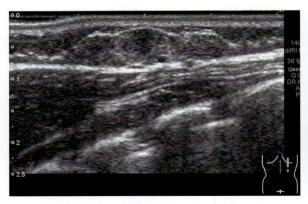

0歳1か月　女児　右背部乳児血管腫

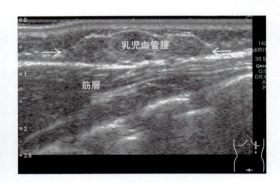

右側背部に増大する膨隆を認め来院。膨隆部にプローブをあてると、皮下脂肪層内に約28×26×8 mmの分葉形の境界明瞭な充実性腫瘤性病変を認めた。内部は不均質な低エコーで描出されている。

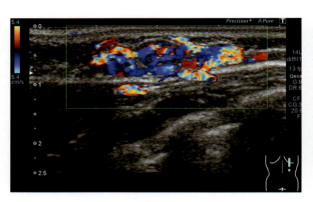

0歳1か月　女児　右背部乳児血管腫

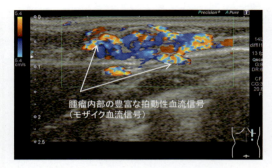

上記と同症例。ドプラを用いると腫瘤内部にはモザイク様に描出される拍動性血流信号が豊富に確認でき、乳児血管腫を疑う所見と考えた。

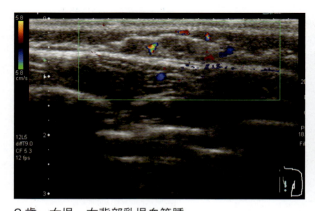

2歳　女児　右背部乳児血管腫

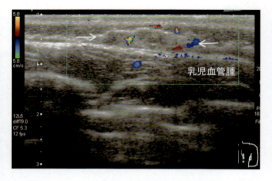

上記と同症例。2歳時の経過観察のUS画像である。分葉形腫瘤として認識できるが、大きさは約18×17×6 mmと明らかな縮小傾向を認め、血流信号も減少している様子が確認できる。

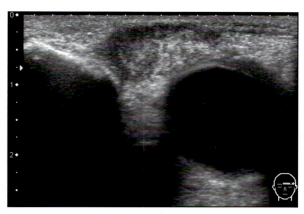

0歳1か月　男児　左眼窩部乳児血管腫

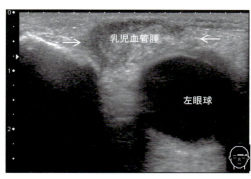

左眼窩内側に膨隆を認め来院。USにて皮下に充実性腫瘤性病変を認めた。大きさは約16×16×9 mm、境界明瞭、楕円形、内部は高～低エコーが混在し不均質に描出された。

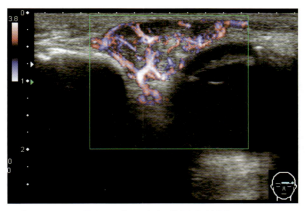

0歳1か月　男児　左眼窩部乳児血管腫

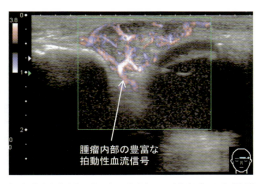

上記と同症例。ドプラを用いて観察すると腫瘤内には非常に豊富な拍動性血流信号が確認でき、乳児血管腫を疑った。

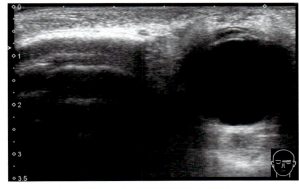

0歳9か月　男児　左眼窩部乳児血管腫

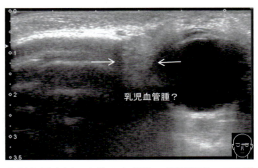

上記と同症例。生後9か月時の経過観察のUS画像である。以前腫瘤を認めた部位を中心に検索しても、不均質な領域を認めるものの明らかな腫瘤は認めず消退したものと考えられた。

実際の症例

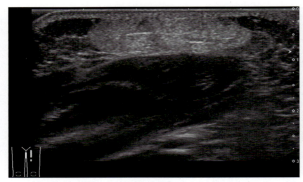

0歳1か月　女児　左大腿部乳児血管腫

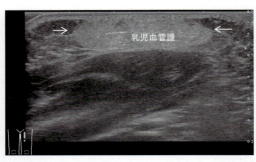

左大腿に徐々に広がるイチゴ状の紅斑を伴う膨隆を認め来院。USにて皮下脂肪層内に境界明瞭、楕円形、内部は比較的均質な高エコーで描出される充実性腫瘤性病変を認めた。

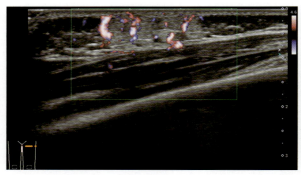

0歳1か月　女児　左大腿部乳児血管腫

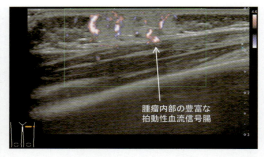

上記と同症例。ドプラを用いて観察すると腫瘤部分に限局する豊富な血流信号が確認でき、乳児血管腫を疑った。

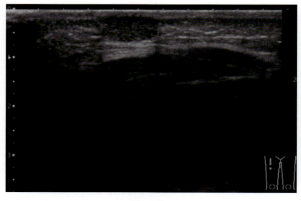

0歳1か月　男児　右大腿部乳児血管腫

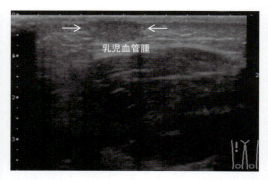

右大腿に徐々に広がるイチゴ状の紅斑を伴う膨隆を認め来院。USにて皮下脂肪層内に境界明瞭、楕円形、内部は比較的均質な低エコーで描出される充実性腫瘤性病変を認めた。

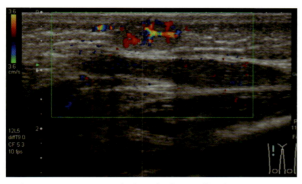
0歳1か月　男児　右大腿部乳児血管腫

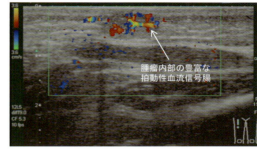
上記と同症例。ドプラを用いて観察すると腫瘤部分に限局する豊富な血流信号が確認でき、乳児血管腫を疑った。

図3　一般的な乳児血管腫径の推移　文献3）より引用改編

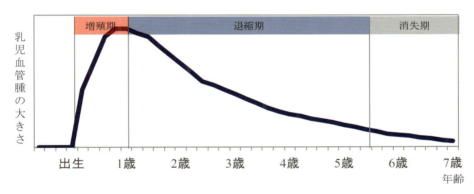

腫瘤径が増大する生後数週から1歳程度までを「増殖期」
腫瘤径の増殖停止から腫瘍が縮小する5〜6歳までを「退縮期」
その後の腫瘍が認められなくなる時期を「消失期」と呼ぶ。

> **Point**
> - 病変が存在する皮膚からの深さによって表在型（superficial type）、深在型（deep type）、混合型（mixed type）に分けられる。表在型ではいちご状の所見を呈するが、深在型ではやや青い色調を呈することが多い。
> - 全体の約80％が単発腫瘤で、約20％が複数の腫瘤を有する。

2. 先天性血管腫

- 先天性血管腫は比較的稀な血管内皮細胞が増殖する良性腫瘍で、生下時に完全に増殖した状態で充実性腫瘤性病変を認めることが特徴的である。
- 先天性血管腫は出生後の退縮傾向により、乳児期早期から消退傾向を示すRICH（rapidly involuting congenital hemangioma）、出生後もほぼ大きさの変化が認められないNICH（non-involuting congenital hemangioma）、両者の中間の性質を持つPICH（rapidly involuting congenital hemangioma）の3つに分類される。
- RICHでは血小板減少や凝固異常、心不全を伴うことがある。
- 性差は男：女＝1：1である。
- 胎児期USで腫瘍が確認されることが多いが、生下時に既に退縮している例もある。

超音波所見

- 境界明瞭な腫瘤性病変
- 内部は均質〜不均質、高〜低エコーまで様々
- 腫瘤内部に豊富な拍動性血流信号を認める
- RICHでは退縮に伴い、腫瘤の縮小、境界の不明瞭化を認め、血流信号は乏しくなる

典型例画像

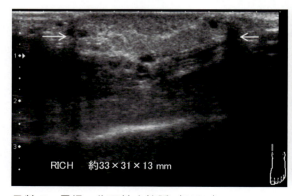 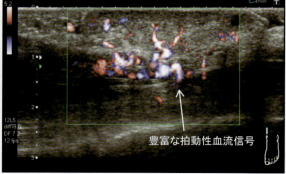

日齢5　男児　先天性血管腫（RICH）

　先天性血管腫はUSで境界明瞭な充実性腫瘤性病変として描出され、内部には豊富な拍動性血流信号を認める所見が特徴的である。しかしUS所見は乳児血管腫と類似するため、画像所見から両者を鑑別することは難しい。乳児血管腫と先天性血管腫は生下時に完成した充実性腫瘤性病変が存在しているか否かで判断できるため、両者の鑑別が問題となることは多くない。先天性血管腫は出生後の腫瘤径の変化によって、RICH、NICH、PICH、に分類されるため、USでは経過観察を念頭においた腫瘤の評価が主な目的となる。RICH、NICH、PICHを鑑別できるように腫瘤性病変の大きさや形態、血流の多寡を評価することが重要である。

実際の症例

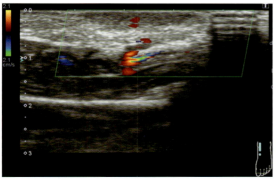

0歳1か月　男児　先天性血管腫（RICH）

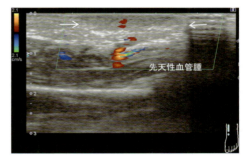

上記と同症例。生後1か月時の経過観察時に腫瘤は約22×21×8 mmと著明な縮小を認め、境界はやや不明瞭化し、血流信号はやや乏しく観察された。

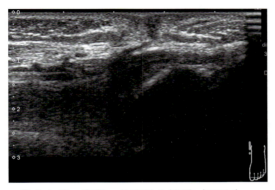

1歳2か月　男児　先天性血管腫（RICH）

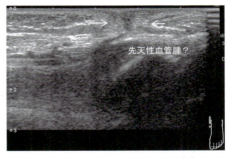

上記と同症例。1歳2か月時には腫瘤は認識が困難になっており、不均質な領域として描出された。血流信号もほぼ確認できなくなっていた。

図4　一般的な先天性血管腫径の推移（文献3）より引用改編）

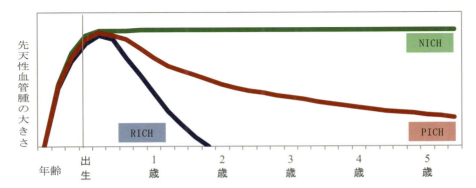

RICH：乳児期早期から消退傾向を示す
NICH：出生後もほぼ大きさの変化が認められない
PICH：RICHとNICHの中間の性質を持つ

3. 毛細血管奇形
（capillary malformation : CM）

- 皮膚や粘膜の毛細血管の活動性のない血管拡張性の病変をいう。
- 単純性血管腫やポートワイン母斑と同義である。
- 出生時から存在する皮膚や粘膜の平坦な赤色斑で、身体の成長に比例して面積が拡大する傾向にある。
- 出生時にはピンク色～赤色であるが、成長に伴い徐々に暗赤色となる傾向がある。
- 毛細血管奇形は血管奇形の中で slow-flow 病変に分類される。
- 顔面に存在する場合は軟部組織や骨の過形成をきたし、顔面の形態を著しく損なう場合がある。

超音波所見

- 毛細血管奇形部をUSで観察しても異常所見は描出できない

典型例画像

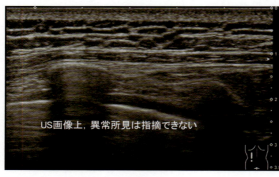
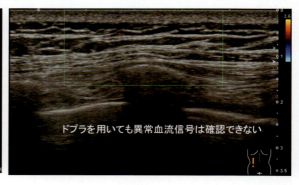

16歳　女児　背部毛細血管奇形

　毛細血管奇形は肉眼的には赤色斑として病変が明瞭に確認できるが、皮膚や粘膜に限局する毛細血管の病変であり、画像検査で異常所見を指摘できない場合がほとんどである。USでも皮膚に明らかな異常所見を指摘できず、ドプラを用いても異常な血流信号は検出できない場合が多い。毛細血管奇形が存在する例では他の脈管奇形が混在している場合があり、その場合はその脈管奇形を確認できるが、そのような場合においても毛細血管奇形自体を評価することは困難である。

実際の症例

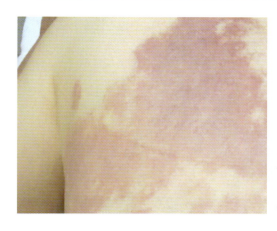

16歳　女性　背部毛細血管奇形
上記と同症例。出生時より徐々に増大する赤色斑を訴えて来院。肉眼的に病変が背部の広範囲に及んでいることが確認できるが、同部位をUSで観察しても、上記US画像のように明らかな異常所見は指摘できなかった。

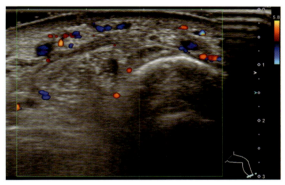

14歳　男児　左下腿毛細血管奇形＋静脈奇形

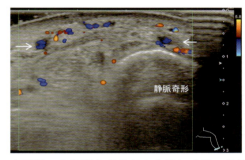

左下腿の赤色斑とだるさを主訴に来院。左足関節周辺に静脈奇形を認めた。赤色斑ハポートワイン母斑を疑う所見で毛細血管奇形を伴っていることが予測されたが、US上は静脈奇形以外の異常所見を指摘できなかった。

☞ Point ☞

- USを含めた画像検査にて毛細血管奇形の評価は困難であることが一般的である。逆にいえば赤色斑を認め、USで異常所見を指摘できなければ毛細血管奇形を強く疑うことができる。
- 毛細血管奇形を疑う赤色斑を認める場合のUSの検査目的は、毛細血管奇形自体の評価というよりも、混合する可能性のある脈管奇形の有無の確認である。

疾患別超音波検査

4. リンパ管奇形
(lymphatic malformation：LM)

- リンパ管奇形（以下、LM）は胎生期のリンパ管形成異常に伴う大小のリンパ嚢胞を主体とした腫瘤性病変である。
- LM は隔壁構造を有する多房性嚢胞性病変として存在することが多く、その内部にはリンパ液を貯留しており安静時にはほぼ流動を認めず、slow-flow 病変に分類される。
- 全身のどこにでも発症するが、特に頭頸部、縦隔、腋窩、後腹膜、四肢に好発する。
- 病変内部の出血により急速増大したり、感染に伴い発赤や疼痛を伴うことがある。
- LM が存在する部位によっては気道閉塞等の機能的な問題を引き起こすことがある。
- 内部の嚢胞径が大きな macrocystic type、径が小さい microcystic type、両者が混在する mixed type の 3 つに分類されている。

超音波所見

- 隔壁を有する多房性嚢胞性病変
- ドプラにて病変内部に血流信号は認めない
- 通常内部は無エコーだが、感染や出血を伴う例では低エコーとなる
- 用手的圧迫により病変部の完全な消失は認めない

典型例画像

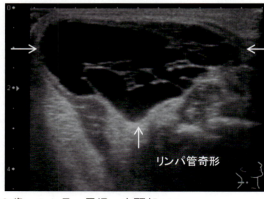 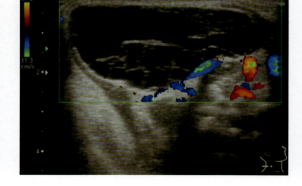

0 歳　1 か月　男児　右頸部 LM

　LM は病変部の膨隆を訴えることが多く、同部位にプローブをあてれば病変の描出は容易であることが多い。US では皮膚直下や皮下の軟部組織内に境界明瞭な多房性嚢胞性病変として描出され、内部は通常無エコーに描出される。ただし、LM 内で出血や感染を伴っている例では病変の一部あるいは全体が低エコーで描出されることがある。LM の隔壁には血流信号が確認できるが、内部の嚢胞性領域はリンパ路の形成異常に伴うリンパ液の貯留であるため血流信号は確認できない。LM の病変内圧は高いものから低いものまで様々である。病変部を用手的に圧迫しても内腔の完全な消失を確認できないことが多く、圧迫解除に伴い速やかに内腔の大きさが元に戻る様子が確認できることが多い。

検査の進め方

囊胞性病変であることを確認する

LMはリンパ液を貯留した囊胞性病変として描出される。単房性に描出されることもあるが多くは多房性であり、その場合は複数の隔壁構造が確認できる。

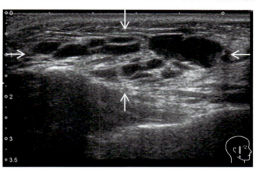

5歳　女児　右頬部 LM
右頬の膨隆部にプローブをあてると左記の画像が得られた。皮下脂肪層内に複数の隔壁を有する囊胞性病変が確認でき、病変の形態からリンパ管奇形が鑑別にあがる。

ドプラを用いて内腔に血流信号を認めないことを確認する

安静時、LM内部では内容液の流動はなく、ドプラを用いても血流信号は認めない。安静時には病変内部の液体の流動は確認できないが、用手的圧迫等により病変部内を流動するドプラ信号は確認できる。

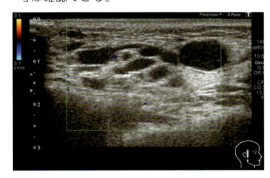

5歳　女児　右頬部 LM
流速レンジを 3.1 cm/sec まで下げて病変部内の血流信号を検索しているが、明らかな血流信号は確認できていない。

用手的に圧迫し内腔が消失するか確認する

LMは貯留囊胞であり明らかなリンパ液の排出経路は存在しないため、用手的圧迫を加えてもLM内でリンパ液が流動するのみでLM内腔の消失は認めず、圧迫解除に伴い速やかに内腔が元に戻ることが多い。

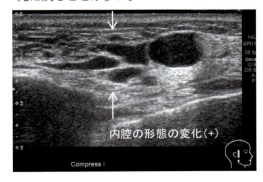

5歳　女児　右頬部 LM
上記と同症例。リンパ管奇形を疑い用手的圧迫を加えている。圧迫に伴い病変部内部の形態が変化している様子が確認できるが、内腔の完全な消失は認めずLMとして矛盾しない所見である。

実際の症例

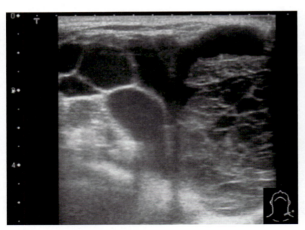

5歳　女児　左頸部 LM

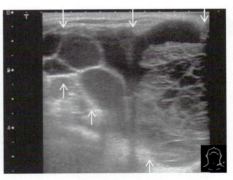

出生時より左頸部に膨隆を認め、成長に伴う増大傾向を認めた。USでは膨隆部に一致する大小多数の多房性嚢胞性領域が確認でき、LMの特徴的所見を呈している。

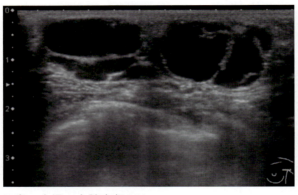

5歳　女児　左腋窩部 LM

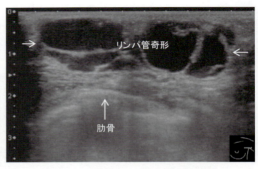

腋窩部に膨隆を自覚して来院。膨隆部にプローブをあてると皮膚直下に多房性嚢胞性病変を認めた。LMを疑う。

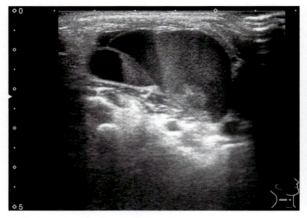

0歳2か月　女児　右頸部 LM

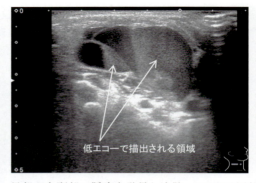

母親が右頸部に腫瘤を発見し来院。USでは同部位に多房性嚢胞性病変を認めた。病変内部の複数の領域が低エコーで描出され出血成分を伴っていることが疑われる。LMに出血を伴い増大したため腫瘤を触知したと考えられる。

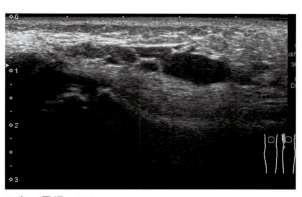

8歳　男児　LM

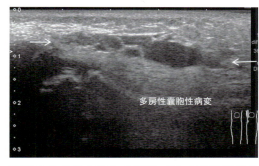

下肢の左右差を訴えて来院。USで左膝関節の内側の皮下脂肪層内に多房性嚢胞性病変を認め、LMを疑う所見であった。

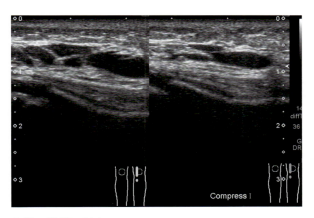

8歳　男児　LM

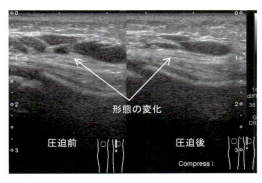

上記と同症例。用手的圧迫を加えてみると嚢胞性病変の形態の変化は確認できるものの、強く圧迫を加えても内腔が完全に消失することはなかった。LMとして矛盾しない所見である。

> ☞ **Point** ☞
> - Bモード画像上、多房性嚢胞性病変として描出され所見が類似する病変として静脈奇形（以下、VM）がある。VMは拡張・蛇行した静脈を主体とする病変でLMと同様にslow-flow病変であるが、LMと異なり内腔を流れる非常に遅い静脈血流信号が確認できることがある。
> - LMでは用手的圧迫を加えても内腔の消失は認めず圧迫解除に伴い速やかに内腔が元に戻る。VMでは病変内の血液は静脈路へ排出されるため、用手的圧迫にて病変部の内腔の消失を認める。

疾患別超音波検査

5. 静脈奇形
(venous malformation：VM)

- 静脈奇形（以下、VM）は胎生期における脈管形成異常の中で最も頻度が高く、血管内皮細胞の低形成などで静脈成分が拡張した海綿状または囊胞状に存在する脈管奇形である。
- 内腔は静脈血流で構成される脈管奇形であり slow-flow 病変に分類される。
- 従来の「海綿状血管腫」「筋肉内血管腫」「滑膜血管腫」と同義である。
- 全身のどこにでも生じるが、頭頸部に最も多く、骨や腹部臓器にも生じる。
- 病変内部の血流速度は非常に遅く、しばしば血栓の形成を伴う。血栓が器質化したものでは静脈石として病変内に存在するものもある。
- 浅在性のものは青紫色の外観を呈するが深在性のものは皮膚に色調変化は認めない。
- 腫脹、疼痛、色調変化などの症状を呈し、自然消退はなく、成長に伴って症状が進行する場合が多い。

超音波所見

- 蜂巣状から多囊胞状の脈管奇形
- ドプラではslow-flow病変として描出される
- 内腔に血栓や静脈石を伴うことがある
- 用手的圧迫により比較的容易に病変部の消失を認める

典型例画像

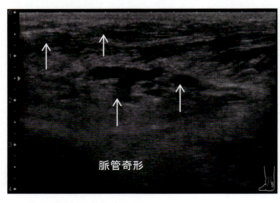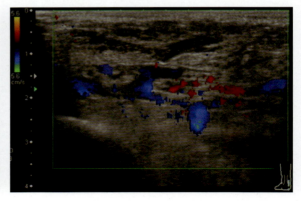

11歳　男児　左足部 VM

　VM は病変である静脈成分が皮下脂肪層内や筋組織内に観察される。静脈成分が密に存在している場合は無エコー領域が認識しやすいが、静脈成分が散在する場合は脂肪組織や正常筋組織と超音波所見が類似し、病変に気づきにくい場合がある。病変部を強めに圧迫すると病変部が潰れて認識し辛くなるため、注意をしながら検索する必要がある。VM は slow-flow 病変であり安静時に血流が確認できないこともあるが、カラードプラを設定したまま用手的に軽度の圧迫を加えると定常波血流が確認できることが多い。さらに用手的に強く圧迫を加えると、VM の病変部である無エコー領域は潰れて確認できなくなる点が特徴的である。また、VM は他の脈管奇形と比較しても内部に血栓や静脈石を伴いやすいのも特徴的である。

検査の進め方

脈管奇形を確認する

VMは皮下組織や筋組織内の無エコー領域として描出される。病変部は静脈成分の拡張であり、強く圧迫すると内腔が消失してしまうため圧迫を加えないように拡張静脈を検索する。

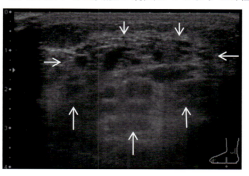

11歳　男児　左足部VM
皮下組織と筋組織内に海綿状の複数の無エコー領域を認めている。Bモード画像は皮下脂肪組織や筋組織と類似している場合もあり、慎重に検索する。健側と対比して検索する方法も有効である。

ドプラにて slow-flow 病変であることを確認する

VMは安静時にカラードプラで観察してもほとんど血流が確認できないことも多い。ドプラの流速レンジを5 cm/s程度に下げ、ゆっくりと圧迫を加えることによりVM内を流動する静脈血流が確認できる。

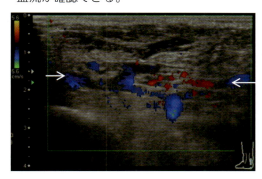

11歳　男児　左足部VM
VM内をカラードプラを用いて観察している。安静時にはほとんど血流信号は確認できなかったが、ごく軽度の圧迫を加えるとVM内の血流信号が確認できた。

病変部を描出したまま用手的圧迫を加え病変部が消失するか確認する

VMは静脈成分の拡張であるため用手的に強く圧迫を加えると病変部分が消失する。内部に血栓や静脈石を伴っている場合は病変部分が消失しない場合もあるが、病変部分の消失が確認できればVMを強く疑うことができる。

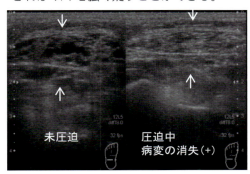

11歳　男児　左足部VM
病変部を未圧迫で観察すると多数の無エコー領域が確認できているが、用手的に圧迫を加えることで無エコー領域が潰れて描出されなくなった。VMを疑う所見である。

実際の症例

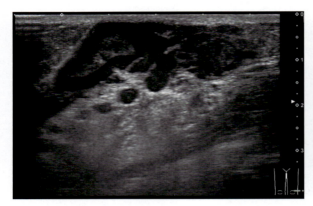

16歳　女性　左大腿 VM

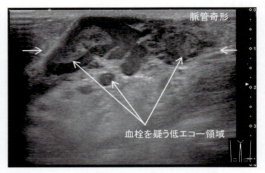

以前より左大腿の膨隆を認めていたが、痛みを感じるようになり来院。USでは膨隆部に拡張・蛇行する脈管形態が確認でき、内部には血栓を疑う低エコーの構造物を認めた。Bモード画像上でも血栓周囲にモヤモヤエコーがゆっくり流動する様子が確認できた。

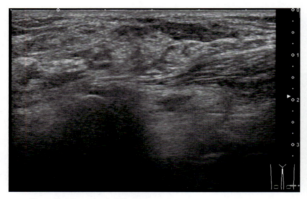

16歳　女性　左大腿 VM

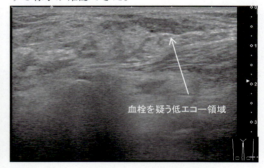

上記と同症例。上記と同部位を描出したまま用手的に強く圧迫を加えた状態での画像である。血栓を疑う低エコー域以外の病変部は完全に消失しVMを疑う所見である。

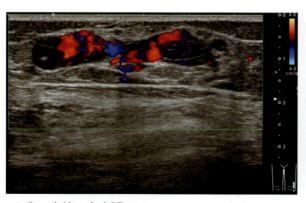

16歳　女性　左大腿 VM

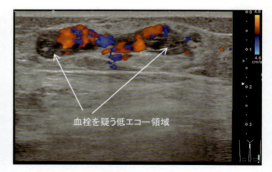

上記と同症例。病変部のカラードプラ画像である。安静時には若干の血流信号を認めるのみであったが、軽度の圧迫を加えると病変部全体に血流が確認できた。

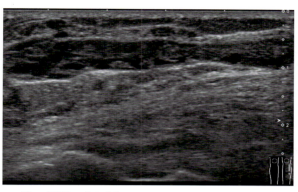

15歳　男児　左下腿 VM

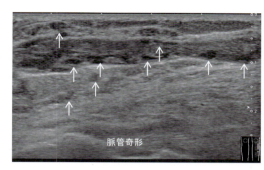

左下腿の違和感やだるさを訴えて来院。USでは皮下組織から筋組織にかけて広い範囲で拡張・蛇行する多数の嚢胞性病変を認めた。

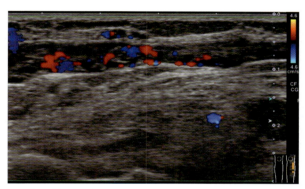

15歳　男児　左下腿 VM

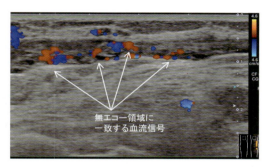

上記と同症例。ドプラを用いて観察し軽度の圧迫を加えると無エコー領域に一致する血流信号が確認でき、slow-flow 病変の脈管奇形と考えられる。

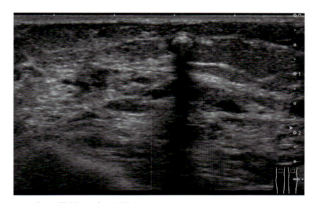

15歳　男児　左下腿 VM

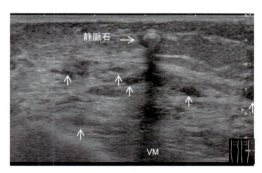

上記と同症例。無エコー領域は下腿全域に観察され、その中には散在する静脈石を疑う高エコーの構造物を伴っていた。これらの所見から VM が強く疑われる。

Ⅱ 検査各論　5　血管腫・血管奇形

実際の症例

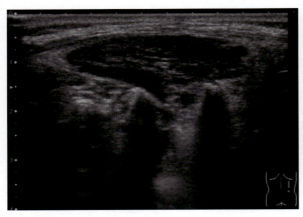

15歳　男児　右背部 VM

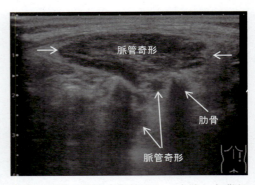

家族に背部の膨隆を指摘されて来院。右背部の膨隆部に一致して筋肉内に不整な複数の囊胞性病変を認めた。無エコー領域は一部で肋間から肋骨の内側へと連続しているように観察された。

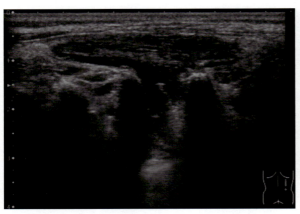

15歳　男児　右背部 VM

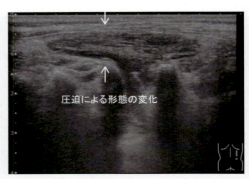

上記と同症例。用手的圧迫にて病変部の形状は容易に変化し、無エコー領域が消失する様子も確認できた。

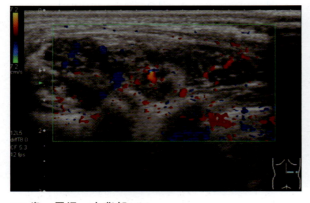

15歳　男児　右背部 VM

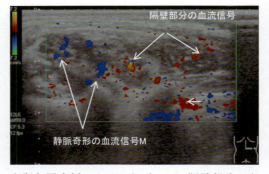

上記と同症例。カラードプラにて隔壁部分に血流信号を認めているが、無エコー領域にはほぼ血流信号は確認できず VM を疑う所見である。

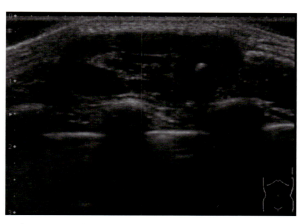

5歳　男児　左背部 VM

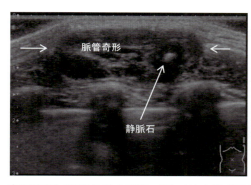

左側腹部に膨隆を認め来院。US では皮膚直下から筋層内にかけて海綿状の囊胞性病変を認めた。病変内部には静脈石を疑う高エコーの構造物を認めている。

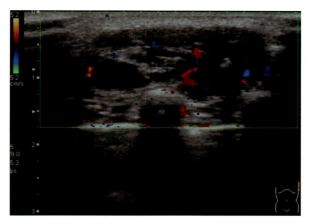

5歳　男児　左背部 VM

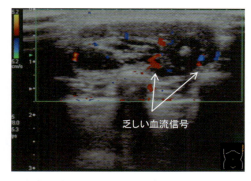

上記と同症例。ドプラにて安静時に slow-flow 病変として描出されている。LM も鑑別にあがる所見であるが、静脈石を伴っているため VM を疑う所見である。

☞ Point ☜

- VM は B モード所見が類似し LM との鑑別に苦慮する場合がある。「用手的圧迫にて病変部の無エコー領域が完全に消失する」「内部に血栓や静脈石を伴っている」「病変部内にモヤモヤエコーを呈する遅い血流を認める」等の所見が確認できれば強く VM を疑うことができる。
- VM で疼痛を訴える場合は、血栓や血栓性静脈炎が疼痛の原因になっていることがある。疼痛部位を訴える部位がある場合は、その周辺の VM 内に血栓や周囲組織の炎症波及の所見も検索する。

6. 動静脈奇形
(arteriovenous malformation：AVM)

- 動静脈奇形（以下、AVM）は胎生期における原因不明の脈管形成異常の一つである。
- 病変内に動脈と静脈の短絡（シャント）を1つ以上有し、拡張・蛇行した異常血管の増生を伴う血管病変で、fast-flow病変に分類される。
- 流入動脈と流出静脈の異常吻合部に網状に複雑に絡む血管形態が存在し、ナイダス（nidus、「巣」の意）と呼ばれる。
- AVMの発生は全身に及び、皮膚や軟部組織以外にも骨、脳、脊髄、肺、肝臓等にも発症しうる。
- 臨床症状は進行性に変化し、紅斑や皮膚温上昇を認める程度のものから疼痛、虚血、難治性潰瘍、嚥下・構音・咀嚼障害、運動機能障害等を認めるものまで幅広い。

超音波所見

- 蛇行・拡張する脈管奇形
- ドプラではfast-flow病変として描出される
- 内部には著明な拍動性血流信号が確認できる
- 用手的圧迫により病変部の完全な消失は認めない

典型例画像

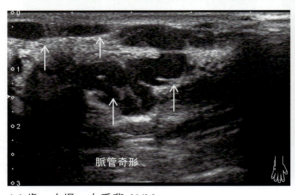 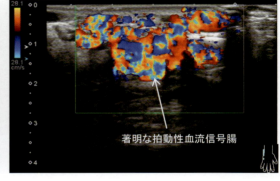

14歳　女児　右手背AVM

　通常、AVMはBモード画像上で比較的明瞭な脈管奇形として確認できることが多いが、nidus部や筋肉内の病変等ではBモード画像で確認困難な場合も少なくない。しかしAVMは流入動脈に加え流出静脈内にも拍動性血流が存在するfast-flow病変であるため、ドプラを用いると著明な血流信号が確認でき病変の確認が容易になる。流出静脈内にも動脈血流が関与するため脈管内圧は高い傾向にあり、用手的圧迫にて蛇行血管の完全な消失は確認できないことが多い。ドプラを用いれば、USにてAVMと判断することは容易であるが、流入動脈と動脈化した流出静脈の境界部や病変の範囲を詳細に確認することは難しい。一般的に病変の存在する範囲はMRI等で確認されることが多く、USでは病変内の脈管形態、血流評価、疼痛部の血栓等の有無の評価が基本となる。

検査の進め方

✓ 脈管奇形を確認する

皮下組織内、筋層内において蛇行する脈管形態を確認する。通常は肉眼的に膨隆が確認できることが多く、その部位にプローブをあてれば脈管奇形が確認できることが多い。

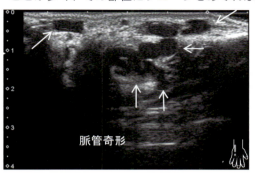

14歳　女児　右手背 AVM
膨隆や疼痛を訴える部位にプローブをあてると蛇行する脈管形態が確認できた。ある程度径の大きい脈管奇形は無エコーで描出されるが、径が小さい場合は脂肪組織や筋組織と類似してBモード画像だけでは確認が難しい場合がある。

✓ ドプラにて fast-flow 病変であることを確認する

AVM はドプラを用いれば明瞭な血流信号が確認できる。病変部の流速が速いためドプラの流速レンジは 10 cm/s 以上でも十分に血流を認識できる。

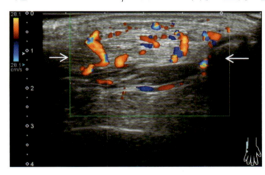

14歳　女児　右手背 AVM
Bモード画像にて筋肉内に明らかな脈管奇形は確認できなかったが、やや膨隆している印象がありドプラをにて観察してみると著明な血流信号が確認できた。流速レンジは 28 cm/s で観察を行っている。

✓ パルスドプラにて拍動性血流の有無を確認する

蛇行・拡張する脈管奇形内の血流信号が拍動性であることが確認できれば AVM である可能性が高い。既存の動脈ではなく病変部の複数個所に拍動性血流を確認できれば AVM である。

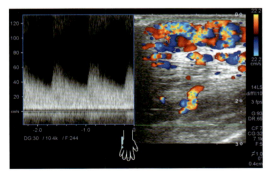

14歳　女児　右手背 AVM
病変部はドプラ信号で埋め尽くされる程の血流信号が確認でき、パルスドプラで拍動性血流であることを確認している。サンプリングボリュームを動かしながら、複数個所の血流を計測、拍動性であることを確認する。

実際の症例

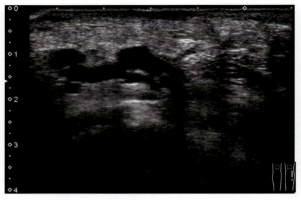

12歳　男児　左下腿AVM

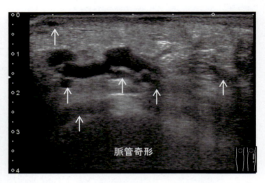

以前より左下腿の膨隆を認め、増大傾向にあり来院。膨隆部に一致して皮下から筋内に拡張・蛇行する脈管形態を認めた。

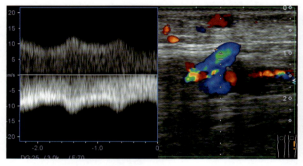

12歳　男児　左下腿AVM

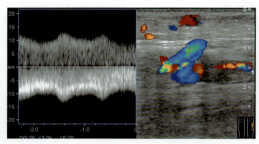

上記と同症例。同部位をドプラで観察すると明瞭な血流信号が確認できた。パルスドプラでは拍動性血流信号が確認でき、AVMを疑う所見と考えた。

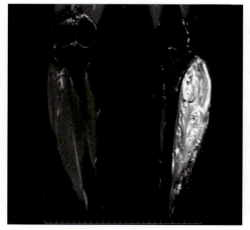

12歳　男児　左下腿AVM

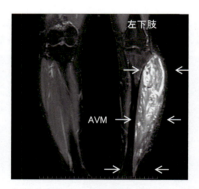

上記と同症例。同時期に撮影されたMRI（STIR）画像である。USとは異なりMRIでは血流の詳細な評価はできないが、病変が存在する範囲が詳細に評価できる。

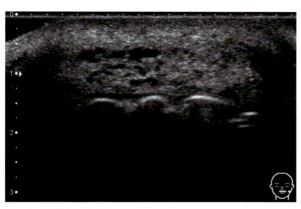

19歳　男性　顔面AVM

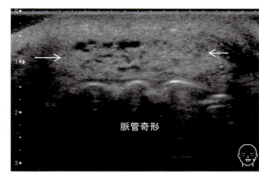

他院で血管腫として経過観察されていた症例。やや左側の上唇部から頬にかけて膨隆を認め、USでは皮下に多房性の囊胞性病変が確認でき、明らかな腫瘤性病変は指摘できなかった。

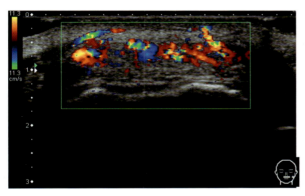

19歳　男性　顔面AVM

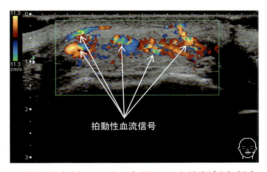

上記と同症例。ドプラを用いて血流評価を行うと、病変内部に非常に豊富な血流信号が確認できた。カラードプラ画像でもモザイク血流として描出される部位にはパルスドプラにて拍動性血流信号が確認でき、AVMを疑った。

🖝 Point 🖝

- ナイダスを持たずある程度の太さを持った動脈と静脈の直接短絡は、動静脈瘻（arteriovenous fistula：AVF）と呼ばれる。先天性のAVMとAVFを分類する明確な定義はない。
- AVFは外傷や手術等の医療行為によって後天的に形成される場合もある。
- 臨床症状は進行性に変化することが多く、Schöbingerの病期分類が理解しやすい。

AVMの臨床病期分類（Schöbinger分類）

第1期　静止期	皮膚紅潮　発赤
第2期　拡張期	異常拍動音の聴取、増大
第3期　破壊期	疼痛、潰瘍、出血、感染
第4期　代償不全期	心不全

Ⅱ 検査各論 ⑤ 血管腫・血管奇形

1) ISSVA Classification for Vascular Anomalies © 2014 The International Society for the Study of Vascular Anomalies. http://www.issva.org/
2)「難治性血管腫・血管奇形・リンパ管腫・リンパ管腫症および関連疾患についての調査研究」班：血管腫・血管奇形・リンパ管奇形 診療ガイドライン 2017. http://www.marianna-u.ac.jp/va/files/vascular%20anomalies%20practice%20 guideline%202017.pdf
3) 石口恒男：血管腫・血管奇形 2014: 診断から IVR・治療まで　総説・疾患概念. 臨床画像, 30: 5; 472-482, 2014.
4) 大須賀慶悟, ほか：脈管異常における ISSVA 分類と静脈奇形の位置づけ. 静脈学, 27: 3; 385-392, 2016.
5) 佐々木了：イチゴ状血管腫（乳児血管腫：infantile hemangioma）. 小児科診療, 78: 11; 1519-1523, 2015.
6) 儀同咲千江, ほか：胎児期に頸部腫瘤を指摘された巨大先天性血管腫の 1 例. 臨床小児医学, 65: 6; 47-50, 2017.
7) Kohout MP, et al: Arteriovenous malformations of the head and neck: natural history and management. Plast. Reconstr. Surg. 102: 643-654, 1998.

6 陰嚢（精巣・精巣上体・鼠径）

- 鼠径部、陰嚢の超音波検査では左右ともに精巣・精巣上体・精索動静脈・蔓状静脈・陰嚢内充実性病変や水腫の有無の評価が基本になる。
- 観察・評価を行う範囲は陰嚢から鼠径管までであり、長軸断面と短軸断面の2方向の観察を基本として左右差を確認しながら観察をすすめる。
- 観察は仰臥位で行うが陰嚢は左右大腿の間に位置するため、足を大きく開いた状態で観察を行う。検査協力が得られる場合は足を開き、膝を立てた状態で観察する。
- 陰嚢内の構造物は可動性に富み少し圧迫を加えるだけで移動してしまうため、あまり圧迫をかけない方が観察しやすい。

1 走査方法

1）陰嚢正中横走査

- 陰嚢の正中に横断像となるようにプローブをあて、陰嚢内容について左右を対比しながら観察する走査方法である。
- 陰嚢壁の厚み、精巣、精巣上体、精索静脈瘤、水腫や腫瘤等の異常陰影の有無について、左右対比しながら観察することができる。
- しばしば左右精巣の高さが異なる場合があり、その場合は一断面で左右の正確な対比は困難である。
- 大まかな左右精巣の位置、大きさや形態異常の有無、水腫の有無等を把握することができる走査方法である。

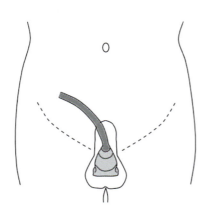
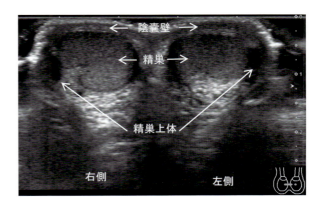

　画像のように左右陰嚢内を一断面内で表示することにより、陰嚢壁、精巣、精巣上体等について左右対比が可能になる。プローブを頭尾方向へと動かすことによって陰嚢内全体を観察することができる。

2) 左右陰嚢横走査

- 左右の陰嚢に横断像となるようにプローブをあて、陰嚢内容を詳細に観察する走査方法である。
- 精巣の頭側から尾側まで、精巣上体の頭部から尾部までについて全体を観察することができる。
- 精巣、精巣上体、精索静脈等の構造物の位置関係を把握しやすく、異常所見の有無についても確認しやすい。
- ドプラを用いて観察することで精巣縦隔から流入出する血流信号を把握することができる。

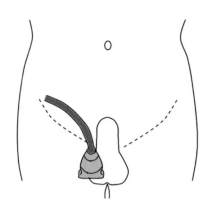
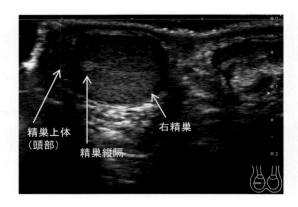

　右陰嚢内を観察している画像である。精巣上体の走行が確認でき、精巣内では高エコーに描出される精巣縦隔や精巣実質内を走行する脈管形態等も詳細に描出されている。陰嚢壁の肥厚の有無、陰嚢内の水腫等の異常構造物の有無の確認も容易である。

3) 左右陰嚢縦走査

- 左右の陰嚢に縦断像となるようにプローブをあて、陰嚢内を詳細に観察する走査方法である。
- 精巣の全体像が把握しやすいが、精巣上体は部分的な描出となることが多い。
- 鼠径管から陰嚢内にかけての内部の構造物の位置関係を把握しやすい。
- ドプラでは精巣の血流信号に加え、精索動静脈や蔓状静脈の走行を把握しやすい。

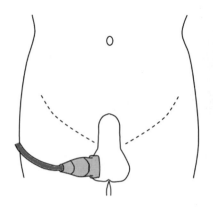
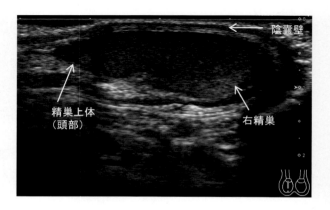

　精巣が最も長くなるように描出した陰嚢の縦断像で、精巣長径はこの断面で計測を行う。精巣上体は精巣の近傍に部分的に描出される。この断面で精巣を描出した状態で鼠径管へと用手的に圧迫を加えることにより、精巣の鼠径管への可動性を確認することができる。

4) 左右鼠径管横走査

- 左右の鼠径管に対して横断像となるようにプローブをあて、鼠径管内を観察する走査方法である。
- 鼠径輪から陰嚢までの鼠径管内を観察し、精索動静脈、蔓状静脈、水腫やヘルニア等の異常陰影も確認できる。
- 鼠径管のUS所見は周囲の脂肪組織や筋組織と類似した所見で描出され見失いやすい。頭尾方向にプローブを動かし鼠径管内の連続性を確認しながら観察をすすめる。

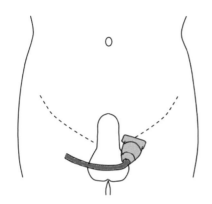
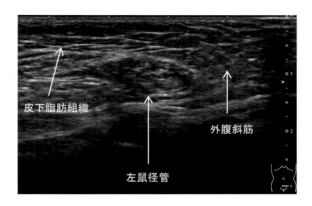

　鼠径管は下腹壁静脈の外側に存在する深鼠径輪から鼠径靱帯と並行に内側下方に向かって走行している。陰嚢壁には皮下脂肪組織が乏しいが、鼠径管の腹側には皮下脂肪組織が確認でき、周囲に外腹斜筋が走行している。そのため皮下脂肪組織の有無や筋組織の有無を確認することで、陰嚢内と鼠径管内の大まかな判断が可能になる。

5) 左右鼠径管縦走査

- 左右の鼠径管に対して縦断像となるようにプローブをあて、鼠径管内を観察する走査方法である。
- 横断像よりも精索動静脈、蔓状静脈の全体像の把握が容易である。皮下脂肪組織や筋組織の有無から陰嚢と鼠径管の境界を把握しやすい。
- 正常な鼠径管は周囲組織と類似した所見で描出されるため、見失いやすい側面がある。

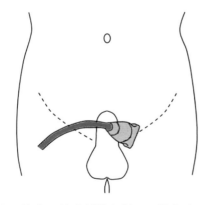
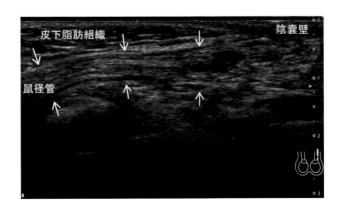

　鼠径管内に異常所見を認める場合はUS画像上で認識することは容易であることが多いが、正常の鼠径管のUS所見は周囲組織と類似するため走行の確認が難しい場合もある。その場合は横断像で精索動静脈の走行を確認すると鼠径管の位置を把握しやすい。

2　精巣の大きさの評価

　精巣の大きさは出生直後で約10 mm（長径）×5 mm（厚径）程度であり、生後3か月の間に15 mm（長径）×10 mm（厚径）程に増大する。その後、6歳頃まで増大は乏しく、思春期発来後に再度増大する。個人差はあるもの16～20歳程度で最大となる。成人男性では約45 mm（長径）×20 mm（厚径）程度といわれている。

表1　年齢別精巣の大きさの基準値[1]

年齢	長径（mm）	厚径（mm）
1歳	11.0～18.2	5.0～8.6
2歳	12.6～17.8	5.8～9.8
3歳	12.4～17.6	6.2～9.4
4歳	13.0～19.4	5.8～9.8
5歳	13.9～20.3	7.1～10.3
6歳	12.2～21.0	5.7～11.3
7歳	14.1～20.5	5.3～12.5
8歳	15.8～21.4	7.0～10.2
9歳	15.0～21.8	7.1～10.7
10歳	16.8～29.6	8.1～14.9
11歳	17.3～36.3	7.2～19.6
12歳	20.7～43.1	9.4～22.2
13歳	28.3～41.5	11.9～21.1
14歳	27.8～47.5	14.7～23.5
15歳	32.7～44.7	14.7～25.1
16歳	33.3～47.3	15.2～26.4
17歳	34.5～46.1	17.7～25.3
18歳	35.9～48.7	17.9～26.7
19歳	34.4～53.6	17.8～27.0

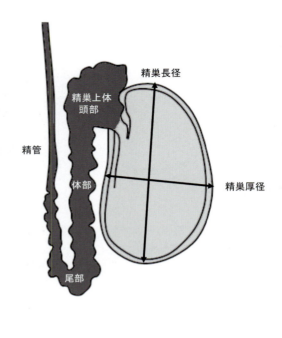

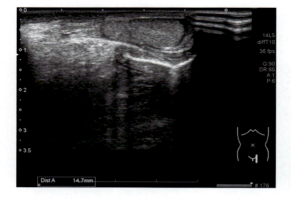

0歳1か月　男児
精巣の大きさ
15 mm（長径）×7 mm（厚径）

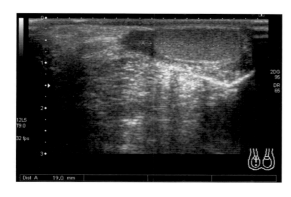

1歳　男児
精巣の大きさ
19 mm（長径）×8 mm（厚径）

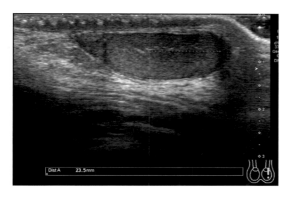

10歳　男児
精巣の大きさ
24 mm（長径）×13 mm（厚径）

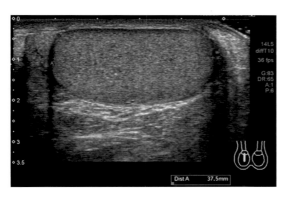

17歳　男性
精巣の大きさ
38 mm（長径）×19 mm（厚径）

3 精巣実質の評価

　正常精巣は卵円形で実質は均質な低エコーで描出される。精巣の被膜である白膜から連続する線維性の構造物は精巣内で精巣縦隔を形成し、USでは均質な精巣実質内の高エコー領域として描出される。

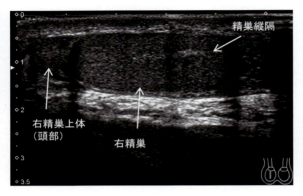

16歳　男児　正常精巣
右精巣縦断像で計測される精巣長径は約36 mmであった。精巣実質は均質な低エコーで描出され、精巣の中央には精巣縦隔が高エコーで描出されている。精巣の頭側には精巣上体（頭部）が描出されている。

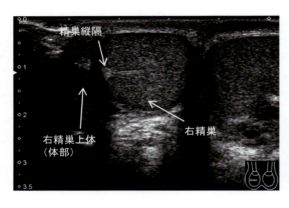

16歳　男児　正常精巣
右精巣横断像で計測される精巣厚径は約20 mmであった。精巣縦隔から精巣内へと放射状に走行する脈管形態が確認できる。
精巣の外側には精巣上体（体部）が描出されている。

4　精巣上体の評価

・精巣上体は大きく蛇行して走行しているため、一断面で全体の描出は困難である。
・精巣上体は陰嚢内で精巣に沿うように走行しており、精巣実質よりもやや低いエコーレベルで描出される。
・精巣上体の腫大の評価は、左右差を確認しながら評価する。
・精巣上体の腫大を呈する疾患では陰嚢壁の肥厚や陰嚢水腫を伴うことが多く、これらの所見も合わせて評価を行う。

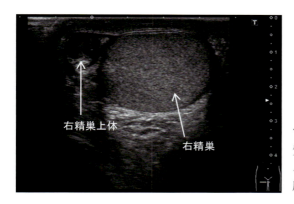

陰嚢の横断像では精巣に沿って精巣上体が走行している様子が確認できる。通常、精巣上体は精巣実質よりもエコーレベルの低い構造物として描出される。プローブを頭尾方向へと動かすことで頭部から尾部全体を観察することができる。

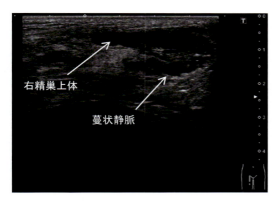

陰嚢の縦断像では精巣上体全体の形態を確認しやすい。画像では右陰嚢の外側を走行する精巣上体を描出しており、背側には蔓状静脈も確認できる。

疾患別超音波検査

1. 精巣内微小結石

- 精巣内微小結石は組織学的には精細管の管腔内の石灰化であり、健常な精巣にも存在する。
- 石灰化は1～3mm程度の大きさであることが多く、しばしば両側性に認められる。
- 精巣内微小結石で自覚症状を有することはなく、画像検査で偶発的に発見されることが多い。
- 微小結石自体は前癌病変ではなく悪性腫瘍の誘導に関与していないと考えられているが、微小結石を認める例では将来的に精巣悪性腫瘍のリスクが高いことが知られている。
- 停留精巣や術後精巣に精巣内微小結石を認める頻度が高い。

超音波所見

- 精巣内の点状高エコー
- 音響陰影は伴わないことが多い

典型例画像

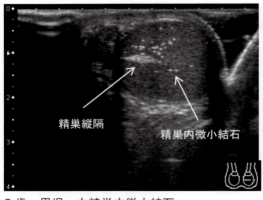
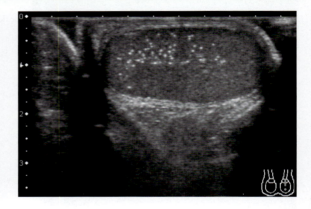

8歳　男児　左精巣内微小結石

　精巣内微小結石は精巣の超音波検査で偶発的に発見されることが多い。精巣内微小結石は径1～3mm程度であり、超音波画像上は音響陰影を伴わない点状高エコーとして描出される。精巣内微小結石自体に臨床症状はなく治療の対象とはならないが、将来的な精巣腫瘍発生のリスクが高いことが知られている。精巣内に2～3個の結石が存在する例から数えきれない程の結石が存在する例まで様々であるが、超音波画像上で一断面中に5つ以上の微小結石を認める場合は有意に精巣腫瘍の発症率が高い。しばしば経過観察目的で超音波検査が施行されるが、その場合は精巣内の腫瘍の存在の有無の確認の他にも、精巣内微小結石の増加がないか、精巣の萎縮を伴っていないかを評価することが大切である。

実際の症例

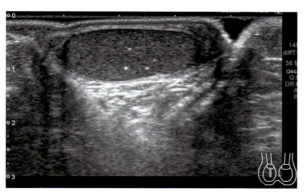

11歳　男児　両側精巣内微小結石

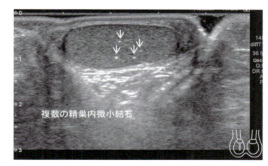

新生児期に移動性精巣を認めていた症例。移動性精巣経過観察中、3歳時に点状高エコーが確認された。経過観察にて微小結石は増加し、11歳時点では10個程度の結石が確認されている。

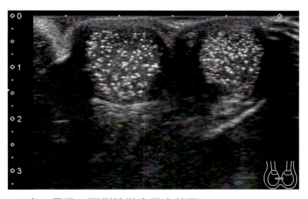

12歳　男児　両側精巣内微小結石

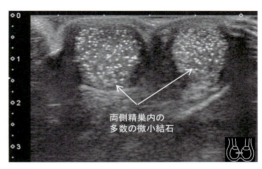

両側停留精巣術後の症例。2歳時の停留精巣手術時に複数の結石を認めていたが、術後の経過観察にて微小結石は著明に増加し、12歳時点では精巣実質の確認が難しい程結石が増加している。

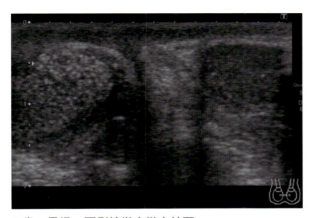

8歳　男児　両側精巣内微小結石

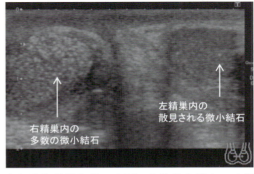

右側停留精巣術後の症例。右精巣実質内には著明な微小結石が確認できたが、左精巣実質内には4～5個程度散見される程度であった。

2. 精索静脈瘤

- 精索静脈瘤は精巣静脈の一部である蔓状静脈叢の鬱滞、停滞、逆流により生じた静脈瘤をいう。
- 精索静脈瘤は無症状で陰嚢上部の腫瘤性変化として発見されることが多いが、陰嚢部の疼痛や違和感を訴えることもある。
- 精索静脈瘤は精巣の成長を妨げ、将来的に男性不妊症の原因となる可能性がある。
- 小児期でも精索静脈瘤を認めるが、症状を訴えるのは10歳以上である場合が多い。
- 右精巣静脈は直接下大静脈に流入し、左精巣静脈は左腎静脈に流入する解剖学的理由により、右側と比較して左側の精索静脈瘤が非常に多い。
- ナットクラッカー症候群の合併症として左精索静脈瘤を発症することがある（小児超音波検査法−腹部編−ナットクラッカー症候群（現象）参照）。

超音波所見

- 精索に沿って認められる静脈瘤
- 精巣静脈径の拡張（3.0 mm以上）
- 精索静脈瘤を認める病側精巣の萎縮を認めることがある
- ナットクラッカー症候群に合併することがある

典型例画像

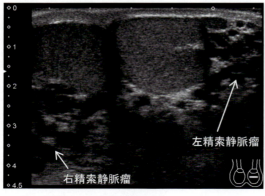
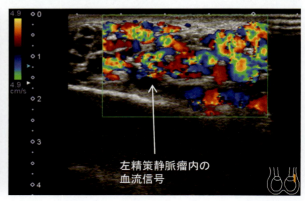

15歳　男児　両側精索静脈瘤

　鼠径管内の精索動静脈を意識して検索すれば、Bモード画像上でも精索静脈瘤は容易に発見することができる。鼠径管内や陰嚢内で蛇行する脈管形態を確認できれば精索静脈瘤が鑑別にあがり、静脈径は拡張し3.0 mm以上で計測されることが多い。蛇行する脈管内に静脈血流を反映した定常波形が確認できるが、静脈瘤内で血流が鬱滞し血流信号が検出し辛い場合も少なくない。その場合はゆっくりと深呼吸する、バルサルバ負荷をかけてみる、体位変換してみる、等によって腹圧を変えることで明瞭な血流信号が得られる場合がある。精索静脈瘤は発症の原因が不明である場合も少なくないが、左側に限局する場合はナットクラッカー症候群を原因としている場合がある。

検査の進め方

✓ 鼠径部から精巣上体にかけて蛇行する静脈を検索する

鼠径管内から陰嚢内にかけて蛇行する拡張した脈管形態の有無を検索する。Bモード上で精索静脈瘤の同定は容易なことが多く、3 mm以上で蛇行したり数珠状に描出される脈管が確認できれば精索静脈瘤である可能性が高い。

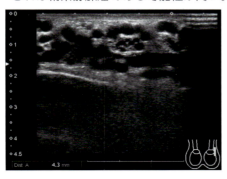

15歳　男児　両側精索静脈瘤
左鼠径管内に数珠状に描出される管腔構造物を認め、精索静脈瘤が疑われる。径は最大で約4.3 mmと拡張している様子が確認できる。

✓ ドプラにて蛇行する脈管内の血流信号を確認する

精索静脈瘤内の血流は鬱滞等により流速が遅い場合がしばしばある。ドプラの流速レンジを5 cm/s以下に下げ、体位変換や呼吸等により腹圧をかけたり解除したりすることで、精索静脈瘤内の血流信号を捉えやすくすることができる。

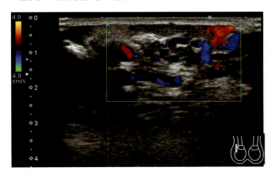

15歳　男児　両側精索静脈瘤
ドプラの流速レンジは4.9 cm/sでゲインを上げて撮影しているが、血流信号が確認できない領域も混在している。このままの状態で腹圧を変化させることで血流信号を確認できる場合がある。

✓ ナットクラッカー症候群の有無を確認する

左精索静脈瘤が疑われる場合はナットクラッカー症候群がその原因となっている可能性がある。下大静脈と上腸間膜動脈の間を走行する左腎静脈の径の変化や、流速を計測してナットクラッカー症候群の有無について評価を行う。

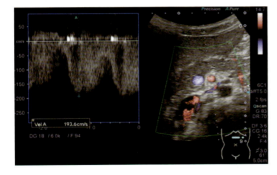

11歳　男児　ナットクラッカー症候群
下大静脈と上腸間膜動脈に挟まれる位置で左腎静脈は狭小化し、同部位で流速は1.93 m/sと計測されている。
簡易ベルヌーイの式より
1.93×1.93×4= 14.9 mmHGと算出される。
圧較差が3 mmHGを超える場合は、ナットクラッカー症候群の可能性が高い。

II 検査各論 ⑥ 陰嚢

実際の症例

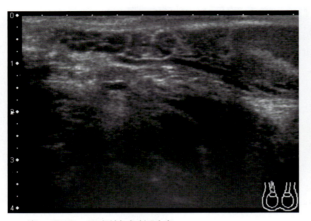

14歳　男児　両側精索静脈瘤

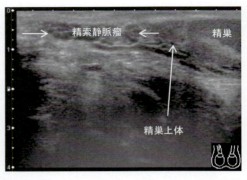

両側陰嚢の腫大を主訴に来院。USでは右精巣上体の頭側の鼠径管内に蛇行する脈管形態を認めた。リアルタイムでは非常に流速の遅いもやもやエコーが確認でき、静止画では無エコーではなく低エコーで表示されている。

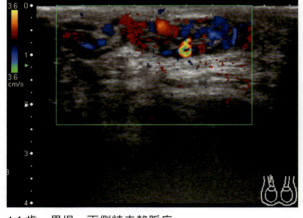

14歳　男児　両側精索静脈瘤

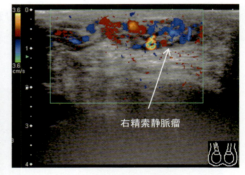

上記と同症例。精索静脈瘤を疑う部位についてドプラで血流評価を行っている。安静時には血流信号は描出できず、バルサルバにて腹圧を変化させることで血流が確認できた。

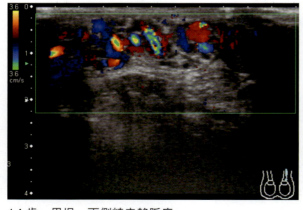

14歳　男児　両側精索静脈瘤

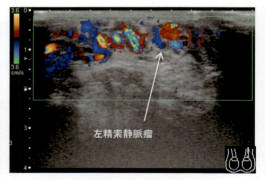

上記と同症例。左側にも同様に鼠径管内に蛇行する脈管形態を認め両側精索静脈瘤と考えられた。腹腔内等も検索したが精索静脈瘤の原因となりうる異常所見は指摘できなかった。

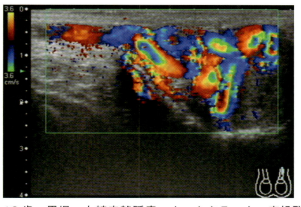

12歳　男児　左精索静脈瘤　ナットクラッカー症候群

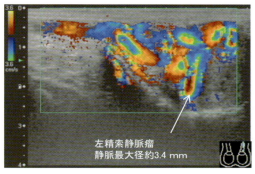

左陰嚢の違和感を訴え来院。USでは鼠径管内の蛇行血管が確認でき、精索静脈瘤を疑った。ドプラでは静脈瘤内に著明な血流信号が確認できた。

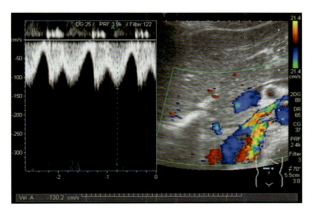

12歳　男児　左精索静脈瘤　ナットクラッカー症候群

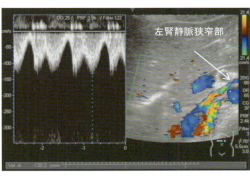

上記と同症例。右側に精索静脈瘤は認めずナットクラッカー現象の可能性があると考えた。腹部大動脈と上腸間膜動脈に挟まれる位置で左腎静脈は狭小化し、流速は約1.3 m/s、圧較差は6.8 mmHGと算出され、ナットクラッカー症候群を原因とした精索静脈瘤を疑った。

図1　左右精巣静脈の解剖シェーマ

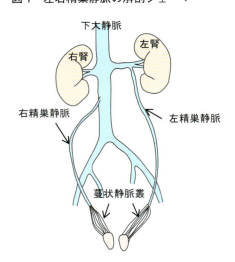

☞ Point ☞

- 右精巣静脈は直接下大静脈に流入、左精巣静脈は左腎静脈に流入する。この解剖学的理由により左側の方が静脈鬱血が起こりやすく、ナットクラッカー症候群によっても精索静脈瘤が形成される。
- 精索静脈瘤は一般男性の約15〜20％、男性不妊症例の30〜40％に認められるといわれている。
- 精索静脈瘤に伴い精巣萎縮を認める例では、妊孕性の低下を認める。

3. 陰嚢水腫・精索水腫

- 胎生期の精巣の下降に関与する腹膜鞘状突起は出生後に閉鎖するが、閉鎖が不完全で内部に液体貯留を伴うことがある。このうち陰嚢部での精巣鞘膜内の液体貯留を陰嚢水腫、鼠径部での腹膜鞘状突起内の液体貯留を精索水腫と呼ぶ。
- 陰嚢水腫は腹腔内との交通の有無により交通性と非交通性に分けられる。
- 新生児や乳幼児では腹膜鞘状突起の開存に伴う交通性陰嚢水腫が多いが、年長児以降では精巣疾患に伴う二次的な水腫が多い。
- 陰嚢水腫、精索水腫は2歳までは自然消退が期待される。消失せずに長期間存在しても精巣の発育障害や機能障害の原因となることはない。
- 陰嚢や精索に留まらず腹腔内にまで及ぶ水腫は abdominaserotal hydrocele：ASH と呼ばれ、自然退縮が期待できず水腎症や下腿浮腫の原因となることがある。

超音波所見

陰嚢水腫
・陰嚢内精巣周囲の液体貯留
精索水腫
・鼠径管内の被胞化された液体貯留

交通性陰嚢水腫や精索水腫では水腫が腹腔内へと連続する

典型例画像

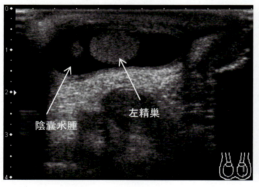

0歳 1か月男児　左陰嚢水腫

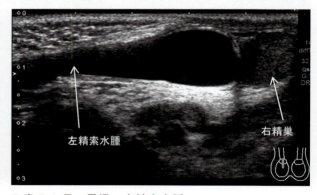

0歳3か月　男児　右精索水腫

　陰嚢・精索水腫は大きく分けて先天性の腹膜鞘状突起の閉鎖不全に伴う水腫と、精巣疾患に伴う水腫があり、一般的に後者は非交通性陰嚢水腫で精巣疾患の改善とともに消失する。腹膜鞘状突起の閉鎖不全に伴う水腫では2〜3歳程度までは自然消退が期待できるため経過観察の方針となることが多く、その画像検査として超音波検査が施行される。US では陰嚢・精索水腫の鑑別の他にも腹腔との交通の有無や水腫の増減について評価する必要があり、合併症として鼠径ヘルニアや停留精巣等を念頭に検査をすすめる。陰嚢水腫と精索水腫が併存することもある。水腫が鼠径管を超え腹水と連続する場合は腹腔内との交通性を持つ水腫が疑われるが、鼠径管から被胞化された嚢胞性病変が連続して観察される場合は abdominoserotal hydrocele：ASH が疑われる。

検査の進め方

 ### 鼠径管から陰嚢にかけて水腫を検索する

鼠径管や陰嚢内の水腫を検索する。鼠径管の位置が把握できていれば水腫の有無の確認は比較的容易であり、鼠径管に対して短軸像で検索すると水腫に気づきやすい。

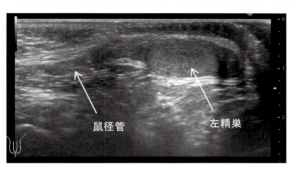

0歳　6か月男児　正常例
陰嚢内、鼠径管内に明らかな水腫は認めていない。鼠径管の位置がわかり辛い場合は、ドプラを用いて精索動脈の走行を確認すると鼠径管の位置を確認できる。

 ### 腹腔内との交通性を確認する

水腫を認めた場合は、腹腔内と鼠径管の境界部分の連続性を確認する。水腫の用手的圧迫によって大きさが著明に変化する場合は、腹腔内と連続性がある可能性が高い。

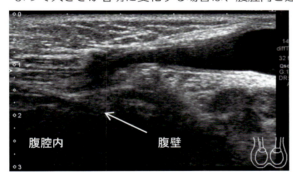

0歳　3か月男児　右交通性陰嚢水腫
陰嚢水腫は鼠径輪近傍まで確認できている。この状態でプローブを動かさずにしばらく観察し、呼吸や腹圧の変化等により水腫が移動し、腹腔内との交通を確認できることがある。

 ### 腹腔内臓器の脱出（ヘルニア）の有無を確認する

腹腔内と鼠径管に交通性を認める場合は鼠径ヘルニアを合併する可能性がある。可能であれば啼泣下や立位等によって腹圧がかかった状態で腹腔内構造物の脱出の有無を確認する。

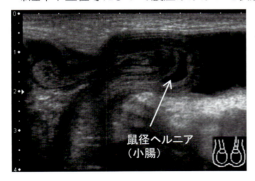

0歳　1か月男児
左交通性陰嚢水腫　鼠径ヘルニア
交通性陰嚢水腫を観察していたところ、啼泣による腹圧の上昇に伴い小腸の鼠径管への脱出を認めた。ヘルニア内容物は用手的圧迫にて容易に腹腔内へと還納する様子も確認できた。

実際の症例

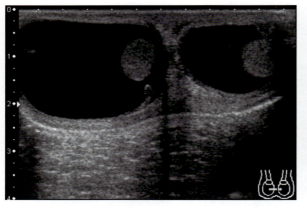

0歳1か月　男児　両側非交通性陰嚢水腫

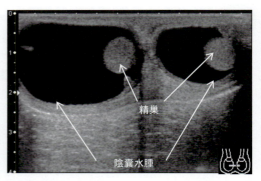

両側陰嚢腫大を主訴に来院。USにて陰嚢を観察すると両側ともに精巣周囲に著明な液体貯留を認め、陰嚢水腫を疑う所見である。

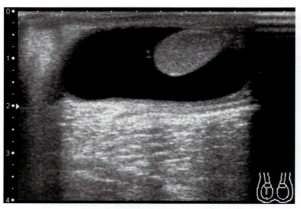

0歳1か月　男児　両側非交通性陰嚢水腫

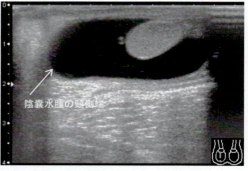

上記と同症例。陰嚢から鼠径管へと観察をすすめると、液体貯留は被胞化され鼠径部の頭側へ連続していない様子が確認でき非交通性陰嚢水腫と判断できた。

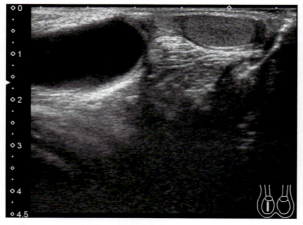

0歳1か月　男児　精索水腫

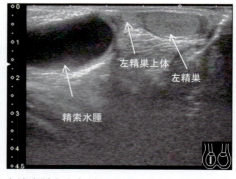

右陰嚢腫大を主訴に来院。USにて精巣や精巣周囲に異常所見は認めなかったが、鼠径管内に被胞化された嚢胞性病変を認めた。

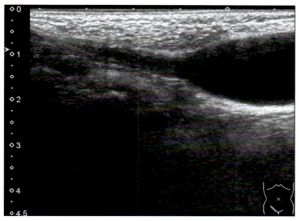

0歳1か月　男児　精索水腫

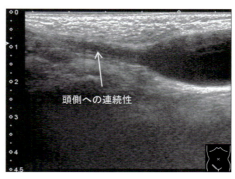

上記と同症例。鼠径管に沿って頭側へと観察をすすめると、囊胞性病変は徐々に細くなりながらも腹腔内へと連続する様子が確認できた。精索水腫を疑った。

図1　胎生期精巣下降のシェーマ　　図2　陰囊水腫と精索水腫の分類

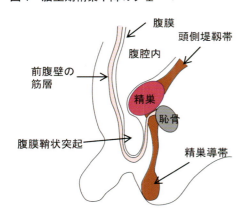
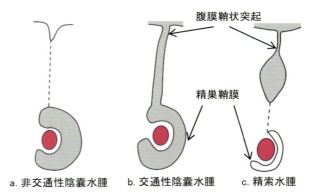

　胎生期に精巣は尾側の精巣導帯に沿って、鼠径部から腹膜鞘状突起を巻き込んで下降し陰囊底部に到達する。この際に精巣の下行が不十分な状態が停留精巣であり、腹膜鞘状突起の閉鎖が不完全な状態が陰囊水腫や精索水腫である。精巣鞘膜内に液体貯留を認める陰囊水腫のうち腹腔内と交通性のないものを非交通性陰囊水腫（図2a）、交通性のあるものを交通性陰囊水腫（図2b）と呼び、鼠径部に開存した鞘状突起内の液体貯留を精索水腫（図2c）と呼ぶ。

　鼠径部で腹腔内内容物が開存している腹膜鞘状突起内に突出する病態を鼠径ヘルニアと呼ぶ。鼠径ヘルニアでは消化管や大網、卵巣、子宮等がヘルニア内容物となりうる（小児超音波検査法−腹部編−鼠径ヘルニア、ヌック水腫・卵巣滑脱型ヘルニア　参照）。

4. 移動性精巣（遊走精巣）

- 陰嚢内から鼠径管までを容易に移動する精巣の状態をいい、多くは精巣挙筋の自然収縮による移動と考えられている。
- 移動性精巣を認める頻度は高いが、一般的には思春期前後までに鼠径管への移動が認めなくなる病的意義の低い状態と考えられている。
- 移動性精巣は正常の亜型と考えられており、原則として経過観察が望ましいとされているが、停留精巣との鑑別が難しい例や挙上精巣をきたす例が含まれている。
- 特に症状はなく、片側性よりも両側性に認める例が多い。
- 出生直後から精巣の移動を認める可能性があり、5〜7歳が最も頻繁に移動が確認される。12〜13歳でほぼ挙上することがなくなる。

超音波所見

- 陰嚢から鼠径管にかけての精巣の移動
- 陰嚢内における精巣の停滞

典型例画像

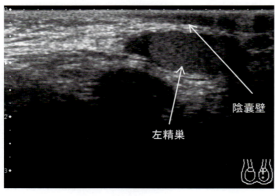 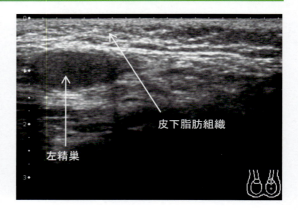

5歳　男児　両側移動性精巣

　移動性精巣は停留精巣との鑑別に苦慮する場合があり、停留精巣は精巣固定術の適応ともなるためその鑑別は重要となる。精巣の鼠径管への可動性を確認する必要があり、リアルタイムに可動性を観察できる超音波検査が判断の決め手となる。精巣の鼠径管への可動性は用手的に圧迫を加えて確認するが、この時強く圧迫するよりも鼠径管へ向かって持続的に圧迫することが重要である。精巣の用手的圧迫に若干の慣れが必要ではあるが、移動性精巣であれば持続的圧迫にて容易に鼠径管への移動が確認できることが多い。陰嚢壁は皮下脂肪組織の乏しい低エコーの壁として描出されるが、鼠径管の周囲には外腹斜筋や皮下脂肪組織が確認できるため、精巣の周囲の組織を確認することで陰嚢内か鼠径管内かを判断することができる。

検査の進め方

✓ 左右精巣の大きさと位置を確認する

陰嚢内や鼠径管内を検索し左右の精巣を確認する。安静時の精巣の位置を確認するとともに左右精巣の大きさを計測し、左右差の有無を把握しておく。

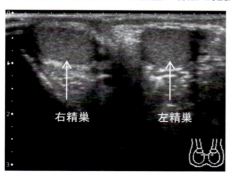

5歳　男児　両側移動性精巣
安静時に両側の精巣は陰嚢内に観察された。画像のように両側精巣を横断像で記録することで、左右精巣の大きさを対比できる画像を記録することができる。

✓ 陰嚢からの精巣の移動を確認する

安静時に精巣が陰嚢内に存在する場合、用手的な圧迫により精巣の鼠径管への可動性が確認できれば移動性精巣と判断できる。プローブで精巣を描出しながら鼠径管方向へ継続して圧迫することで移動性を確認する。

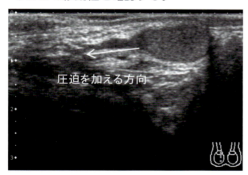

5歳　男児　両側移動性精巣
画像では右精巣の腹側に皮下脂肪組織は確認できず、精巣は陰嚢内に存在している。圧迫を加え精巣の鼠径管への移動が確認できたら、精巣の腹側に外腹斜筋や皮下脂肪組織が存在する画像を記録して鼠径管に可動した証明とする。

✓ 鼠径管からの精巣の移動を確認する

安静時に精巣が鼠径管内に存在する場合、圧迫を加え精巣が陰嚢内に下降するか確認する。精巣が陰嚢内に下降し、かつ留まるようであれば移動性精巣と判断できる。陰嚢まで下降しても圧迫解除により速やかに鼠径管内へと戻るようであれば停留精巣の可能性がある。

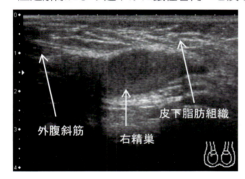

8歳　男児　右移動性精巣
安静時、右精巣は鼠径管内に描出された。移動性精巣であることを確認するためには、圧迫を加えて精巣を陰嚢内へと可動させ、圧迫を解除してもすぐに鼠径管内へと戻らない様子を確認する必要がある。

実際の症例

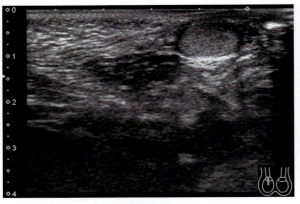

0歳9か月　男児　両側移動性精巣

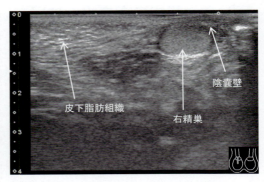

母親が陰嚢内に精巣が見つからないと訴えて来院、両側の精巣ともにUSでは陰嚢内に存在していることが確認できたが、母親の訴えから移動性精巣の可能性があると考えた。

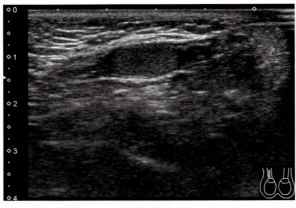

0歳9か月　男児　両側移動性精巣

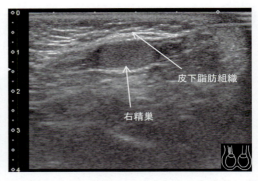

上記と同症例。精巣に圧迫を加えると容易に鼠径管へと可動する様子が確認できた。精巣は圧迫を解除しても鼠径管に留まっていたが、頭側から圧迫すると容易に陰嚢内へと可動した。

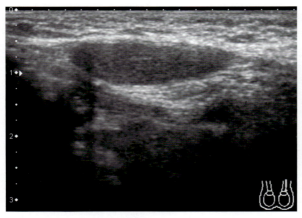

1歳　男児　左移動性精巣

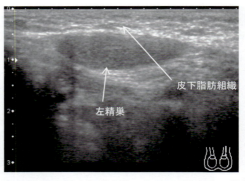

左精巣が確認できず来院、USでは陰嚢内に精巣が確認できず鼠径管内に精巣を発見した。停留精巣の可能性があると考えた。

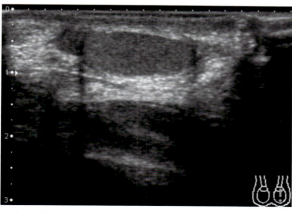

1歳　男児　左移動性精巣

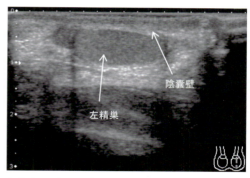

上記と同症例。左精巣を頭側から圧迫すると容易に陰嚢内へと可動した。圧迫を解除しても精巣は陰嚢に留まる様子が確認できたため停留精巣は否定的で移動性精巣を疑った。

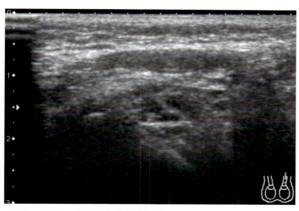

3歳　男児　両側移動性精巣

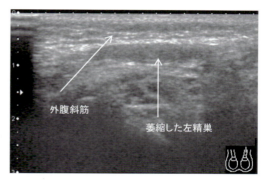

出生後6か月で両側移動性精巣を指摘され、その後経過観察を続けている症例。3歳時の検査でも左右移動性精巣の所見を認めていたが、年齢を重ねるにつれ左精巣は徐々に萎縮し、左右差を認めるようになった。精巣長径は右側 18 mm、左側 13 mm 程度であった。

☞ Point ☞

- 移動性精巣であっても妊孕性に問題はないと考えられている。
- 移動性精巣は加齢に伴い精巣の移動が確認できなくなる例も多い。そのため US にて経過観察を行う場合は毎回精巣の可動性を確認するとともに、経時的な精巣の大きさも評価する。
- 移動性精巣は精巣腫瘍発症のリスク因子にならないと考えられている。

5. 停留精巣

- 胎児期に精巣は腎下極近郊の腹腔内から陰嚢底部へと下降するが、この下降経路の途中で停留して陰嚢底部へ下りていない病態を停留精巣と呼ぶ。
- 精巣が停留している部位により陰嚢高位（約60％）、鼠径管内（約25％）、腹腔内（約15％）に分けられる。
- 胎児期の精巣の下降は左側が先行するため、右停留精巣が約70％と頻度が高い。また、約10％が両側性である。
- 生後3か月までは精巣の自然下降が期待できるが、生後3か月以降では自然下降が期待できない。
- 停留精巣を放置すると男性不妊症、精巣腫瘍や精索捻転発症のリスクが上昇することが知られており、診断されれば精巣固定術の適応となり一般的に生後6か月〜2歳程度で手術が施行される。

超音波所見

- 精巣の位置異常（陰嚢高位、鼠径管内、腹腔内等）
- 精巣の萎縮や実質内の石灰化を伴うことがある

典型例画像

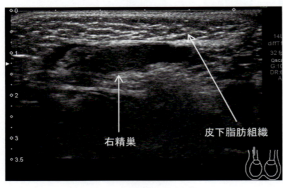

0歳10か月　男児　両側停留精巣

　停留精巣の超音波検査では胎児期に精巣が下降する経路である鼠径管を中心に精巣を検索することになる。鼠径管は下腹壁静脈の外側に存在する深鼠径輪から鼠径靱帯と並行に内側下方に向かって走行している。停留精巣の多くは陰嚢高位から鼠径管内に精巣が存在しているため、鼠径管の走行を念頭に検索を行うことで精巣の同定が可能な場合が多い。しかし腹腔内精巣の場合は広い範囲の腹腔内で精巣を検索しなければならず、精巣を同定できないこともしばしばある。鼠径管や陰嚢高位に精巣を同定した場合は陰嚢底部まで精巣が下降するか、圧迫して精巣の可動性を確認する。精巣が陰嚢底部で留まるようであれば移動性精巣が疑われる。停留精巣では精巣萎縮や実質内に微小結石を伴うことがあるため、精巣実質の左右差の有無を含めて評価を行う。

検査の進め方

 ### 陰嚢内を観察する

陰嚢内に精巣の存在を確認できれば、その時点で停留精巣を除外できる。陰嚢壁下には皮下脂肪組織が乏しいため、描出される精巣の腹側に外腹斜筋や皮下脂肪組織等の組織が描出されない場合は陰嚢内に、描出される場合は鼠径管内に存在していると判断する。

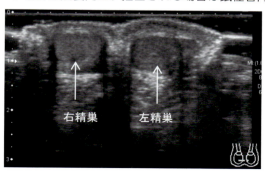

1歳　男児　正常例
左右精巣とも陰嚢内に存在している画像が記録できたため停留精巣は否定的である。用手的圧迫を加え移動性精巣の評価へと切り替える。

 ### 鼠径管から腹腔にかけて精巣を検索する

精巣が陰嚢内に位置していない場合は鼠径管の走行に沿って精巣を検索する。精巣を同定できたら、その位置、大きさ、内部の石灰化の有無について左右精巣を比較する。

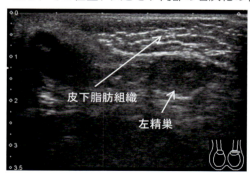

1歳　男児　左停留精巣
画像のように鼠径管内の精巣を検索する場合は、鼠径管に対して長軸断面よりも短軸断面で検索した方が鼠径管内の精巣に気づきやすい。精巣を見つけたら左右対比しながら、精巣の大きさや位置を確認する。

 ### 精巣の可動性を確認する

精巣に圧迫を加えて陰嚢底部へ可動するか確認する。精巣が陰嚢内へ可動しても、圧迫を解除すると同時に鼠径管へと戻る場合は停留精巣が疑われ、精巣が陰嚢内に留まる場合は移動性精巣と判断できる。

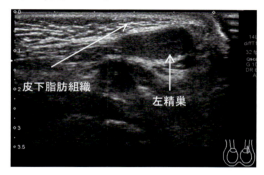

1歳　男児　左停留精巣
鼠径管内に確認された精巣に対して陰嚢方向に圧迫を加えている状態の画像である。精巣周囲には脂肪組織が確認でき、精巣は鼠径管内に留まっており停留精巣が疑われる。

実際の症例

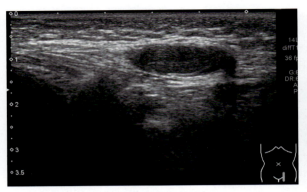

1歳　男児　左停留精巣（鼠径管内）

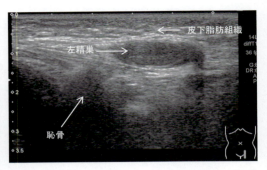

右精巣は陰嚢内に確認できたが、左精巣は陰嚢内に確認できなかった。鼠径管に沿って精巣を検索すると、恥骨よりもやや尾側の鼠径管内に左精巣を同定できた。

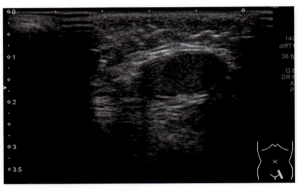

1歳　男児　左停留精巣

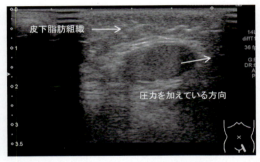

上記と同症例。プローブや指で左精巣に陰嚢方向への圧迫を加えて可動性を確認しているが、左精巣が陰嚢内に到達することはなく、停留精巣を疑った。

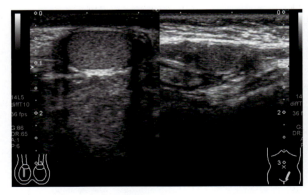

2歳　男児　左停留精巣

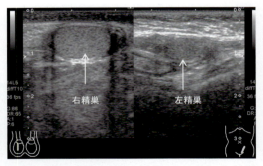

右精巣は陰嚢内に正常に観察されたが、左精巣は恥骨よりも頭側の鼠径管内に描出され左停留精巣を疑った。左右精巣を比較すると、左精巣は著明に萎縮している様子が確認できる。

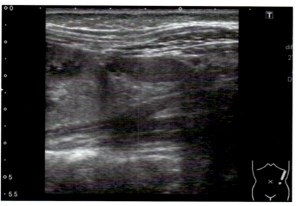

0歳6か月　男児　左停留精巣（腹腔内精巣）

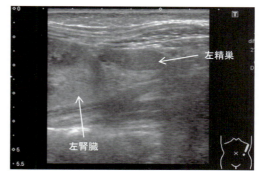

陰囊触知せず施行したMRIにて左腎下極に接するように精巣を疑う陰影を認めていた。USで同部位を中心に検索すると左腎下極に接するように左精巣（腹腔内精巣）を認めた。

図1　精巣の位置

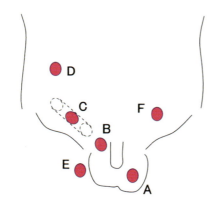

停留精巣は精巣の位置によって名称が異なる。図1は右精巣の位置異常に対するシェーマである。

A：左正常精巣
B：鼠径管外（陰囊高位）精巣
C：鼠径管内精巣
D：腹腔内精巣
E：異所性精巣
F：交差性精巣変位

☞ Point ☞

- 満期産の児における停留精巣の発症率は全男児の約1〜3%であるが、早産時や低体重出生時における発症率は約15〜30%といわれている。
- 陰囊高位から鼠径管内の停留精巣は触知精巣として触診にて精巣の存在場所を認識できることが多い。
- 胎児期の精巣捻転や血流障害により萎縮した精巣はvanishing testisと呼ばれる。触診にて精巣の存在場所が認識できない非触知精巣のほとんどは腹腔内精巣とvanishing testisであるといわれている。

6. 精巣上体炎

- 精巣上体炎は精巣上体の炎症により急性陰嚢症を呈する疾患で、膀胱からの逆行性細菌感染、ウイルスの血行性感染波及、IgA血管炎（HSP、アレルギー性紫斑病）等が原因となる。
- 数日間で徐々に増強する片側の陰嚢痛を訴えることが多い。
- 炎症の程度によっては精巣上体から周囲組織へ炎症の波及を伴い、陰嚢壁を含めた陰嚢全体の腫脹や発赤を認め、陰嚢水腫を伴うこともある。
- 炎症が精巣上体から精巣へと波及することで精巣炎を合併することがある。
- 全年齢で発症する可能性があり、特に思春期以降の急性陰嚢症の原因疾患として最も多い。

超音波所見

- 精巣上体の腫大
- 精巣上体の血流増加
- 患側陰嚢壁の肥厚、血流増加
- 陰嚢水腫を伴うことがある

典型例画像

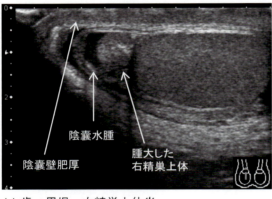
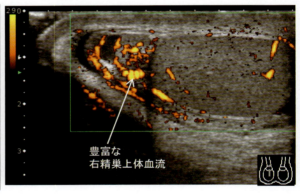

11歳　男児　右精巣上体炎

　精巣上体炎では炎症に伴い血流が豊富で腫大した精巣上体が観察されるのが特徴的所見である。精巣上体頭部が最も描出しやすく評価もしやすいが、精巣上体の腫大は限局的な腫大を認めるものから精巣上体全体に及ぶものまで様々であるため、精巣上体の体部や尾部も意識して観察し腫大の状態を把握する。稀に両側に発症する精巣上体炎があり、その場合は比較できないが、一般的には片側の精巣上体炎であることが多く、精巣上体腫大の評価は健常側の精巣上体と対比して行う。炎症が進行した例では陰嚢水腫や陰嚢壁肥厚が認められ、これらの所見についても健常側の陰嚢と対比することで精巣上体炎の評価をすすめることができる。

検査の進め方

✓ 精索捻転を除外する

急性陰嚢症では精巣上体炎が疑われる場合においても、早急な処置が必要となる精索捻転の除外をしておく。カラードプラで左右精巣実質の正常血流を確認し、精索捻転を否定してから疾患の鑑別をすすめる。

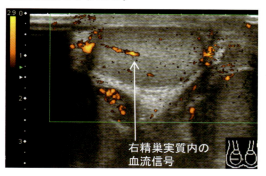

11歳　男児　右精巣上体炎
精巣実質内に血流信号が確認でき、精索捻転は否定的である。可能であれば描出されている血流をパルスドプラで評価し動脈血流であることを確認する。

✓ 精巣上体の形態や血流信号を観察する

精巣上体炎では患側の精巣上体は腫大し、内部は不均質になる傾向にある。炎症に伴い血流信号も豊富になるため、精巣上体の形態や血流について左右を比較して評価を行う。

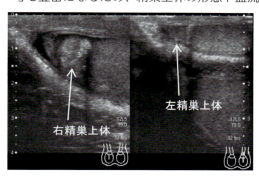

11歳　男児　右精巣上体炎
左側と比較して右側精巣上体、精巣は腫大している様子が確認できる。右側精巣上体は不均質に描出されており、ドプラで豊富な血流が確認できれば精巣上体炎の可能性が高い。

✓ 陰嚢水腫の有無や陰嚢壁肥厚の有無を確認する

精巣上体炎では反応性に陰嚢水腫を認めることがある。また、陰嚢壁への炎症の波及に伴い、患側陰嚢壁の肥厚を認め血流も豊富に観察されることが多いため、陰嚢壁も左右差を比較しながら観察する。

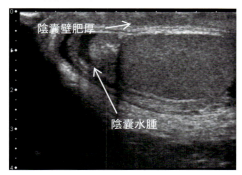

11歳　男児　右精巣上体炎
陰嚢内に水腫を伴っている所見や、炎症波及に伴う陰嚢壁肥厚が認められ、左右差を認めれば精巣上体炎の可能性が高い。陰嚢壁に肥厚を認める場合は、陰嚢壁の血流も豊富に描出されることが多い。

実際の症例

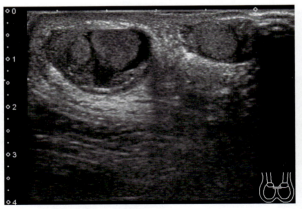

4歳　男児　右精巣上体炎

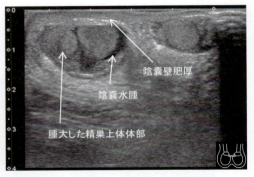

自発痛を伴う陰嚢壁の発赤を主訴に来院。陰嚢壁肥厚は右側に限局していた。陰嚢内では右側精巣上体の腫大を認め、陰嚢水腫を伴っていた。

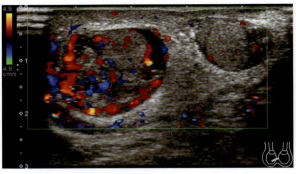

4歳　男児　右精巣上体炎

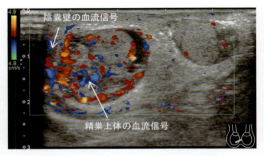

上記と同症例。ドプラでは精巣上体、精巣、陰嚢壁にそれぞれ豊富な血流信号が確認できた。これらの所見には左右差があり、右精巣上体炎を疑う所見と考えた。

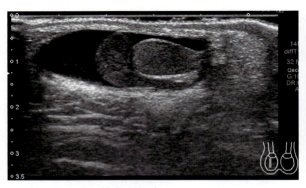

11歳　男児　右精巣上体炎

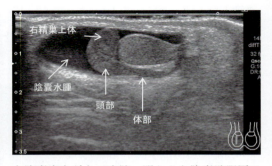

右陰嚢痛を訴えて来院、明らかな陰嚢壁肥厚は認めなかったが、精巣上体は全体的に腫大し、陰嚢水腫を伴っていた。精巣上体の血流も豊富であり、精巣上体炎を疑った。

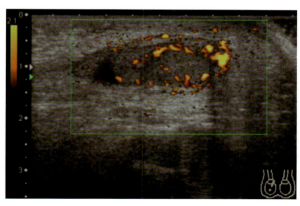

1歳　男児　右精巣上体炎

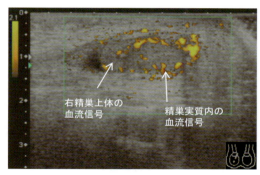

陰嚢の腫脹に母親が気づき来院。USではドプラにて精巣上体や精巣に明瞭な血流信号が確認でき精索捻転の除外ができた。陰嚢内には少量の陰嚢水腫が確認できた。

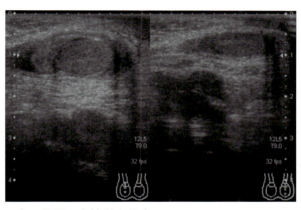

1歳　男児　右精巣上体炎

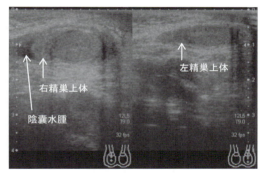

上記と同症例。左右で比較すると精巣、精巣上体ともに腫大し、陰嚢壁が肥厚している様子が確認できた。精巣炎を伴った精巣上体炎が疑われた。

☞ Point ☜

- 陰嚢の腫脹や陰嚢の発赤については、精索捻転でも認められることがある。
- 新生児期から小児期での精巣上体炎は尿路奇形が原因となっている可能性があるため、陰嚢内の評価に加えて尿路全体を観察し、尿路奇形の有無を評価することが望ましい。
- 精巣上体の炎症は精巣上体尾部からはじまり、病状が進行すると体部、頭部へと全体に広がり、さらに精巣に及ぶ場合もあるため、精巣上体全体を観察することに加えて精巣自体の評価も行う。

7. 精巣炎

- 小児の精巣炎は精巣上体炎に伴う例もあるが、多くがムンプスウイルス感染の合併症として生じる。ムンプスワクチン接種後に発症することもある。
- ムンプスウイルス感染は「おたふくかぜ」や「流行性耳下腺炎」として知られており、耳下腺、膵臓、精巣、卵巣、甲状腺、中枢神経系組織、腎、蝸牛等にも炎症を伴う可能性がある。
- 多くが片側性で両側性は10％程度といわれている。
- 精巣炎を合併症とする場合は、激しい精巣の疼痛を訴えることが多い。
- 治癒後に精子数の減少を来す場合があるが、不妊になる例は稀とされている。

超音波所見

- 精巣の腫大
- 精巣実質の不均質化
- 陰嚢水腫を伴うことがある
- 精巣実質内の血流増加

典型例画像

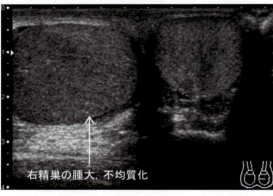
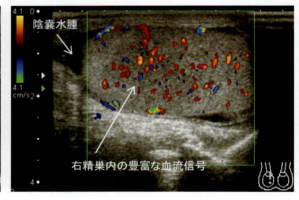

5歳　男児　右精巣炎（ムンプスウイルス感染）

　小児の精巣炎はムンプスウイルス感染に伴う合併症の頻度が高く、その他の原因としては尿路感染やIgA血管炎等がある。通常ムンプスウイルス感染では流行性耳下腺炎を発症し、発熱を伴った頸部痛を訴えて診断されることが多い。ムンプスウイルス感染が確認されている例において陰嚢痛を訴える場合は、精巣炎を念頭に検査をすすめる。超音波検査では炎症に伴う精巣内の血流の増加が特徴的所見で、病側精巣内の血流の確認は精索捻転の除外にもなるため必須である。精巣は腫大し、実質は不均質に描出される傾向にあり、陰嚢水腫や陰嚢壁肥厚を伴う場合もある。

実際の症例

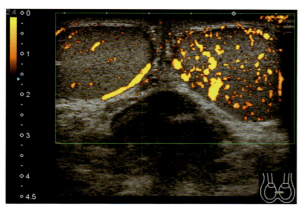

7歳　男児　左精巣炎（ムンプスウイルス感染）

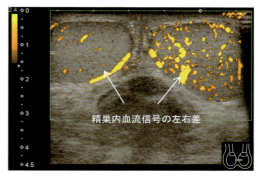

発熱、頸部痛を主訴に来院、ムンプスウイルス感染が確認された。数日後、強い左陰嚢痛を訴えUS施行。陰嚢水腫や陰嚢壁肥厚は認めなかったが、左精巣内血流が豊富であり精巣炎を疑った。

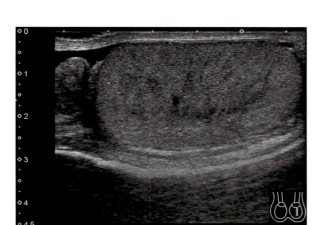

12歳　男児　左精巣炎

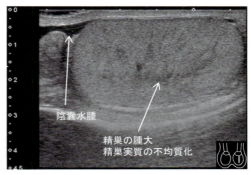

左陰嚢痛を訴え来院、USで陰嚢は腫大し実質が不均質化している様子が確認できた。少量の陰嚢水腫を認めたが、陰嚢壁の壁肥厚は認めなかった。

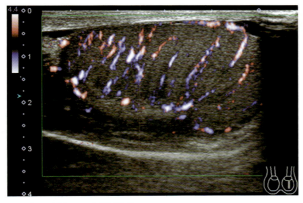

12歳　男児　左精巣炎

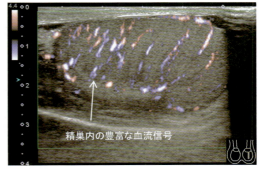

上記と同症例。ドプラにて左精巣内には豊富な血流信号が確認でき、精索捻転は除外できた。精巣炎として矛盾しない所見であるが、本症例はムンプスウイルス感染は確認できなかった。

8. 精索捻転（精巣捻転）

- 精索捻転は急性陰嚢症の代表的疾患で、精索動静脈の捻転により精巣や精巣上体の虚血、梗塞を生じる疾患である。
- 突発的で急激な陰嚢痛と主張を訴え、悪心、嘔吐を伴うことがある。
- 好発年齢は新生児期と思春期に二峰性のピークがある。
- 精索の捻転に伴い精巣は陰嚢内で挙上し、精巣挙筋反射が消失する。
- 適切な加療にて精巣機能が保たれるのは発症後6時間程度とされるため、精索捻転と診断されれば緊急手術の適応となる。
- 90％以上が片側発症であるが、稀に両側発症もある。

超音波所見

- 精巣実質内部の血流消失
- 経時的な精巣実質エコーの変化
    - 捻転初期：変化なし
    - 6時間以降：徐々に進行する実質の不均質化
- 患側精巣の挙上、軸偏位
- 陰嚢水腫を伴うことがある

典型例画像

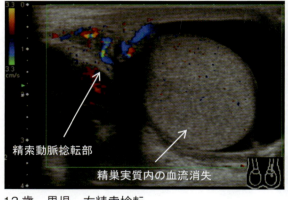
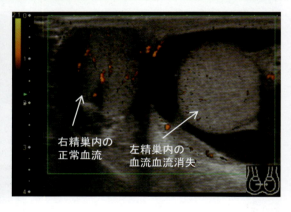

13歳　男児　左精索捻転

　精索捻転は診断されれば緊急手術を要するため早急な診断が必要であり、USによる評価が非常に重要になる。片側発症であることが多く、正常な精巣に血流信号が確認できるが、病側精巣に血流が確認できないのが最も重要な所見である。さらに精索の捻転に伴い精巣が陰嚢内で挙上し可動性が乏しくなり、陰嚢の軸と精巣の軸が一致しないことが多い。捻転初期は精巣自体に明らかな変化は確認できないが、発症から6時間以上経過している例では精巣実質の壊死が始まるとともに精巣内は不均質に描出されるようになる。また陰嚢水腫を伴っている場合もあり、精巣の壊死を伴っている例では血性で混濁した陰嚢水腫が確認できる場合もある。

検査の進め方

精巣の軸変位を確認する

精索捻転では陰嚢内で精巣が挙上し、陰嚢内腔の長軸と精巣長軸が一致しないことが多い。陰嚢内で精巣の可動性が良好に保たれているようであれば精索捻転の可能性は低い。

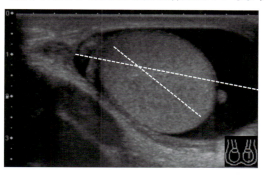

13歳　男児　左精索捻転
左精巣は陰嚢高位に位置しており、可動性は乏しかった。精巣がやや横位となり、精巣長軸と陰嚢内腔の長軸が一致していない。

精巣実質内の血流信号の有無を確認する

精索捻転では精巣内の血流信号が確認できない。正常精巣内の血流を明瞭に描出できるよう流速レンジを 5 cm/s 以下に下げ、ドプラゲインを上げる。正常精巣の血流が明瞭に描出できる状態でも病側精巣に血流が描出できないようであれば精索捻転の可能性が高い。

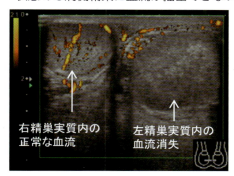

11歳　男児　左精索捻転
ドプラ流速レンジを 2.1 cm/s に設定して左右精巣の血流を比較、評価している。右精巣内に明瞭な血流が確認できてきるが、左精巣には全く血流信号が確認できていない。

精巣実質内の均質性を確認する

精索の捻転の程度にもよるが、捻転発症後 6 時間以上経過した例では精巣実質の壊死に伴う不均質化が確認できるようになる。発症した時間と合わせて壊死を疑う所見の有無について確認しておく。

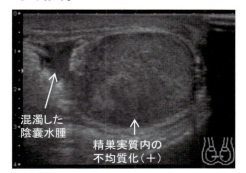

11歳　男児　左精索捻転
疼痛を訴えるようになってから 12 時間が経過している症例。病側精巣の実質は不均質化し、実質の壊死を伴っている可能性がある。陰嚢水腫が混濁し血性が示唆される所見であることも壊死を疑う所見である。

実際の症例

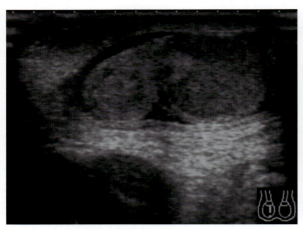

日齢14　右精索捻転

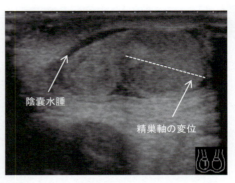

数日前からの陰嚢腫脹に母親が気づき来院、USでは右精巣軸が変位している様子が確認でき、精巣周囲には少量の陰嚢水腫も確認できた。

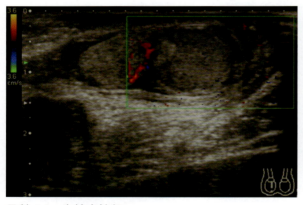

日齢14　右精索捻転

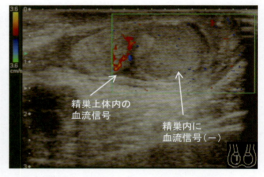

上記と同症例。ドプラでは右精巣実質内に血流信号が全く確認できず精索捻転を疑った。数日間経過していることから経過観察の方針となり、2か月後には精巣の萎縮を認めた。

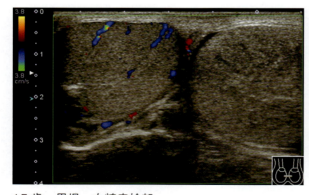

15歳　男児　左精索捻転

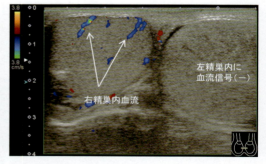

左陰嚢の激しい疼痛を訴えて来院、症状出現から10時間が経過していた。ドプラによる血流評価では右精巣内に血流信号が確認できるものの、左精巣には血流信号が確認できない。

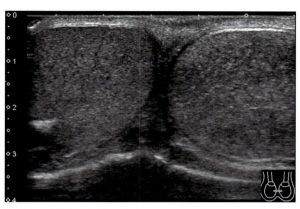

15歳　男児　左精索捻転

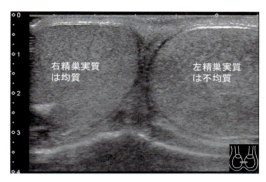

上記と同症例。精巣実質について左右比較すると左精巣実質はやや不均質に描出されているのがわかる。精巣実質が壊死しはじめている可能性がある。

精索捻転の好発年齢は新生児期と思春期の二峰性がある。
新生児期の捻転では多くが鞘膜外捻転であり、精巣や精索を包む固有鞘膜と陰嚢の内壁との接着が弱いために鞘膜ごと捻転する。思春期の捻転では多くが鞘膜内捻転であり、固有鞘膜内で精巣自体が捻転することが原因といわれている。

図1　鞘膜外捻転シェーマ

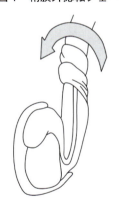

図2　鞘膜内捻転シェーマ[20]

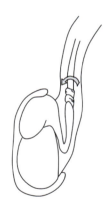

Point

- 急性陰嚢症をきたす疾患の中で精索捻転は早急に診断が求められる疾患である。左右精巣ともに同等の血流信号が確認できる場合は精索捻転を否定することができる。
- 陰嚢壁の動脈血流は体表から流入するため、精索捻転でも陰嚢壁の血流は保たれている。ドプラによる精索捻転の判断は陰嚢壁の血流ではなく、精巣実質内の血流で行う。

9. 精巣腫瘍

精巣腫瘍の好発年齢は3歳前後の小児期と、20～30歳代の青年層での二峰性のピークを持つ。20～30歳での精巣腫瘍の発生が最も多く、この場合はセミノーマ（精上皮腫）が最も頻度の高い腫瘍であるが、小児期発症の精巣腫瘍ではセミノーマは少なく、胚細胞腫瘍、特に奇形腫が最も多いとされている。全体から見ればセミノーマの頻度が高くセミノーマと非セミノーマ性胚細胞腫瘍として二分して解説されているものも多い。

表1　主な小児（思春期前）精巣腫瘍[22]

```
胚細胞腫瘍（germ cell tumors）
    卵黄嚢腫瘍（yolk sac tumor）
    奇形腫（成熟、未熟）（teratomas）
    類表皮嚢胞（epidermoid cyst）
    胎児性癌（embryonal carcinoma）

精索／性腺間質腫瘍（sex cord/gonadal stromal tumors）
    Leydig 細胞腫（Leydig cell tumor）
    Sertoli 細胞腫（Sertoli cell tumor）
    若年型顆粒膜細胞腫（juvenile granulosa cell tumor）

胚細胞および精索／性腺間質成分をもつ腫瘍
    性腺芽腫（gonadoblastoma）

その他
    白血病
    悪性リンパ腫
```

小児の精巣腫瘍自体は頻度の高い疾患ではないが、小児精巣腫瘍の中では胚細胞腫瘍の頻度が高い。胚細胞腫瘍は大きく単一組織型と複合組織型に分類され、上記のような組織型が2種類以上混在することがあり、3～4種類が混在する場合もある。

陰嚢内に腫瘤を認める病態として精巣腫瘍以外に傍精巣腫瘍がある。傍精巣腫瘍は陰嚢内で精巣以外の部位から発生した腫瘍であり、そのほとんどは横紋筋肉腫である（「その他体表 - 横紋筋肉腫」の項参照）。

精巣腫瘍の画像検査としてはUSとMRIが有用である。体動があっても分解能の高い画像が得られ、腫瘤内の血流評価も可能なUSは初期評価だけでなく、精巣腫瘍の鑑別としても重要な検査になっている。

この項では比較的稀な小児の精巣腫瘍の中でも遭遇する可能性の高い腫瘍について記載する。

検査の進め方

✓ 精巣腫瘍を確認する

多くが無痛性の陰嚢内容の腫大やしこりを訴えるが、痛みを伴うこともある。精巣実質全体を観察すれば、精巣腫瘍に気付くのは比較的容易である。

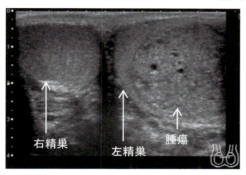

16歳　男児　左精巣胎児性癌
精巣は高周波リニアプローブだけで全体の評価が可能であり、精巣に腫瘍が存在する場合は明瞭に確認できる場合が多い。

✓ 精巣腫瘍の質的評価を行う

US では高周波リニアプローブで詳細に評価できるため、B モード画像である程度の鑑別が可能になる。腫瘤の形状、大きさ、内部のエコーレベルや均質性、石灰化の有無等について評価を行う。

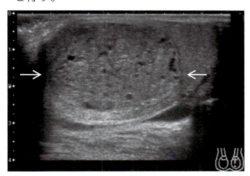

16歳　男児　左精巣胎児性癌
精巣腫瘍を認めた場合、形状、被膜の有無、辺縁が整か不整か等の基本的な情報で、ある程度鑑別を進めることができる。腫瘤内部の均質性、嚢胞変性、石灰化、脂肪、毛髪を疑う構造物等の検索も行う。

✓ 腫瘤内部の血流信号を確認する

ドプラによる腫瘤内部の血流の多寡は腫瘤の鑑別に非常に有用である。流速レンジを 5 cm/s 程度に下げ感度良く腫瘤内部の血流評価を行う。

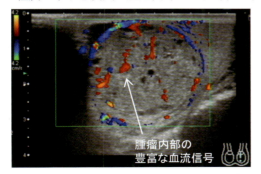

16歳　男児　左精巣胎児性癌
腫瘤内部の血流の有無によって腫瘍の鑑別は大きく異なる。少しの血流も見逃さないよう、流速レンジやドプラゲインの調整に注意を払い、腫瘤内の血流が豊富か、乏しいか、ないか、の評価を行う。

10. 精巣卵黄嚢腫瘍

- 精巣胚細胞腫瘍の中で奇形腫に次いで多い腫瘍である。細胞成分に富む充実性腫瘤性病変であり、悪性度は低いが転移を認める場合がある。
- 約90％において血中α-フェトプロテインが高値を示す。
- 卵黄嚢腫瘍の単一組織型としては2歳までの発症が多く、思春期以降の精巣腫瘍では奇形腫や胎児性癌との混合型腫瘍として発症することが多い。
- 小児期に好発する単一組織型卵黄嚢腫瘍では、一般的に予後良好であり全腫瘍が摘出された場合の5年生存率はほぼ100％である。

超音波所見

- 境界明瞭、類円形または楕円形
- 内部は比較的均質な充実性腫瘤性病変
- 内部に複数の嚢胞性領域を伴うことが多い
- 後方エコーは不変、または増強する
- 腫瘍内部の血流は豊富

典型例画像

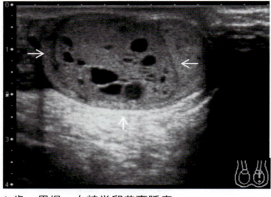 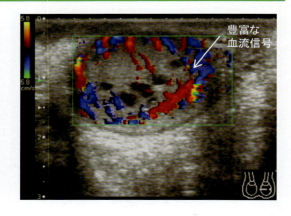

1歳　男児　左精巣卵黄嚢腫瘍

　精巣卵黄嚢腫瘍の典型例なUS所見は、境界明瞭な類円形、または楕円形の腫瘍で、腫瘍内部は精巣実質と同等かやや低いエコーレベルの腫瘍として描出される。腫瘍内部の実質部分は均質で複数の嚢胞性領域を認めることが多く、本腫瘍の特徴的所見である。単一組織型腫瘍では内部に石灰化を伴うことは少なく、腫瘍内部に石灰化を伴う場合は奇形腫等の他の組織型との混合型腫瘍である可能性が高い。また、腫瘍内部に豊富な血流信号を認める点も特徴的であり、小児にみられる精巣腫瘍では乏血性な腫瘍が多いため血流の豊富な精巣腫瘍を認めた場合は精巣卵黄嚢腫瘍を念頭に鑑別をすすめる。

実際の症例

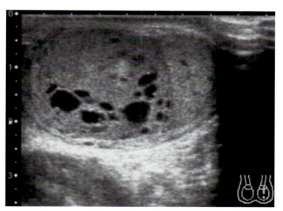

1歳　男児　左精巣卵黄嚢腫瘍

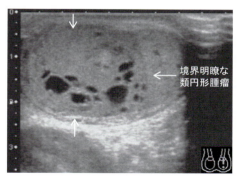

左陰嚢の腫大に母親が気づき来院、USにて左精巣に約28×23×22 mmの腫瘤性病変を認めた。境界は明瞭類円形の腫瘤で、腫瘍の実質部分は正常精巣実質とほぼ同等のエコーレベルであった。

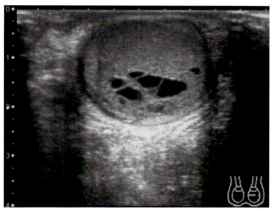

1歳　男児　左精巣卵黄嚢腫瘍

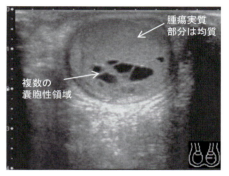

上記と同症例。腫瘍の実質部分は均質に描出され、内部には多数の囊胞性領域が散在している様子が確認できた。後方エコーの増強も確認できる。

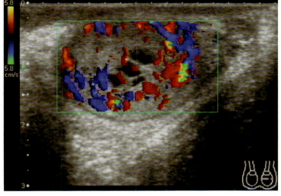

1歳　男児　左精巣卵黄嚢腫瘍

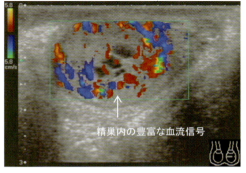

上記と同症例。ドプラにて腫瘤内部に豊富な血流信号が確認できた。血流情報に加えBモード所見からも精巣卵黄嚢腫瘍を疑う所見である。

11. 精巣奇形腫

- 奇形腫は、内、中、外胚葉成分のいくつかの組み合わせで構成される腫瘍で、腫瘍内部に囊胞、骨、軟骨、皮脂腺、表皮、神経組織、歯、髪、等の組織を有する。
- 成熟組織で構成される成熟奇形腫と未熟組織や不完全に分化した組織を含む未熟奇形腫に分類され、未熟奇形腫では悪性化や転移を認めることがある。
- 奇形腫として単一組織の場合もあるが、奇形腫以外の複数の組織型も混在する胚細胞腫瘍の場合もある。
- 思春期停留精巣に発生する腫瘍のうち、約88％が奇形腫である。
- 思春期正常下降精巣に発生する腫瘍では卵黄囊腫が51～62％、奇形腫が13～26％である。

超音波所見

- 境界明瞭な類円形、または分葉形腫瘤
- 多彩な組織を反映して内部エコーは不均質で様々
- 乏血性腫瘤であることが多い

典型例画像

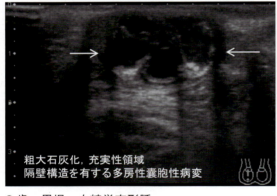
粗大石灰化，充実性領域
隔壁構造を有する多房性囊胞性病変

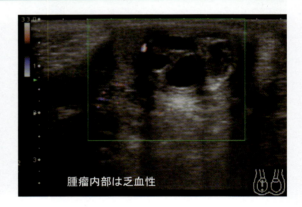
腫瘤内部は乏血性

2歳　男児　右精巣奇形腫

　奇形腫は被膜を有し境界明瞭な腫瘤として描出される。腫瘤内部は三胚葉から構成される多彩な内部構造を反映し、無エコー領域を含む不均質な腫瘤として描出される。脂肪組織を疑う高エコー領域、骨や歯を疑う音響陰影を伴う高エコー像、髪を疑う線状の構造物等が混在している様子が確認できれば奇形腫の可能性が高い。類似した所見を呈する腫瘤として類表皮囊胞があり、超音波画像にて鑑別に苦慮する場合も少なくないが、腫瘤内部に乏しいながらも血流信号が確認できれば類表皮囊胞は否定できる。奇形腫には成熟奇形腫と未熟奇形腫があるが、超音波画像から鑑別することは困難である。

実際の症例

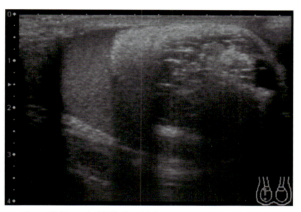

20歳　男児　右精巣奇形腫

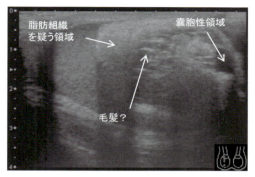

右精巣に硬結を触れ来院、USで右精巣内に腫瘍性病変を認めた。境界明瞭、類円形、内部には脂肪成分を疑う高エコー域、嚢胞性領域、毛髪を疑う線状の不均質な低エコー域等が混在している様子が確認できた。

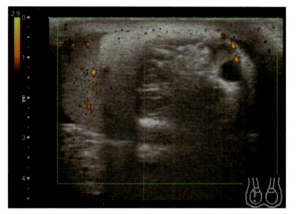

20歳　男児　右精巣奇形腫

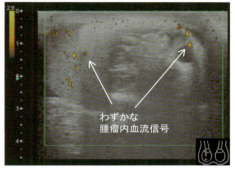

上記と同症例。ドプラでは腫瘍性病変内部に乏しい血流信号を認めた。Bモード所見とあわせると奇形腫を疑う所見と考えた。

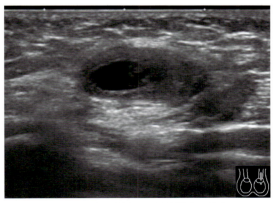

1歳　男児　左停留精巣　左精巣奇形腫

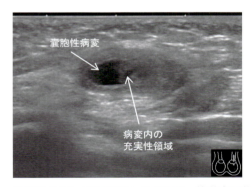

停留精巣疑いにて施行したUSで、精巣内に約9×7×6 mmの嚢胞性病変を認めた。嚢胞性病変内には一部で充実性領域を伴っているように描出され奇形腫を疑った。

12. 精巣類表皮嚢胞

- 精巣類表皮嚢胞は成人を含めた精巣腫瘍では約1％、小児精巣腫瘍の約3〜15％を占める比較的稀な嚢胞性腫瘍で、大きさは径3 cm以下が65％と比較的小径のものが多い。
- 予後は良好で、転移や再発はない。
- 症状は無痛性であることが多く、精巣腫大を訴えて発見されることが多い。
- ①嚢胞壁は精巣実質内に存在する、②内腔は角化物質や無構造物からなる、③嚢胞壁は扁平上皮や線維性結合織からなる、④奇形腫様組織や皮膚付属器を有さない、組織診断基準としてこの4点があり、類表皮嚢胞はこれら全ての特徴を満たす。
- 腫瘤内部は無血管であり、血流のない腫瘍である。

超音波所見

- 境界明瞭、円形〜分葉形を呈することが多い
- 腫瘤内部は高エコーを伴って不均質に描出されることが多い
- 内部に隔壁構造を伴うことがある
- 腫瘤内部に血流は認めない

典型例画像

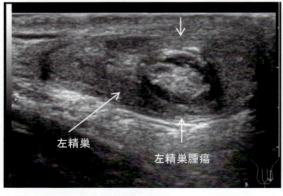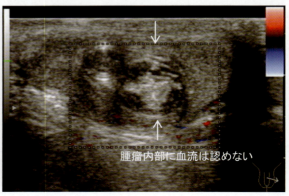

9歳　男児　左精巣類表皮嚢胞

　精巣類表皮嚢胞は精巣内に嚢胞壁を有する境界明瞭な腫瘍性病変として観察される。嚢胞内腔に貯留した角化物質は低エコー、または高エコーで描出されるため、内部は高エコー領域を伴って不均質に描出されることが多い。これらのUS所見に加えてドプラで内部に血流信号を認めなければ類表皮嚢胞の可能性が高い。組織診断基準として奇形腫様組織や皮膚付属器を有さないという特徴があるが、USではこれらの組織の区別はできず、超音波所見は頻度が高い精巣腫瘍である奇形腫と類似する。腫瘤内部に血流を認めれば類表皮嚢胞は除外できるが、血流を認めない腫瘍で奇形腫を疑う場合は類表皮嚢胞も鑑別にあがることになる。

実際の症例

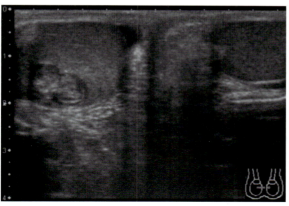

12歳　男児　右精巣類表皮嚢胞

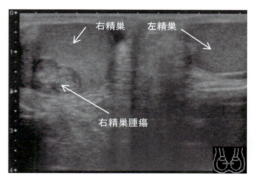

右陰嚢に硬結を触れ来院、US では硬結部に一致して精巣内に約 16×14×12 mm の腫瘤を認めた。腫瘤は境界明瞭で分葉形を呈していた。

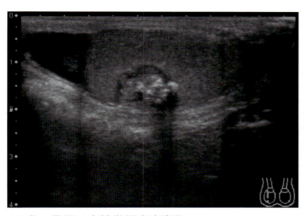

12歳　男児　右精巣類表皮嚢胞

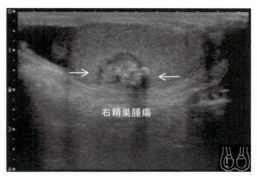

上記と同症例。腫瘤内部は不均質で精巣実質と同等または高エコーな領域が混在していた。一部では音響陰影を伴った高エコー領域も確認できた。

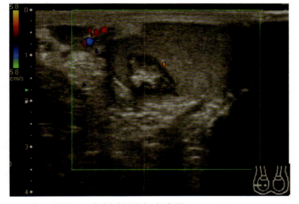

12歳　男児　右精巣類表皮嚢胞

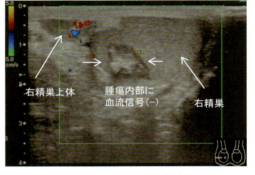

上記と同症例。ドプラにて精巣腫瘤内部に明らかな血流信号は確認できなかった。これらの超音波所見から精巣奇形腫や類表皮嚢胞が鑑別にあがると考えた。

13. 精巣胎児性癌

- 精巣の胚細胞性悪性腫瘍の一つで、一般的には思春期以降の発症が多い。
- 単一組織型の胎児性癌は比較的少なく、臨床的には奇形腫や卵黄嚢腫瘍が混在することが多い。臨床的には非セミノーマとして扱われている場合も少なくない。
- 多くの場合は陰嚢腫大の訴えを契機として発見され、陰嚢腫大以外の自覚症状は乏しい。
- 胎児性癌では血性αフェトプロテインが高値を示すことが多い。
- しばしば所属リンパ節である傍大動脈リンパ節への転移を認める。

超音波所見

- 形状は分葉形、または不整形であることが多い
- 内部は高〜低エコーが混在し不均質
- 部分的に境界不明瞭である場合が多い
- 腫瘍内部の血流信号は比較的豊富

典型例画像

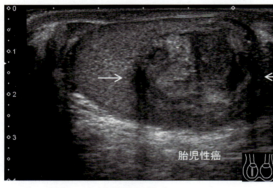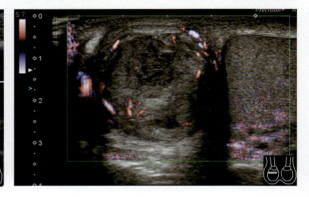

17歳　男児　右精巣胎児性癌

　胎児性癌は分葉形もしくは不整形腫瘤として描出され、部分的に正常精巣実質との境界が不明瞭に観察されることが多い。腫瘍内部は充実性領域に富み、高〜低エコーが混在する不均質な腫瘍として描出され、ドプラでは正常精巣実質に比較してやや多い血流信号が確認できることが多い。実際には単一組織型の胎児性癌よりも複数の組織型が混在する非セミノーマであることが多い。そのため、超音波検査で精巣腫瘍の発見は容易でありながら、超音波所見から精巣腫瘍の組織型の推定が困難である場合も少なくない。精巣の充実性腫瘍を認めた場合は悪性腫瘍の可能性も考慮して、傍大動脈リンパ節等への転移の有無を検索することも重要になる。

実際の症例

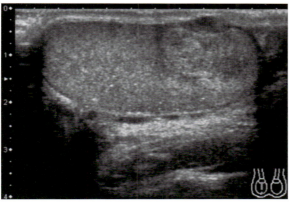

15歳　男児　右精巣胎児性癌

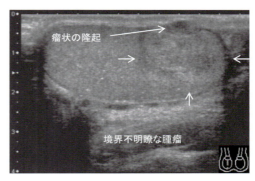

右陰嚢内の腫瘤触知を主訴に来院。USでは触知部に一致して約22×20×18 mmの腫瘤を認めた。精巣腫瘍は瘤状に隆起している部分があり、この部分が触知できる部と一致していた。

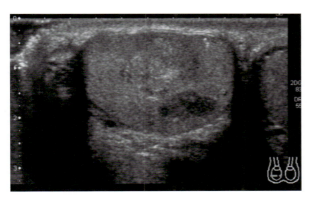

15歳　男児　右精巣胎児性癌

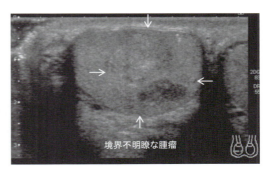

上記と同症例。腫瘤は正常精巣実質との境界は不明瞭で、内部は高〜低エコー領域が混在していた。粗大石灰化や嚢胞性領域は確認できず、奇形腫は否定的と考えた。

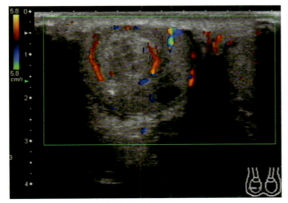

15歳　男児　右精巣胎児性癌

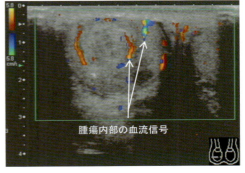

上記と同症例。ドプラでは腫瘤内部には正常精巣実質よりも豊富な血流信号が確認でき、内部へと流入する拍動性血流信号も確認できた。

14. 精液瘤

- 精液瘤は、精子の通り道である精巣上体管の拡張や破裂によって生じる貯留嚢胞であり、貯留嚢胞内部には精子が存在する。
- 精巣上体にみられることが多く好発部位は精巣上体頭部で、稀に精巣内に認めることもある。
- 原因は不明とされているが、感染、外傷が関与していると考えられている。
- 精液瘤の発症頻度は加齢に従い増加するが、小児期や思春期でも認められることがある。それ程稀な疾患ではなく、成人男性の30％程度に存在するとされる。
- 一般的には無症状で妊孕性に問題がない場合が多い。
- 精液瘤が加齢に伴い徐々に増大する場合は外科的摘出術の対象となるが、精子の通り道であるため摘出してしまうと男性不妊に陥る可能性がある。

超音波所見

- 精巣上体内の嚢胞性病変
- 精巣内に存在することもある

典型例画像

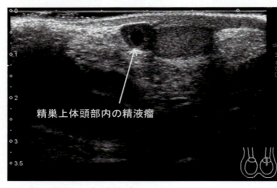
精巣上体頭部内の精液瘤

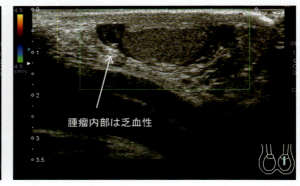
腫瘤内部は乏血性

12歳　男児　左精液瘤

　精液瘤は比較的頻度の高い病変であり、精巣上体に嚢胞性病変を認めた場合は鑑別として念頭において検査をすすめるべき疾患である。典型例では精巣上体内に存在する境界明瞭な無エコー病変として描出されるが、稀に精巣内に存在することもある。巨大化しなければ無症状であることがほとんどであり、精巣US検査の際に偶発的に発見されることが多い。好発部位は精巣上体頭部であるが、体部や尾部で発生することもあり、横断像を含め精巣上体全体を観察することが重要である。精索静脈瘤がある場合はBモード画像上は静脈瘤と同化して気づきにくいため、ドプラを用いて血流信号がなく独立した嚢胞性病変であることを確認する。

実際の症例

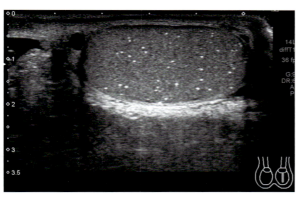

15歳　男児　左精液瘤

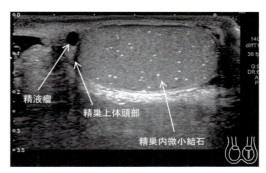

精巣内微小結石の経過観察目的にて US 施行。左精巣上体頭部に約 4×4 mm の囊胞性病変を認めた。限局性囊胞性病変でドプラでは血流も認めず、精液瘤を疑った。

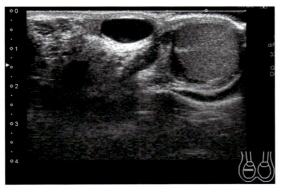

12歳　男児　右精液瘤

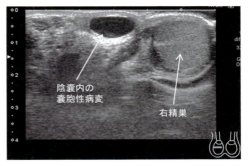

停留精巣術後の経過観察目的にて施行した US で、右陰囊内に約 14×12×7 mm の囊胞性病変を認めた。内部は明瞭な無エコーで描出されている。

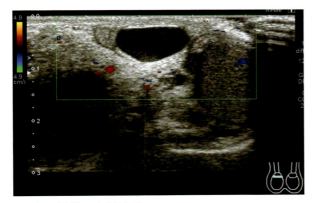

12歳　男児　右精液瘤

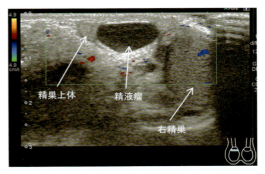

上記と同症例。囊胞性病変は脈管との連続性は認めず、ドプラにて内部に血流は認めなかった。囊胞性病変は精巣上体体部と連続している様子が確認でき、精液瘤を疑った。

Ⅱ 検査各論 ⑥ 陰嚢

1) 澤村良勝：陰嚢内容－超音波解剖学，走査法とそのコツ．渡辺洪，大江宏 編，腎と泌尿器外科超音波医学．261-266，南江堂，1995．
2) 宮下由紀恵：加齢に伴う精巣の大きさについて 超音波計測とオルヒドメーターによる比較検討．思春期学 16: 108-114, 1998．
3) 田坂登美，ほか：日本人正常精巣の質量およびサイズについての検討 第1報．日泌尿会誌，77: 1506-1510, 1986．
4) Breen DJ, et al: Testicular microlithiasis: prevalence and tumor risk in a population referred for scrotal US. Radiology, 213（suppl）: 306-309, 1999．
5) Bennett HF, et al: Testicular microlithiasis: US follow-up. Radiology, 218:359-363, 2001．
6) 沖原宏治，ほか：精巣腫瘍．Jpn J Med Ultrasonis, 32: 2; 167-175, 2005．
7) 内藤泰行：精索静脈瘤．小児外科，49: 10; 1060-1062, 2017．
8) 内藤泰行：精索静脈瘤，手術のタイミングはいつか．小児外科，47: 10; 1071-1073, 2015．
9) 原綾英，ほか：男性不妊症における精索静脈瘤の現状－当院での手術法と治療成績を踏まえて－．西日泌尿，Vol.77; 195-201, 2015．
10) 日本小児泌尿器科学会学術委員会・編：停留精巣診療ガイドライン．日小泌会誌．14, 117-152, 2006．
11) 郷原絢子，ほか：移動性精巣111例の検討．J.J.P.U. 24:1; 24-27, 2013．
12) 青木英和，ほか：停留精巣・移動性精巣・陰嚢水腫・精索水腫，鼠径ヘルニア．小児科診療，80: 11; 1370-1375, 2017．
13) 松藤凡，ほか：停留精巣の治療．東京小児科医会報，24: 14-18, 2005．
14) 迫田晃子，ほか：精巣・陰嚢・鼠径領域の異常．小児科診療，5: 595-601, 2017．
15) 金丸聰淳：精巣・精巣上体炎（性感染症も含む）．Uro-LO, 22, No.04: 463-466, 2017．
16) Luzzi, GA, et al: Acute epididymitis. BJU Int. 87: 8; 747-755, 2001．
17) 木所稔：おたふくかぜ．小児科臨床，69: 10; 1741-1747, 2016．
18) 田口智章：卵巣捻転，精巣捻転．小児科診療，Vol.71, No4: 689-696, 2008．
19) 山口善道，ほか：急性陰嚢症の鑑別－局在がはっきりしない下腹部痛－．小児科臨床，Vol.61, 増刊号：691-697, 2008．
20) 久保星一，ほか：急性陰嚢症－診断と治療－．泌尿器外科，21: 2; 125-131, 2008．
21) Ross JH: Prepubertal testicular tumors. Urology 74: 94-99, 2009．
22) 近田龍一郎，ほか：小児の精巣腫瘍．日本臨牀，68: 4; 581-585, 2010．
23) 中西弘之：精巣癌の疫学．日本臨牀，75: 7; 363-365, 2017．
24) Oottamasathien S, et al: Testicular tumor in children: a single-institutional experience. BJU Int, 99: 1123-1126, 2007．
25) Taskinen S, et al: Testicular tumor in children and adolescents. J Pediatr Urol 4: 134-137, 2008．
26) 沖原宏治，ほか：精巣腫瘍．Jan J Med Ultrasonics, 32: 2, 2005．
27) 内田雄一郎，ほか：胎児期より指摘されていた腹腔内停留精巣奇形腫の1例．日小外会誌 50: 6; 1053-1056, 2014．
28) Price EB: Epidermoid cysts of the testis: a clinical and pathological analysis of 69 cases from the testicular tumor registry. J Urol 102: 380-386, 1969．
29) Jae HC,et al: Sonographic and MR imaging findings of testicular epidermoid cysts. Am J Rariol 178: 743-748, 2002．
30) 木内利郎，ほか：精巣 epidermoid cyst の2例．泌尿器外科，26: 11; 1749-1752, 2013．
31) 蓼沼知之，ほか：核出術により精巣温存可能であった精巣類表皮嚢胞の1小児例．小児外科，27: 7; 1159-1162, 2014．
32) 鈴木理仁，ほか：巨大精液瘤の1例．泌尿器外科，14: 12; 1365-1367, 2001．
33) 吉田英機，ほか：精液瘤とは．総合臨牀，48: 8; 2003-2004, 1999．
34) 澤崎晴武，ほか：精巣内精液瘤の1例．西日泌尿，69: 505-507, 2007．

7 脊髄

- 脊髄の超音波検査では、脊髄円錐の高さ・位置、終糸の太さ、硬膜嚢内の腫瘤性病変の有無の評価が基本になる。
- 硬膜嚢外に奇形腫や脂肪腫を伴うことがあるため、背部、臀部、骨盤腔内の異常所見の検索も併せて行う。
- 臀部正中の皮膚陥凹を伴うことが多く、陥凹部分と硬膜嚢との連続性や瘻孔の有無についても観察を行う。
- USでは骨表面でほとんどの超音波が反射してしまうため、脊椎の形態異常が存在していても評価が困難である場合が多い。
- 脊髄の観察は椎骨の陰影を避けて硬膜嚢内を描出することで行う。出生直後や新生児期には脊髄の観察は比較的容易であるが、成長に伴い椎骨の骨化が進みUSで観察できる視野が狭くなる。生後6か月程度までは椎骨の間から脊髄の観察が可能である場合が多いが、1歳以降では観察は困難である場合が多い。
- 観察は左側臥位から腹臥位の範囲で行う。完全な腹臥位でも観察が可能であるが、呼吸に注意が必要となる。
- タオル等を抱き枕のように抱かせて前屈した状態にすると観察しやすい。

1 走査方法

1）脊髄縦走査

- 硬膜嚢内の脊髄に対して縦断像となるようにプローブをあて、脊髄、脊髄円錐、終糸、馬尾神経等の描出を行う走査方法である。
- 硬膜嚢内部の構造物について位置関係を把握しやすい。
- 脊髄円錐の位置（高さ）、終糸の太さ、腫瘤性病変の有無等について観察を行う。

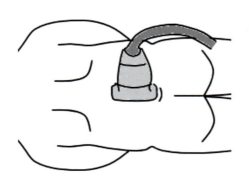 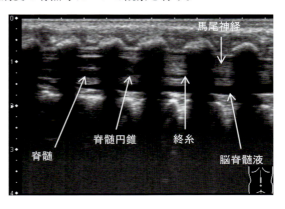

　背部正中にプローブをあてると椎骨の音響陰影とともに脊柱管が描出される。脊柱管内の硬膜嚢内に脊髄、脊髄円錐、終糸、馬尾神経が描出され、その周囲に脳脊髄液が無エコーで描出される。馬尾神経は1本1本が細い高エコーで描出されるが、多数の馬尾神経がまとまって走行しているため終糸を含めて白い構造物として描出されている。

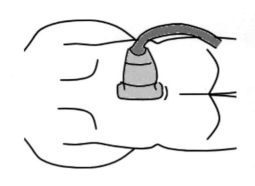
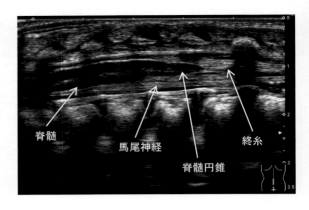

出生直後から生後1か月程度までは椎骨の骨化の乏しい部分から超音波を入射することで、椎骨からの音響陰影が描出されず硬膜嚢内全体を明瞭に描出できることが多い。椎骨の成長に伴い明瞭に描出できる視野は狭まり、個人差もあるが生後1か月以降では硬膜嚢全体を描出することが困難になってくる。1歳以降では硬膜嚢内を描出すること自体が困難になる。脊髄は均質な低エコーで描出され中心部にcentral echo complex（中心エコー複合体）と呼ばれる線状の高エコーが観察され、尾側で徐々に先細る脊髄円錐へと移行する。脊髄円錐先端から硬膜嚢下端へと連続する終糸は1 mm以下の線状の構造物として描出され、その周囲には多数の馬尾神経が高エコーで描出される。

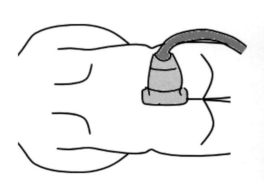
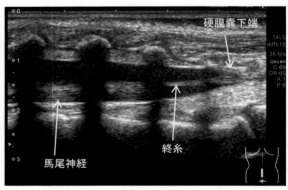

背部正中で尾側へ観察をすすめると硬膜嚢が先細る形態が確認でき、その尖部に連続する終糸が確認できる。硬膜嚢下端レベルでは描出される馬尾神経も少なくなるため、終糸を認識しやすい。

臀部正中に皮膚陥凹を認めている場合が多く、観察部位を背部正中のまま、さらに尾側へと移動し皮膚陥凹部と周辺を観察する。皮膚陥凹は概ね尾椎先端部周辺に位置することが多い。

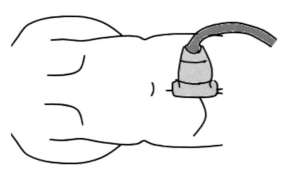
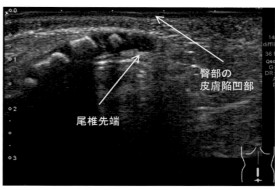

　画像は臀部正中に皮膚陥凹が存在していた1か月児の陥凹部分の超音波画像である。撮影時にはプローブの中央に皮膚陥凹部をあてており、→の位置に存在しているはずであるが陥凹部自体は小さくUS画像からは認識が難しい。陥凹部分はほぼ尾椎先端部と位置が一致している。

　正常例でも臀部陥凹を認めることは珍しくないが、皮膚陥凹部分周囲に異常毛髪が確認できる場合や、陥凹部中心に瘻孔を疑う孔が確認できる場合は、二分脊椎や硬膜嚢との瘻孔形成、脂肪腫や奇形腫等の腫瘤性病変、係留症候群等が存在する可能性があるため慎重に観察を行う。

2) 脊髄横走査

- 硬膜嚢内の脊髄に対して横断像となるようにプローブをあて、脊髄、脊髄円錐、終糸、馬尾神経等の描出を行う走査方法である。
- 横断像では一断面内に硬膜嚢全体が描出でき、特に終糸や馬尾神経の走行が把握しやすい。
- 終糸や馬尾神経が呼吸や啼泣によって可動する様子も確認しやすい。

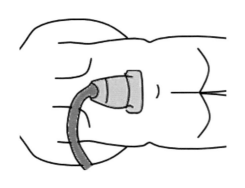
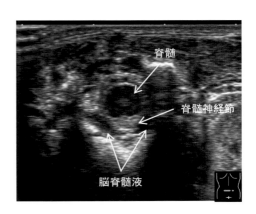

　画像は胸髄レベルの硬膜嚢内の横断像である。円形の脊髄は均質な低エコーで描出され、その周囲には脊髄から分枝した脊髄神経節が高エコーで描出される。その周囲に脳脊髄液が無エコーで描出される。リアルタイムでは呼吸等により脊髄や神経節等が脳脊髄液内で浮遊し可動性のある様子が観察できる。

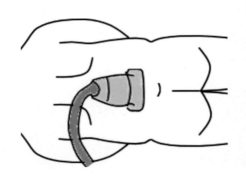
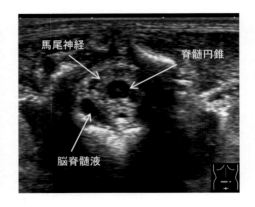

　画像は上記画像よりもやや尾側で脊髄円錐レベルの硬膜嚢内の横断像である。脊髄円錐の周囲には多数の馬尾神経が描出されている。このまま尾側へと走査をすすめると、脊髄円錐先端から終糸へ移行する様子が確認できる。

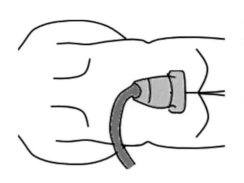
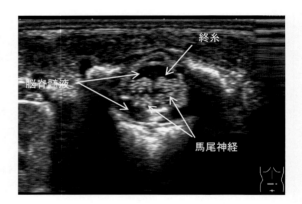

　画像は上記よりもさらに尾側で終糸レベルの硬膜嚢内の横断像である。多くの馬尾神経が呼吸等により浮遊する様子が確認でき、脊髄円錐から連続する終糸は馬尾神経よりもやや太い索状構造物として描出される。集簇する馬尾神経の間を終糸が走行する場合は、終糸を認識し辛く見失いやすいため慎重に観察する。

2 脊髄円錐先端の位置（高さ）の評価

　脊髄縦走査にて脊髄円錐の位置（高さ）を確認するために、まず右側背部で右腎臓周囲に描出される肋骨を同定する。肋骨を確認したら少しずつ背部正中へとプローブを移動しながら、最も尾側に位置する肋骨を確認する。最尾側を走行する肋骨が第12肋骨である。

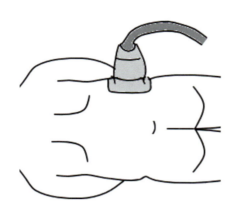
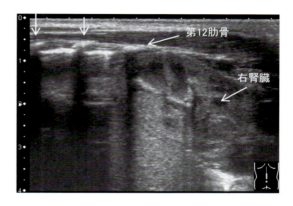

　画像では肋骨が等間隔の音響陰影を伴う高輝度構造物として描出されている。最も尾側に描出されている肋骨が第12肋骨の可能性が高く、そのまま背部正中へとプローブを移動し最尾側を走行する肋骨として椎骨へと連続する様子を確認する。

　肋骨を確認しながら背部正中へとプローブを移動すると、肋骨が椎骨の横突起と連続する様子が確認できる。この時、第12肋骨と連続する椎骨が第12胸椎であり、尾側へ第1腰椎、第2腰椎と続く。

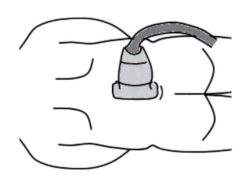
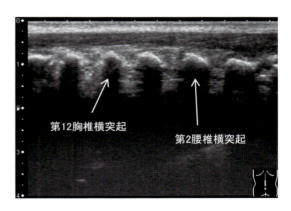

　画像は第12肋骨を確認しながら背部正中へと観察をすすめ、椎骨の横突起が描出された画像である。胸椎と腰椎の区別はUS画像からは困難であるため、第12肋骨が連続する椎骨を検査者が認識し記憶しておく必要がある。

さらに背部正中へと観察をすすめると、脊柱管内の硬膜嚢内に脊髄、脊髄円錐、終糸、馬尾神経が描出され、その周囲に脳脊髄液が無エコーで描出される。

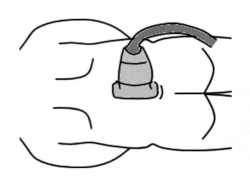 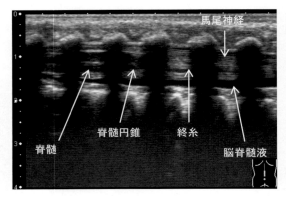

画像では各椎体からの音響陰影の影響がある状態で、硬膜嚢内に脊髄、脊髄円錐、馬尾神経、終糸を描出している。

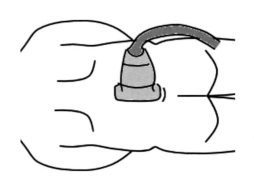 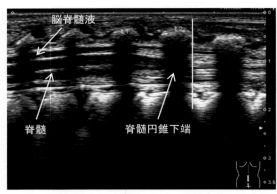

脊髄円錐先端の位置が確認できたら第12肋骨の連続性を確認した椎骨を目安にして第2腰椎の下縁を確認する。正常例では脊髄円錐下端は第2腰椎の下端よりも頭側に位置している。脊髄円錐先端が第2腰椎の下縁よりも尾側に位置している場合は低位脊髄円錐であり、脊髄が係留されている可能性が高い。
第1仙椎は椎体の腹側で仙椎岬角を形成し、第5腰椎から急峻に角度が変化する様子が確認できる。仙椎岬角が確認できればその椎体が第1仙椎であり、頭側の椎骨を第5腰椎、第4腰椎と順番に確認することで脊髄円錐の位置を確認することができる。

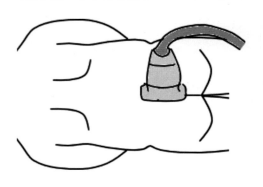 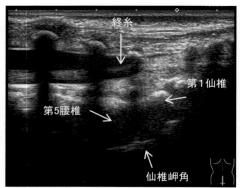

肋骨から第12胸椎を認識する方法と仙椎岬角から数える方法の2つの方法から脊髄円錐の位置を確認し2つの方法で脊椎が合わない場合は、稀ではあるが肋骨や椎体の数が正常とは異なっている可能性があるため、腹部単純写真等の他の画像モダリティで骨の形態を確認する。

3 終糸の厚みの評価

　終糸の厚みは縦断像でも評価可能であるが、細い終糸を長く描出することは難しい。そのため縦断像で終糸全体の形態を把握し、最も厚く描出されそうな位置を確認した後に、同部位を横断像で描出し径を計測する。脊髄円錐下端から連続する、または硬膜嚢下端から連続する索状の構造物で、馬尾神経よりもやや太い構造物が確認できれば終糸である可能性が高い。

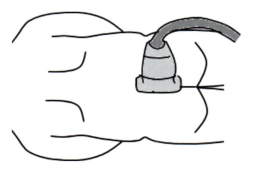
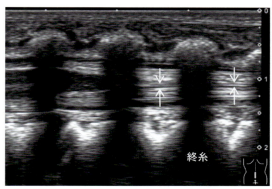

　脊髄円錐先端から連続する馬尾神経よりもやや太い索状構造物を検索する。終糸が確認できたら全体の走行を確認しながら限局性に厚くなっている部位がないかを確認し尾側へと観察をすすめる。

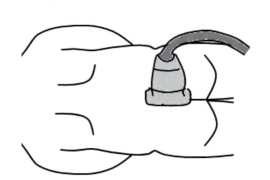
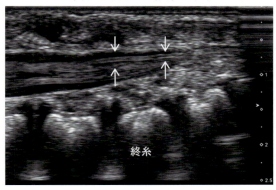

　頭側からの観察で終糸全体の確認が困難な場合は、硬膜嚢下端から観察をすすめても良い。硬膜嚢下端は馬尾神経の走行が少なくなるため、終糸を確認しやすい。

　終糸の走行が確認できたら終糸の横断像を描出し、終糸の前後径を計測する。正常の終糸は0.5 mm程度といわれており、MRIやUS等の画像検査では1 mm以下に描出されるといわれている。

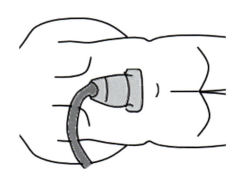
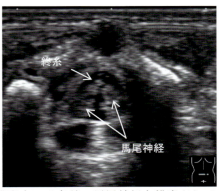

　画像では硬膜嚢正中やや背側に終糸が描出され、硬膜嚢内には多数の馬尾神経も描出されている。横断像で終糸の前後径を計測し、正常例では終糸の厚みが1 mm未満であるが、1 mm以上の場合は終糸肥厚症が疑われる。

1. 脊髄係留症候群

- 脊髄係留症候群は、脊髄円錐部が脂肪腫、終糸肥厚症、硬膜内あるいは硬膜外の索状物等により下方に牽引、固定されて症状が発現する症候群である。
- 低位脊髄円錐に伴い神経症状が確認できる場合は脊髄係留症候群と呼ばれるが、神経症状が確認できない場合は低位脊髄円錐と呼ぶ。
- 脊髄係留症候群は脊髄の伸展により神経細胞の虚血と代謝異常を引き起こし、下肢運動障害、感覚障害、排便機能障害、排尿機能障害などの非可逆的な神経障害の原因となる。
- 一方で軽度の低位脊髄円錐があっても症状を呈さない症例も存在する。
- 背部正中や臀部の皮下腫瘤を認める場合や、臀部正中の皮膚陥凹を認める場合は脊髄係留症候群を伴っている可能性がある。
- 新生児や乳幼児の場合、神経症状の有無の確認が困難であるため、画像検査による低位脊髄円錐の有無の把握が重要になる。

超音波所見

- 第2腰椎下縁よりも尾側に位置する脊髄円錐先端

典型例画像

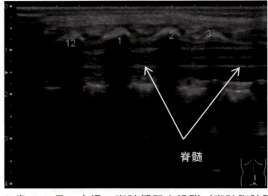
0歳4か月　女児　脊髄係留症候群（脊髄脂肪腫）

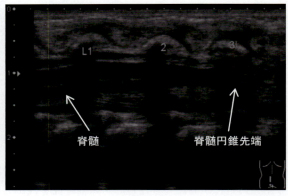
0歳2か月　女児　低位脊髄円錐（終糸脂肪腫）

　脊髄係留症候群を引き起こすものとして脊髄脂肪腫、終糸肥厚症、索状構造物等の様々な要因があり、脊髄（脊椎）癒合不全症に関連する様々な異常が合併し得る。そのため画像検査では脊椎、脊髄、終糸、皮膚、腫瘤性病変等について総合的に評価を行う必要性がある。USでは脊椎の詳細な評価が困難であるが、脊髄円錐下端の位置、脂肪腫等の腫瘤性病変の有無、終糸肥厚の有無等について詳細な評価が可能である。生後2～3か月以降では脊椎の陰影により硬膜嚢内全体が描出できない場合もあるが、硬膜嚢内が部分的にでも描出できれば脊髄円錐下端の位置は確認可能である。

実際の症例

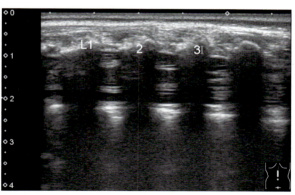

0歳6か月　男児　低位脊髄円錐（原因不明）

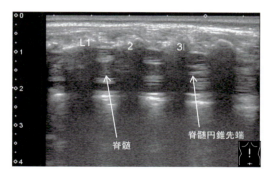

硬膜嚢内全体の明瞭な描出は困難であるが、描出可能な範囲から脊髄円錐が第3腰椎下端レベルに位置していることが確認できた。USに加え、後日施行されたMRIでも低位脊髄円錐の原因疾患は確認できなかった。

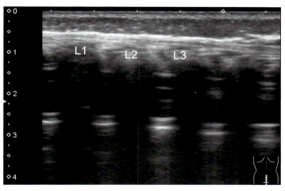

0歳6か月　男児　低位脊髄円錐（終糸脂肪腫）

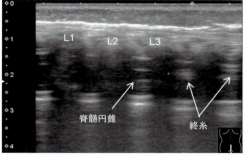

描出可能な硬膜嚢内部の所見から脊髄円錐先端は第3腰椎レベルに位置していることが確認でき、低位脊髄円錐と判断した。終糸の著明な肥厚を伴っており、終糸肥厚症による低位脊髄円錐を疑った。

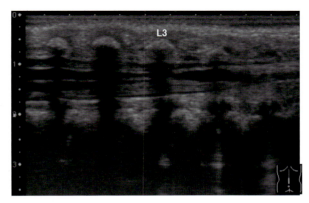

0歳3か月　女児　低位脊髄円錐（終糸嚢胞）

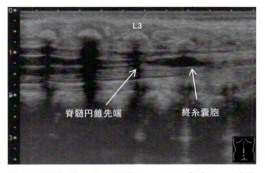

脊髄円錐先端は第3腰椎レベルに存在し、低位脊髄円錐と判断した。脊髄円錐先端位置には終糸嚢胞を疑う膨錘状の嚢胞性病変を認めた。

2. 脊髄脂肪腫

- 胎生期に中枢神経系の原基となる神経外胚葉と皮膚外胚葉の分離障害が起こり、脂肪組織が迷入することによって脊髄脂肪腫が発生する。
- 脊髄脂肪腫は潜在性二分脊椎の一種であり背部の筋膜や筋層が欠損し、この欠損部を脊髄脂肪腫が貫通する。
- 脊髄脂肪腫は高率に脊髄係留症候群を合併する疾患であり、下肢運動障害、膀胱直腸障害等の神経症状を認める場合がある。
- 脊髄脂肪腫が存在する例では背部の脂肪による膨隆、血管腫、背部毛髪異常、臀部正中皮膚陥凹、先天性皮膚洞等の背部から臀部にかけての皮膚の異常を伴っていることが多い。

超音波所見

- 臀部や背側から硬膜嚢内へと連続する脂肪組織塊
- 硬膜嚢内に存在する脂肪組織塊
- 低位脊髄円錐を合併することが多い

典型例画像

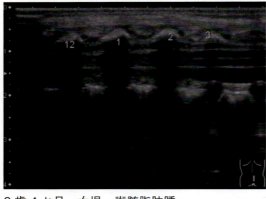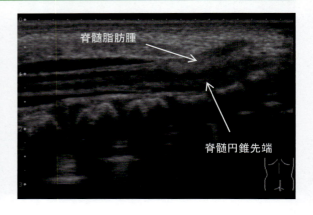

0歳4か月　女児　脊髄脂肪腫

　脊髄脂肪腫は脊髄係留症候群の原因となりうる代表的な疾患の一つで、著明な低位脊髄円錐を伴うことが多い。脊髄脂肪腫は胎生期に迷入した脂肪組織の過形成であり、後天的に発生する脂肪腫とは異なり、脊髄脂肪腫に被膜は認めない。脊髄脂肪腫は潜在性二分脊椎の一種であり、筋膜、筋層の欠損を伴って脂肪腫が存在する。そのためUS画像上では硬膜嚢から背部や臀部に連続する境界不明瞭な脂肪組織が描出され、著明な低位脊髄円錐を伴っていることが多い。正常例では呼吸や啼泣によって脊髄の可動性が良好に観察されるが、著明な低位脊髄円錐を伴っている例ではこの可動性が乏しい状態も確認できることが多い。多くの例で脊椎の形態異常を伴っているが、USでは脊椎の詳細な形態の評価は困難である。

検査の進め方

✓ 脊髄円錐先端の位置を確認する

肋骨と連続する第12胸椎から、または仙椎岬角から腰椎の位置を把握し、脊髄円錐の位置を確認する。第2腰椎下縁よりも尾側に位置していれば、低位脊髄円錐である。

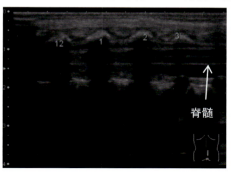

0歳4か月　女児
脊髄脂肪腫
画像は肋骨から第12胸椎を確認し、尾側へ腰椎を確認している画像である。脊髄は第3腰椎よりも尾側へと連続する様子が確認でき、低位脊髄円錐と判断するのは容易である。

✓ 脊柱管内や硬膜嚢下端、背部、臀部に脊髄脂肪腫を検索する

脊髄脂肪腫は被膜を認めない脂肪組織の過形成である。背部や臀部から硬膜嚢内にかけて正常とは異なる脂肪組織塊を認める場合は、脊髄脂肪腫を疑う。

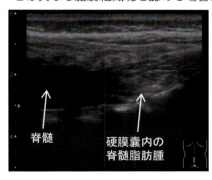

0歳10か月　男児
脊髄脂肪腫
脊髄円錐先端は尾椎レベルに位置し、その周囲の硬膜嚢内に脂肪組織を疑う高エコー領域が確認できる。高エコー領域は硬膜外、背部へと連続していた。

✓ 脊髄脂肪腫の分類の評価を試みる

外科的治療となる場合は脊髄脂肪腫の病型分類によって手術手技が異なるため、脊髄円錐と脊髄脂肪腫の形態について詳細な評価を試みる。

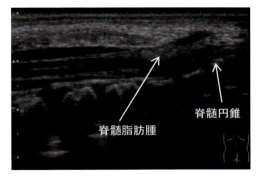

0歳4か月　女児
脊髄脂肪腫
本例では脊髄円錐の背側に臀部皮下から連続する脂肪組織の形態が確認でき、背側型（dorsal type）の脊髄脂肪腫を疑う。詳細な病型の分類は鎮静化で施行するMRIで判断されることが一般的である。

実際の症例

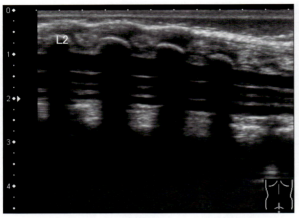

0歳3か月　女児　脊髄脂肪腫（脊髄係留症候群）

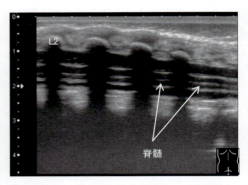

第12肋骨、第12胸椎を確認し、硬膜嚢内へと観察をすすめたが、少なくとも第5腰椎レベルまで脊髄が確認でき、明らかな低位脊髄円錐であった。

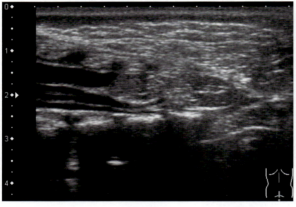

0歳3か月　女児　脊髄脂肪腫（脊髄係留症候群）

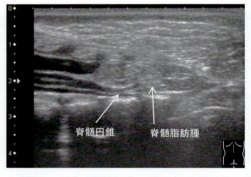

上記と同症例。脊髄円錐下端は硬膜嚢下端近傍に存在し、脊髄円錐の脊側に脊髄脂肪腫を疑う高エコー領域が脊髄円錐に付着する様子が確認できた。終糸は確認できなかった。

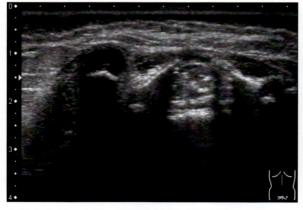

0歳3か月　女児　脊髄脂肪腫（脊髄係留症候群）

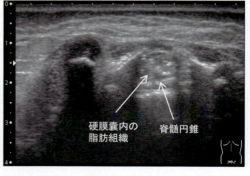

上記と同症例。横断像で観察しても硬膜嚢内へと侵入している脂肪組織が明瞭に確認でき、脊髄脂肪腫による低位脊髄円錐と判断した。後に施行されたCTで第5腰椎、第1仙椎の二分脊椎が確認されたが、USでは椎骨の異常は指摘できなかった。

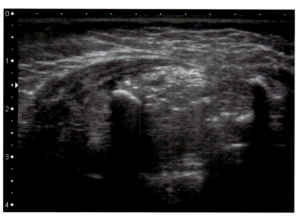

0歳3か月　女児　脊髄脂肪腫（脊髄係留症候群）

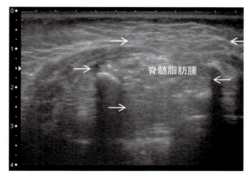

脊髄脂肪腫は硬膜嚢から皮下の脂肪組織へと連続しているように描出された。一連の所見から背側型（dorsal type）脊髄脂肪腫による低位脊髄円錐と考えた。

図1　脊髄脂肪腫の分類
脊髄脂肪腫の分類として Chapman らの分類や Arai らの分類がよく知られており、以下のような分類がある[9)、10)]。

　背側型　　　　脊髄脂肪腫が脊髄の背側に位置するもの
　尾側型　　　　脊髄円錐に癒合した脂肪腫が尾側に存在するもの
　移行型　　　　背側型と尾側型の2つの要素を合わせもつもの
　終糸型　　　　脊髄脂肪腫が脊髄円錐先端よりも尾側に位置するもの
　脂肪脊髄膜瘤　背部皮下組織内に髄膜瘤を伴うもの

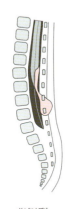 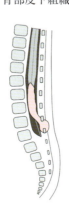 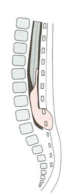 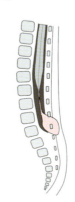 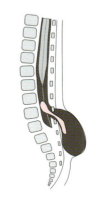

背側型　　　　尾側型　　　　移行型　　　　　　　終糸型　　　　脂肪脊髄瘤
dorsal type　caudal type　transitional type　filar type　lipomyelomeningocele

疾患別超音波検査

3. 終糸肥厚症

- 終糸肥厚症は終糸が正常よりも太い病態で、多くは終糸に脂肪組織（終糸脂肪腫）を含んでいる。終糸脂肪腫と脊髄脂肪腫の終糸型の発生病態は同じものと考えられている。
- 正常の終糸は神経膠細胞と軟膜からなり、その弾性が脊髄を伸展刺激から保護しているが、肥厚した終糸は弾性が失われ張力を緩衝できなくなる。
- 終糸肥厚症は脊髄係留症候群の発生原因として代表的な疾患の一つである。
- 終糸肥厚症は無症候性である例が多いが、一方で脊髄円錐の位置が正常であっても症状を認める終糸肥厚症も存在する。
- 典型的な症状は尿失禁で下肢の運動障害や感覚障害、下肢の疼痛、膀胱直腸障害を認める場合もある。

超音波所見

- 終糸の肥厚（径1 mm以上）
- 終糸脂肪腫では終糸のエコーレベルが高く描出されることがある

典型例画像

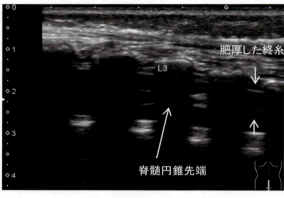 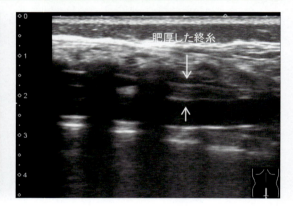

0歳4か月　男児　終糸肥厚症（終糸脂肪腫）

　終糸肥厚症はその多くが終糸脂肪腫を伴っており、典型例では終糸の肥厚部分のエコーレベルがやや高く描出される。しかし、終糸の肥厚が軽度である場合は終糸がやや太いだけで、エコーレベルは正常の終糸と同様に観察される場合も少なくない。終糸肥厚症は脊髄係留症候群を引き起こす可能性のある代表的な疾患の一つであるが、必ずしも低位脊髄円錐が存在するとは限らない。そのため、低位脊髄円錐を認めなかったとしても終糸が肥厚していないか終糸全体を観察することが重要となる。一般的には低位脊髄円錐を伴う終糸肥厚症は手術による係留解除の適応となりうるが、低位脊髄円錐を伴わない終糸肥厚症は無症候性であることが多く、経過観察となることが多い。

検査の進め方

✓ 脊髄円錐先端の位置を確認する

肋骨と連続する第 12 胸椎から、または仙椎岬角から腰椎の位置を把握し、脊髄円錐の位置を確認する。終糸肥厚症では低位脊髄円錐が存在していも第 3 ～第 4 腰椎レベルであることが多い。

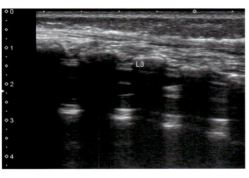

0 歳 4 か月　男児
終糸肥厚症（終糸脂肪腫）
脊髄円錐先端は第 3 腰椎からの音響陰影内に位置しており、低位脊髄円錐と判断できる。

✓ 終糸の走行を確認する

脊髄円錐先端から、あるいは硬膜嚢下端から連続する終糸を確認して全体を観察し、終糸の径が厚く観察される部位の検索を行う。

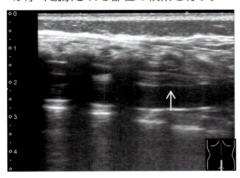

0 歳 4 か月　男児
終糸肥厚症（終糸脂肪腫）
脊髄円錐先端から連続する終糸が描出され、終糸が明らかに太い様子が確認できる。検査時にはリアルタイムに可動する様子を観察すれば馬尾神経ではないことを確認できる。

✓ 終糸の径を計測する

終糸が最も厚く描出される径を計測し、終糸径が 1 mm を超える場合は終糸肥厚症の可能性がある。

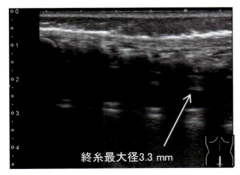

0 歳 4 か月　男児
終糸肥厚症（終糸脂肪腫）
終糸の走行を確認し、終糸が最も厚く描出される部位を計測すると約 3.3 mm であった。終糸肥厚症を疑う所見で終糸のエコーレベルも高く観察されているため、終糸脂肪腫を疑うことができる。

実際の症例

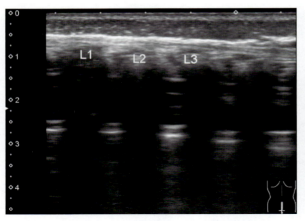

0歳6か月　男児　終糸肥厚症（終糸脂肪腫）

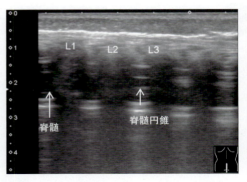

臀部正中に皮膚陥凹を認め US 施行。生後6か月であり硬膜嚢内が観察できる視野は限られていたが、脊髄円錐先端は第3腰椎レベルに位置しており低位脊髄円錐が確認できた。

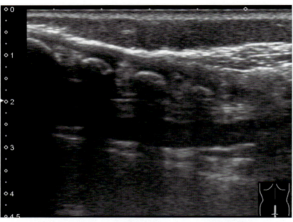

0歳6か月　男児　終糸肥厚症（終糸脂肪腫）

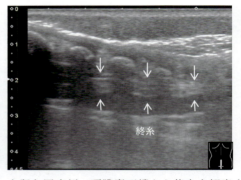

上記と同症例。硬膜嚢下端から終糸を観察すると、著明に肥厚した終糸が確認できた。終糸のエコーレベルは正常より高く観察され、終糸脂肪腫を疑った。

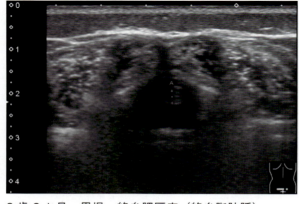

0歳6か月　男児　終糸肥厚症（終糸脂肪腫）

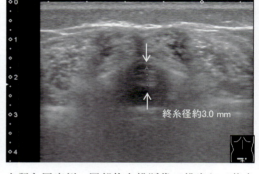

上記と同症例。同部位を横断像で描出して終糸径を計測すると、最大径は約 3.0 mm であった。終糸肥厚症（終糸脂肪腫）を原因とした低位脊髄円錐と考えられた。

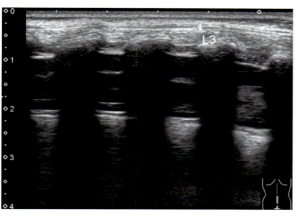

0歳6か月　女児　終糸肥厚症（終糸脂肪腫）

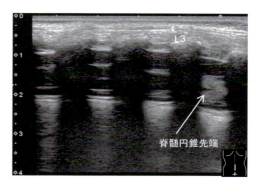

臀部正中の皮膚陥凹を認めUS施行。脊髄円錐下端は第3腰椎下端レベルに位置しており、低位脊髄円錐と判断できた。

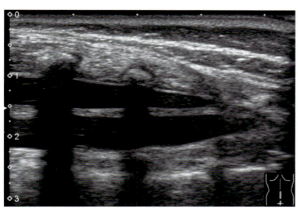

0歳6か月　女児　終糸肥厚症（終糸脂肪腫）

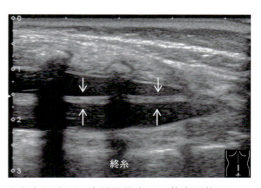

上記と同症例。脊髄円錐直下の終糸は約0.8 mmであったが、硬膜嚢下端周辺では最大約1.8 mmと終糸はやや太く観察された。後日施行したMRIにて終糸に微量の脂肪組織が確認され、終糸脂肪腫と診断された。

☞ **Point** ☞

- USにて終糸肥厚症が疑われる場合、MRIにて終糸に脂肪成分が含まれていることが確認されれば、終糸脂肪腫と診断される。
- 終糸肥厚症において終糸に含まれる脂肪組織が非常に少ない場合も多く、手術中に脂肪組織が確認できる例でもMRIで確認できない場合もある。

4. 終糸嚢胞

- 脊髄円錐先端から脊髄終糸にかけてみられる嚢胞性病変をいう。
- その多くが生後数週間から数か月で退縮する傾向にあり、脊髄係留状態でなければ終糸嚢胞自体に病的意義はないと考えられている。
- 大きさは様々であるが長さ 10 mm 程度まで、直径 5 mm 程度までの大きさであることが多い。
- 多くが終糸を由来とする膨錘状嚢胞性病変として描出されるが、嚢状の嚢胞性病変の場合もある。
- 比較的頻度の高い病変で正常例の 10% 程度に認めるとの報告もある。

超音波所見

- 終糸に連続する紡錘状、または嚢状の嚢胞性病変
- 内部は明瞭な無エコーで描出される

典型例画像

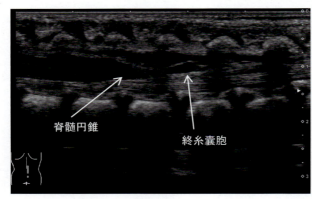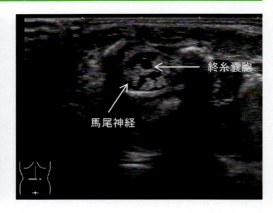

0歳 1か月 男児 終糸嚢胞

　終糸嚢胞は終糸に連続する紡錘形の嚢胞性病変として描出されることが多く、内部は無エコーで描出される。終糸嚢胞は脊髄円錐下端から比較的頭側の終糸に存在することが多く、この場合、脊髄円錐下端を明瞭に描出できれば終糸嚢胞に気づくのは比較的容易である。脊髄、終糸、馬尾神経は脳脊髄液に浮遊した状態で可動性があるため、嚢胞性病変として再現性があることを縦断像、横断像で確認する。終糸嚢胞が嚢状であったり大きい場合、硬膜嚢内でくも膜と接するように存在する場合がある。終糸嚢胞の他にもくも膜嚢胞が鑑別にあがるが、US のリアルタイム性を用いて嚢胞性病変の可動性を確認することで終糸由来の嚢胞か、それともくも膜由来の嚢胞かを鑑別することができる。

検査の進め方

脊髄円錐先端の位置を確認する
肋骨と連続する第12胸椎から、または仙椎岬角から腰椎の位置を確認し、脊髄円錐が第2腰椎下縁よりも頭側に位置していることを確認する。

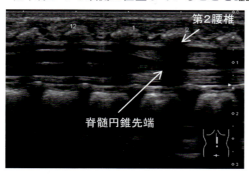

0歳1か月　男児　終糸嚢胞
画像は肋骨から第12胸椎を確認し、腰椎と脊髄円錐の位置を対比している画像である。脊髄円錐は第2腰椎の上縁程度に位置しており、脊髄係留状態ではないことが確認できる。

終糸に沿った嚢胞性病変を検索する
脊髄円錐先端の位置を確認した後、脊髄円錐先端から硬膜嚢の正中を走行する終糸を意識して、終糸の走行に一致する嚢胞性病変を検索する。

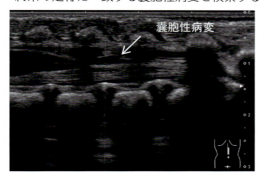

0歳1か月　男児　終糸嚢胞
脊髄円錐先端直下の終糸の背側に紡錘状の嚢胞性病変が描出され、終糸嚢胞を疑う所見である。

嚢胞性病変の再現性を確認する
硬膜嚢内の脳脊髄液が終糸嚢胞のように描出されることがあるため、描出した嚢胞性病変が脳脊髄液ではなく再現性のある嚢胞性病変であることを、縦断像、横断像を併用して確認する。

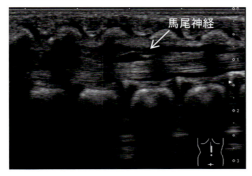

0歳1か月　男児　終糸嚢胞
終糸嚢胞を疑う嚢胞性病変は断面や角度を変えても、時間をかけても再現性良く観察された。馬尾神経を外側へと押し上げている様子も確認でき、終糸嚢胞が強く疑われた。

実際の症例

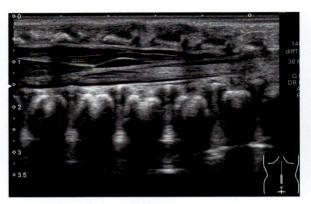

0歳1か月　男児　終糸嚢胞

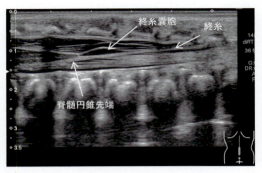

臀部正中に皮膚陥凹を認め、スクリーニング目的にて US 施行。脊髄係留は認めなかったが、脊髄円錐先端の尾側に膨錘状の嚢胞性病変を認め、終糸の背側に位置していることが確認できた。

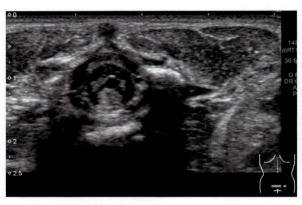

0歳1か月　男児　終糸嚢胞

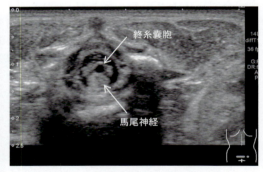

上記と同症例。嚢胞性病変を横断像で観察すると、多数の馬尾神経が走行する中で再現性のある嚢胞性病変として描出された。終糸嚢胞を強く疑う所見と考えた。

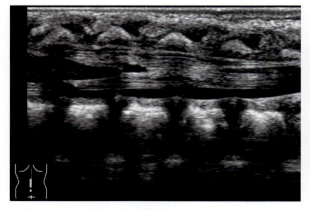

0歳1か月　女児　終糸嚢胞

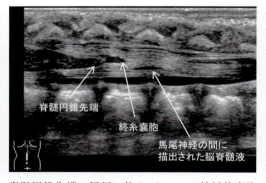

脊髄円錐先端の尾側に約 3×2 mm の紡錘状嚢胞性病変を認め、終糸嚢胞を疑った。尾側に紡錘状の嚢胞性領域を認めているが、経時的に消失し馬尾神経の間に描出された脳脊髄液を見ていたものと考えられた。

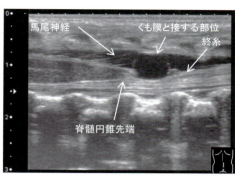

臀部正中に皮膚陥凹を認め、スクリーニング目的にて US 施行。脊髄円錐先端に接するように囊状の囊胞性病変を認めた。終糸囊胞を疑う所見と考えたが、囊胞性病変は硬膜囊背側でくも膜に接しているためくも膜囊胞も鑑別にあがった。

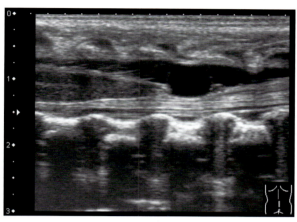

日齢 3　女児　終糸囊胞

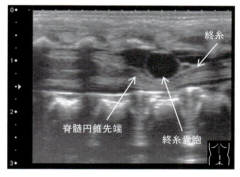

上記と同症例。静止画では確認し辛いがリアルタイムでは終糸を起点として囊胞性病変が頭尾方向に可動する様子が確認できた。可動によってくも膜と囊胞性病変がスライドすることから、くも膜囊胞は否定的と判断できた。

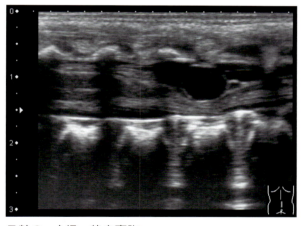

日齢 3　女児　終糸囊胞

☞ Point ☜

- 終糸囊胞は脊髄円錐先端のすぐ尾側に存在することが多いが、その周囲には多くの馬尾神経が走行している。この馬尾神経と脳脊髄液が膨錘状の囊胞性病変のように描出されることがあるため、注意が必要となる。

Ⅱ 検査各論 ⑦ 脊髄

1) Ueda D, et al: Sonographic imaging of the thyroid gland in congenital hypothyroidism. Pediatr Radiol 22: 102-105, 1992.
2) Siegel MJ: Face andneck. Siegel MJ ed., Pediatric sonography. 3rd ed., Lippincott Wiliams andWilkins, 123-166, 2002.
3) 重田裕明. 潜在性二分脊椎（脊髄脂肪腫を除く）：先天性皮膚洞，緊張終糸，神経腸管嚢胞，分離脊髄奇形，尾部退行症候群など. No Shinkei Geka 39：513-527, 2011.
4) Shin HJ, Kim MJ, Lee HS, et al. Optimal Filum Terminale Thickness Cutoff Value on Sonography for lipoma Screening in Young Children. J Ultrasound Med 34:1943-1949, 2015.
5) 岡村隆徳，ほか：小児脊髄超音波検査にて特徴的所見が得られた脊髄係留症候群，終糸嚢胞，終糸脂肪腫の 3 例. 超音波検査技術 Vol.43, No.3; 265-273, 2018.
6) 川瀬弘一：乳幼児健診でみつかる外科系疾患 肥厚性幽門狭窄症. 小児科診療, 75: 2; 268-272. 2012
7) 内田広夫：幽門狭窄症. 小児科診療, 74: 4; 669-672. 2011
8) Forman HP: A rational approach to the diagnosis of hypertrophic pyloric stenosis: do the results match the claims? J Pedeatr Surg 25: 262-266. 1990.
9) Arai H, et al: Surgical experience of 120 patients with lumbosacral lipomas. Acta Neurochir（Wien）143:857-864, 2001.
10) Chapman PH: Congenital intraspinal lipomas, anatomic considerations and surgical treatment. Child's Brain 9: 37-47, 1982.
11) 師田信人，ほか：脊髄脂肪腫の手術. 脳神経外科速報, 19: 8; 908-919, 2009.
12) 西本博：潜在性二分脊椎の診断と治療. 小児外科, 41: 7; 699-703, 2009.
13) Brown E, et al: Prevalence of incidental intraspinal lipoma of the lumbosacral spine as determined by MRI. Spine 19, 833-836, 1994.
14) Shin HJ, et al: Optimal Filum Terminale Thickness Cutoff Value on Sonography for lipoma Screening in Young Children. J Ultrasound Med, 34: 11; 1943-1949, 2015.
15) Lowe LH, et al: Embryology, Anatomy, and Normal Findings. Caffey's Pediatric Diagnostic Imaging(12), (Coley BD) Saunders, Philadelphia Pennsylvania USA, 432-436, 2013.

8 その他体表

何度も記載しているようにUSは画像検査として施行しやすく軟部組織の分解能に優れている検査であり、体表領域に何かしらの異常を認めた場合にはしばしばUSが施行される。

本書籍ではこれまで唾液腺、甲状腺、唾液腺や甲状腺以外の頸部疾患、リンパ節、血管腫・血管奇形、陰嚢、脊髄と領域別に記載したが、この項目に属さない体表領域の疾患が存在する。その代表的なものとして皮膚疾患、軟部組織疾患、神経由来疾患、筋・腱・関節関連疾患等がある。体表領域疾患については初期評価として施行されるUSで、鑑別疾患を絞り込むことが可能であり、疾患によっては断定できる場合もあるため、検査者のこれらの疾患概念の理解は重要である。

この項では本書籍内でこれまで記載した以外の疾患で、かつ比較的頻度が高く、知っておくべき疾患について記載する。

疾患別超音波検査

1. 粉瘤（類上皮嚢腫、皮様嚢腫）

- 粉瘤は被膜内に粥状の皮脂や角質を貯留する表皮または毛包由来の皮膚嚢腫の総称で、病理組織的には類上皮嚢腫や皮様嚢腫等がこれに含まれる。
- 触診上は可動性良好で自覚症状に乏しく、腫瘤触知を訴えるのみの場合が多いが、二次的に感染を伴うと発赤、腫脹、疼痛を伴うようになる。
- 小児の皮下腫瘤としては比較的頻度が高い。
- 全身の皮膚に発生する可能性があるが、顔面、臀部、背部等の皮脂分泌が盛んな部位に好発する傾向がある。
- 単発性腫瘤として発見されることが多いが、多発する場合もある。

超音波所見

- 皮膚との連続性のある嚢胞性病変
- 内部エコーは無エコーから不均質まで様々
- 後方エコーが増強することが多い
- ドプラで内部の貯留嚢胞部分に血流信号は認めない
- 炎症を伴っている場合は皮膚の肥厚、周囲組織の淡い輝度上昇を伴う

典型例画像

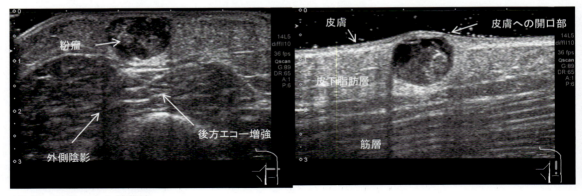

12歳　男児　左上腕粉瘤

　粉瘤は真皮と連続性のある嚢胞性病変として描出され、典型例では境界明瞭な円形または類円形腫瘤で、内部の貯留物に血流信号は認めず後方エコーは増強する。内部は無エコーの場合もあるが低エコーで描出されたり不均質であったり様々である。肉眼的に皮膚に連続する粉瘤からの開口部が確認できることがあり、USで嚢胞性病変から皮膚へと連続する索状構造物が確認できる場合は粉瘤の可能性が高い。二次的に感染を伴っている例では近傍の皮膚の肥厚、表皮・真皮の境界の不明瞭化や、周囲への炎症波及や浮腫による淡い輝度上昇を認めることが多い。被胞化された粉瘤内部の貯留物に血流信号は認めないが、内容物が排出された例や炎症に伴い肉芽を形成した例等では、粉瘤内部に突出した被膜や肉芽部分に血流が確認されることがあるため注意が必要である。

検査の進め方

腫瘤の存在位置を確認する

粉瘤は表皮・毛包由来であり、画像上は皮膚と連続性のある嚢胞性病変として描出される。検査時に用手的に圧迫を加え皮膚と分離して可動する様子が確認できる場合は粉瘤は否定的である。

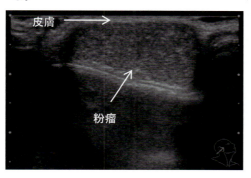

12歳 女児 右頸部粉瘤
腫瘤性病変は皮膚直下に存在し、皮膚と連続性のある腫瘤を疑う。可能ならば検査時に腫瘤を上下左右に圧迫して可動させてみて、皮膚と分離しないことを確認することが望ましい。

腫瘤内部の血流信号を確認する

粉瘤は被膜部分に血流は認めても内部に血流は認めない。ドプラにて腫瘤性病変内部を走行する脈管形態が確認できる場合は粉瘤は否定的である。ただし、内容物の排出や炎症による肉芽を伴う例では粉瘤内部に突出した充実部分の血流が描出されることがある。

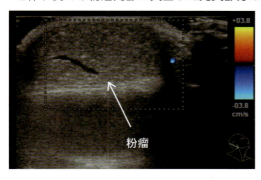

12歳 女児 右頸部粉瘤
ドプラで内部の血流を評価する際には微細な血流を評価できるよう流速レンジを低く設定する。画像では腫瘤の周辺の血流が確認できているが、腫瘤内部に血流信号は確認できない。

腫瘤周囲組織への炎症波及や浮腫性変化の有無を確認する

発赤や疼痛を訴える例では感染を伴っている可能性がある。その場合、近傍の皮膚の肥厚、周囲組織の淡い輝度上昇を認めることが多く、ドプラで周囲組織の血流亢進も確認できる。

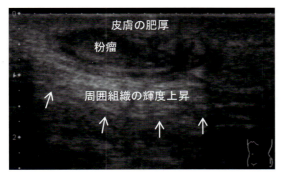

14歳 男児 左臀部粉瘤
数日前より発赤や疼痛を認め、病変部より排膿を認めたため来院した。炎症により皮膚は軽度肥厚し、周囲組織の輝度が淡く上昇している様子が確認でき、二次感染を伴った粉瘤を疑うことができる。

実際の症例

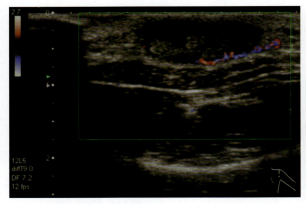

5歳　男児　右肩粉瘤

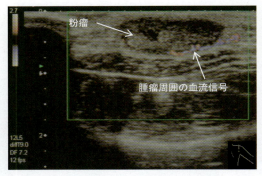

右肩の膨隆に母親が気づき来院、本人は自覚症状は訴えていなかった。膨隆部に一致して約17×8 mmの境界明瞭な楕円形の腫瘤を認め、内部は不均質、後方エコーは軽度増強していた。ドプラで腫瘤内部に血流信号は認めず、粉瘤を疑う超音波所見である。

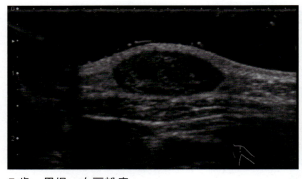

5歳　男児　右肩粉瘤

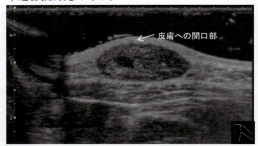

上記と同症例。肉眼的に皮膚に開口部と思われる黒い点が確認でき US で確認してみると、腫瘤性病変から開口部へと向かう低エコーで描出される索状構造物が確認できた。

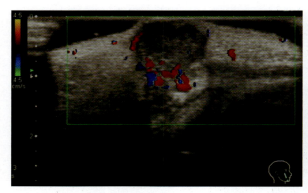

6歳　女児　右頬部粉瘤

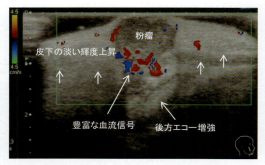

右頬部に発赤、疼痛を伴う腫瘤を訴えて来院した。US では粉瘤を疑う腫瘤性病変を認め、その周囲の輝度が高く炎症を伴った粉瘤を疑った。ドプラでは腫瘤内部には血流は認めず、腫瘤の周囲には炎症を反映して血流が亢進している様子が確認できる。

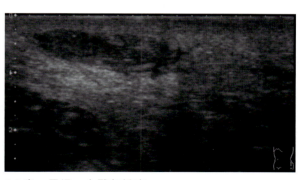
14歳　男児　左臀部粉瘤

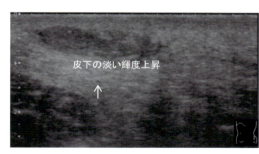
左臀部の圧痛を伴う部位からの排膿があり来院、同部位に約25×9 mmの腫瘤性病変を認めた。腫瘤は境界明瞭であったが不整形で内部不均質、周囲組織の輝度は淡く上昇し炎症を伴った粉瘤も鑑別にあがる所見と考えた。

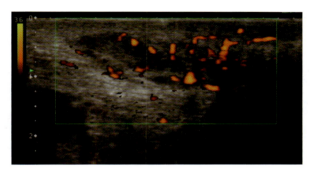
14歳　男児　左臀部粉瘤

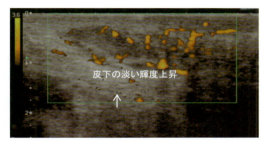
ドプラによる血流評価では、腫瘤の周辺が血流豊富で腫瘤内部にも血流が存在することが確認できている。排膿後であるため内部の被膜や肉芽部分に血流信号が描出されていると考えられる。

☞ Point ☞

- 皮膚への開口部が確認できれば強く粉瘤を疑うことができるが、皮膚や皮膚直下では多重反射の影響を受け、開口部を明瞭に観察できないことも少なくない。音響カプラを用いたり、多くのゼリーを用いると多重反射の影響を受けにくい。
- ドプラで血流評価をする際には流速レンジを5 cm/sec以下程度に落とし、ドプラゲインを上げ、皮膚や皮下組織の血流も確認できる程度に感度を調整して粉瘤内部の血流を確認する。

疾患別超音波検査

2. 石灰化上皮腫

- 石灰化上皮腫は皮膚の毛母細胞由来であるため毛母腫とも呼ばれる。真皮下層や皮下組織内の毛胞の一部から発生する良性腫瘍である。
- 一般的に無痛性で、凹凸を伴うやや硬い皮下腫瘤として発見されることが多い。
- 稀に炎症を伴うことがあり、その場合は発赤や疼痛を訴えることが多い。
- 単発腫瘤であることが多いが、多発する例も少なくない。
- 通常は1〜2cm程度で、巨大なものは5cm以上になることもある。
- 約40%程度は10歳以下に発生し、好発部位は顔面、頸部、上肢に多い。
- 線維性被膜を持つ腫瘤内部には腫瘍細胞が密に増殖し、点状または粗大な石灰化が散在することが特徴的である。

超音波所見

- 真皮内、および皮下脂肪層に存在する腫瘤性病変
- 後方エコーは不変、または減弱することが多い
- 腫瘤内部に石灰化を認めることが多い
- 炎症を伴う場合は周囲組織の淡い輝度上昇を認めることがある

典型例画像

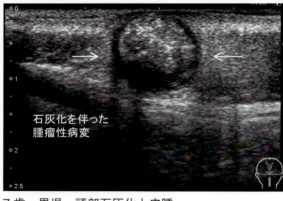
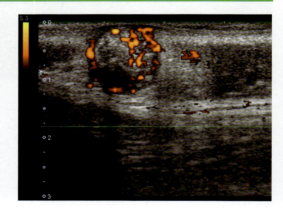

7歳　男児　頭部石灰化上皮腫

　石灰化上皮腫の典型的なUS所見は皮膚に接する境界明瞭な腫瘤性病変で後方エコーは不変、または減弱することが多い。内部は不均質に描出され、微細から粗大な石灰化が複数認められるのが特徴的な所見であるが石灰化を伴っていない場合もある。内部に血流を認める腫瘤であるが石灰化が多数存在する例では音響陰影によって血流信号の検出が困難な場合が少なくない。通常は無痛性であるが疼痛を訴える場合は感染を伴っている可能性があり、その場合は周囲組織の淡い輝度上昇を認めることが多い。

検査の進め方

腫瘤性病変の存在する位置を確認する
石灰化上皮腫は毛根に存在する毛母細胞由来であるため、皮膚と連続しているように描出されるか、または皮膚直下の腫瘤性病変として観察される。

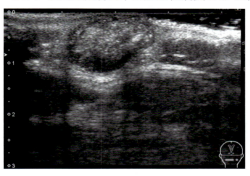

7歳　男児　頭部石灰化上皮腫
腫瘤触知部に一致して約 18×12 mm の腫瘤性病変を認めた。腫瘤は境界明瞭で皮膚に連続するように存在していた。

腫瘤内部に石灰化を検索する
腫瘤内に石灰化を疑う高エコーを検索し、音響陰影が確認できる場合は粗大石灰化と考える。微細または粗大石灰化が複数確認できる場合は石灰化上皮腫を疑う。

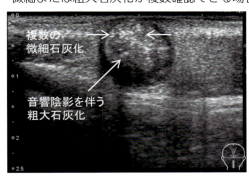

7歳　男児　頭部石灰化上皮腫
腫瘤内に多数の点状高エコーが確認でき微細石灰化を疑う。また音響陰影を伴う粗大石灰化も確認でき、石灰化上皮腫の特徴的な所見を示している。

腫瘤内部の血流の有無を確認する
石灰化上皮腫は細胞成分に富み血流を有する腫瘤である。石灰化による音響陰影が関与しない領域で血流評価を行う。

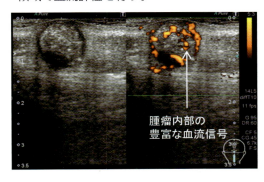

7歳　男児　頭部石灰化上皮腫
パワードプラにて腫瘤内に多くの血流信号が確認できている。石灰化が乏しい例ではBモード画像が粉瘤とも類似するが、血流信号を確認することで嚢胞性病変は除外できる。

実際の症例

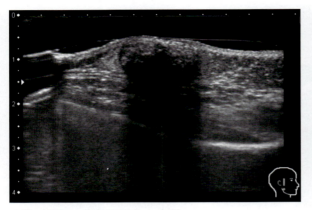

4歳　男児　頬部石灰化上皮腫

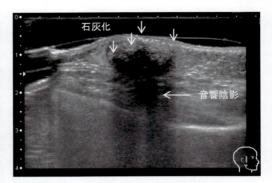

顔面に無痛性の比較的硬い腫瘤を触知して来院。皮膚に接するように存在する腫瘤性病変内部には複数の粗大石灰化が確認できた。

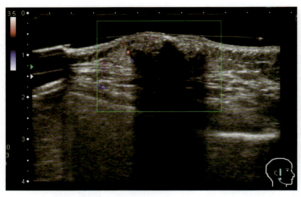

4歳　男児　頬部石灰化上皮腫

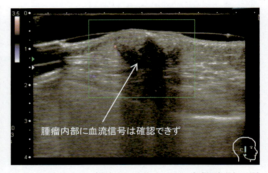

上記と同症例。粗大石灰化とその音響陰影の影響もあり腫瘤内部に明らかな血流信号は確認できなかったが、皮膚に接する腫瘍であることからも石灰化上皮腫が最も疑われる所見と考えた。

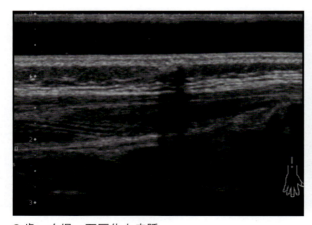

2歳　女児　石灰化上皮腫

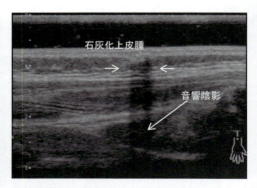

右前腕背側に触知できる腫瘤部分に一致して音響陰影を伴う高輝度構造物が描出された。粗大石灰化は皮膚と連続しており血流信号は確認できなかったが石灰化上皮腫を疑った。

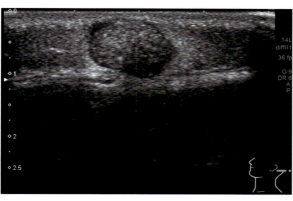

6歳　男児　石灰化上皮腫

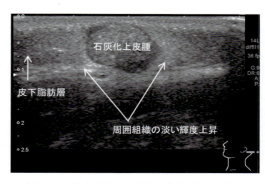

左頸部の圧痛を訴えて来院。皮膚直下に境界明瞭で内部不均質な腫瘤を認めた。内部に石灰化は乏しく、周囲組織の淡い輝度上昇を伴っており炎症を伴う粉瘤も鑑別にあがると考えた。

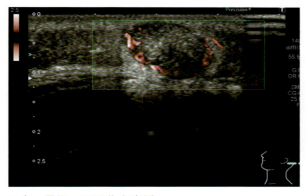

6歳　男児　石灰化上皮腫

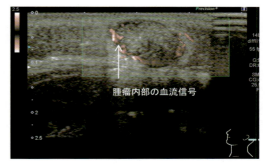

上記と同症例。ドプラを用いた血流評価では腫瘤周辺、腫瘤内部に血流信号が確認できた。囊胞性病変は否定的な所見で、石灰化に乏しい石灰化上皮腫が鑑別にあがる。

> **Point**
> - 皮膚直下の腫瘤で内部に多数の石灰化を伴い、ドプラで血流信号が確認できれば石灰化上皮腫を疑うことができる。しかし、石灰化を伴わない腫瘤では神経原生腫瘍や平滑筋腫等の血流を認める皮下腫瘤との鑑別が困難であることが多い。
> - 石灰化上皮腫は皮膚直下の硬い腫瘤として容易に触れることができるため、超音波で腫瘤を描出することは容易である。

3. 脂肪芽腫

- 脂肪芽腫は3歳以下の小児に好発する良性腫瘍で、未熟な脂肪細胞からなる比較的稀な間葉系腫瘍である。
- 脂肪芽腫は成熟脂肪細胞の増殖による脂肪腫とは異なる。小児においては純粋なる脂肪腫は極めて稀と考えられている。
- 被膜を有し境界明瞭な限局型の脂肪芽腫と、筋層間や周囲臓器に浸潤性に広がる性質をもつ脂肪芽腫症に分類される。後者では完全切除されないと再発することがある。
- 男児が女児の2倍程度多く、好発部位は四肢であるが全身のどこからでも発生する可能性がある。
- 無痛性で徐々に増大する腫瘤性病変として発見されることが多い。急速増大を認める場合もある。

超音波所見

- 境界明瞭な類円形・楕円形腫瘤
- 内部は皮下脂肪組織と同等のエコーパターン
- 乏血性腫瘤

典型例画像

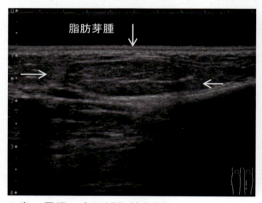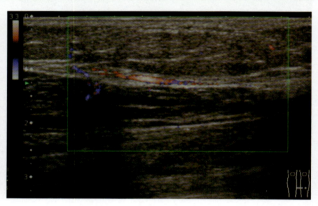

2歳　男児　左下腿脂肪芽腫

　脂肪芽腫の90％は5歳以下に発生し、40％が1歳以下で診断されている。典型例は徐々に増大する無痛性の柔らかい腫瘤として発見され、USで被膜を認める境界明瞭な腫瘤性病変が描出される。脂肪芽腫の内部は皮下脂肪組織と等エコーでエコーパターンも類似し、用手的圧迫にて容易に形状の変化が確認できる。詳細に検索しても血流信号がほぼ確認できないことが多い。小児において脂肪腫は極めて稀とされているが、脂肪芽腫のUS所見は脂肪腫に類似しているためUSで両者の鑑別を行うことは困難である。脂肪芽腫は症状を呈することが少ないが、頸部に発生した場合は徐々に増大し気道に影響を及ぼす可能性があるため、その局在の評価が重要になる。

検査の進め方

腫瘍の被膜や内部エコーを確認する

脂肪芽腫は被膜を有し境界明瞭に描出される。内部は皮下脂肪組織と等エコーで、内部の性状も皮下脂肪組織と類似する。脂肪芽腫症では境界が不明瞭であり、正常な脂肪組織であるか脂肪芽腫症であるかの鑑別が困難である場合も少なくない。

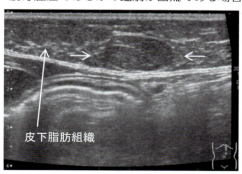

3歳　女児　腹部脂肪芽腫
腹部正中よりもやや左側の皮下脂肪層内に境界明瞭な腫瘍性病変を認め、腫瘍は薄い皮膜を有していると考えられる。腫瘍内部のエコーレベルやUS所見は皮下脂肪組織に類似している。

腫瘍内部の血流信号を確認する

脂肪芽腫は乏血性であり、血流が非常に乏しい、または確認できないことが多い。血流豊富に描出される場合は脂肪芽腫は否定的な所見である。

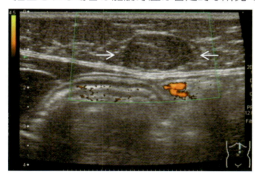

3歳　女児　腹部脂肪芽腫
流速レンジ4.5 cm/sec、ドプラゲインを上げ詳細に腫瘍内部の血流を評価できるように調整した状態で腫瘍性病変の血流を評価している。腫瘍性病変内部に血流信号は確認できない。

腫瘍に用手的に圧迫を加えてみる

脂肪芽腫は非常に柔らかい腫瘍であり、用手的圧迫を加えることで皮下脂肪組織と同等程度の形状の変化が確認できることが多い。

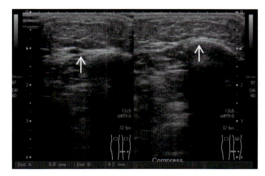

2歳　男児　左下腿脂肪芽腫
左下腿前面に脂肪芽腫を疑う腫瘍性病変を認めている。圧力をかけないように撮影した状態での厚径は約7 mm、用手的に圧迫を加えた状態での厚径は約4 mmと著明な径の変化を認めることから、柔らかい腫瘍であることがわかる。

実際の症例

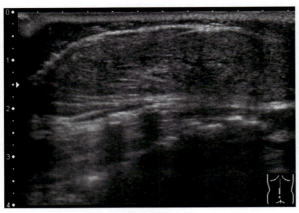

0歳1か月　男児　背部脂肪芽腫

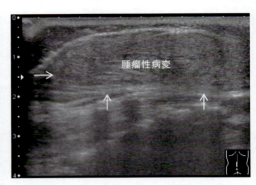

背部の膨隆部に一致して皮下脂肪層内に最大6cmを超える腫瘤性病変を認めた。腫瘤は境界明瞭、内部は等エコーで皮下脂肪組織と類似した所見を呈していた。

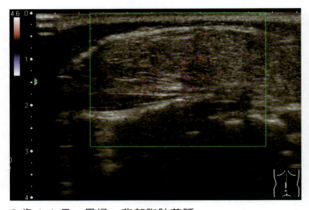

0歳1か月　男児　背部脂肪芽腫

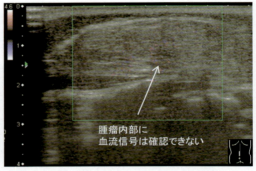

上記と同症例。ドプラゲインを上げた状態で腫瘤内部の血流評価を行っているが、腫瘤内部に血流信号は確認できなかった。

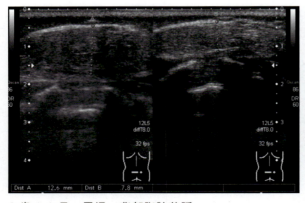

0歳1か月　男児　背部脂肪芽腫

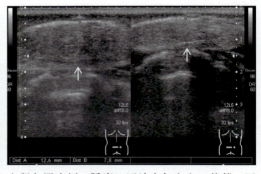

上記と同症例。腫瘤に圧迫を加えない状態、圧迫を加えた状態でそれぞれ径を計測すると、腫瘤径は約13 mmから8 mmへと変化し、柔らかい腫瘤である画像が記録できた。

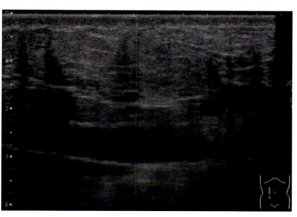

3歳　男児　腹部脂肪芽腫

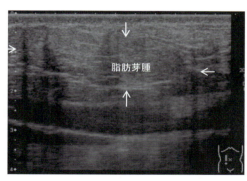

腹部の膨隆部を訴える部位を検索すると脂肪組織の厚みに左右差がある印象であった。厚い部分を詳細に観察すると分葉形の脂肪芽腫を疑う腫瘤が確認できた。

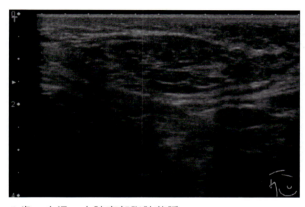

4歳　女児　右腋窩部脂肪芽腫

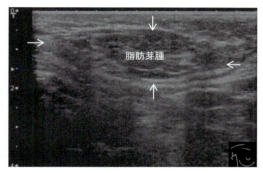

母親が右腋窩部の膨隆を訴えて来院。左腋窩部と比較すると右腋窩部の膨隆部には境界明瞭な腫瘤様の脂肪組織が描出され脂肪芽腫を見ているものと考えた。

☞ Point ☜

- 脂肪芽腫の治療は外科的摘出術が施行されることが多いが、完全切除が困難な場合や脂肪芽腫症では再発も十分に考えられるため、術後数年間はUSで経過観察されることが多い。
- 脂肪芽腫との鑑別として重要なものに脂肪肉腫がある。小児において脂肪肉腫は極めて稀であるが、画像上では脂肪芽腫は乏血性であるのに対し、脂肪肉腫は血流豊富に観察される。

4. ガングリオン

- ガングリオンは関節囊や腱鞘を発生母地とし、内部にムコ多糖類を内胞する単房性、または多房性の貯留囊胞である。
- 内部にゼリー状の粘稠な液体を貯留し、比較的硬い腫瘤として触知されることが多い。
- 無症状のことが多いが、発症部位や大きさによって自発痛や圧痛を伴うことがある。
- 10〜20歳代に多く男性より女性にやや多い。
- 頻度の高い腫瘤で好発部位は手指および足であり、特に手関節背側に多くみられる。
- 壁は線維性被膜によって被胞化された囊胞性病変であり、関節腔との直接的な交通はないが骨や腱と連続性がある。

超音波所見

- 単房性または多房性囊胞性病変
- 骨または腱との連続性を認める
- 内部は多くが無エコーで描出されるが混濁している場合もある

典型例画像

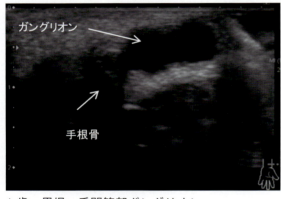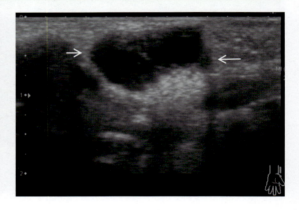

1歳　男児　手関節部ガングリオン

　典型的なガングリオンでは手指や足に比較的硬い無痛性の腫瘤性病変を訴え、その部位にプローブをあてると囊胞性病変が描出される。囊胞性病変がガングリオンであれば形状は単房性または多房性で、骨や腱との連続性が確認できる。内部は混濁している場合もあるが多くが無エコーで描出され血流信号は認めない。内部には粘稠な液体を貯留しているため、囊胞性病変を描出したままプローブで用手的圧迫を加えても形状の変化が乏しい場合が多い。

検査の進め方

✓ 腫瘤性病変と近傍の関節や腱との連続性を確認する

ガングリオンは骨や腱から連続する囊胞性病変である。明らかな連続性が確認できなくても骨や腱と接する部分が確認できればガングリオンが鑑別にあがる。

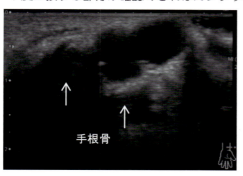

1歳　男児　手関節部ガングリオン
囊胞性病変は深部で手根骨へと連続しているように描出されており、ガングリオンが鑑別にあがる。用手的圧迫を加え可動性を観察することも有効である。

✓ 腫瘤性病変の形状や内部エコーを評価する

ガングリオンは単房性、または多房性で境界明瞭、内部は明瞭な無エコーで描出されることが多い。比較的硬い囊胞性病変で用手的圧迫を加えても形状の変化に乏しいことも特徴的である。

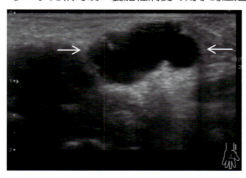

1歳　男児　手関節部ガングリオン
囊胞性病変は境界明瞭、分葉形、内部は明瞭な無エコーで描出されている。用手的圧迫を加えて形状の変化に乏しいようであれば、典型的なガングリオンの所見である。

✓ 腫瘤内部の血流の有無を評価する

ガングリオンは貯留囊胞であり、腫瘤内部に血流信号は認めない。腫瘤内部に血流信号を伴う充実部分を認める場合はガングリオンは否定的である。

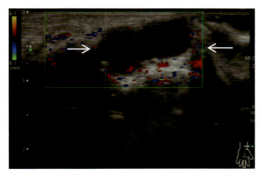

1歳　男児　手関節部ガングリオン
周囲の脈管や組織への血流信号が確認できる程度までドプラの流速レンジとゲインを下げた状態で観察を行う。囊胞性病変内部や被膜に明らかな血流信号は確認できない。

実際の症例

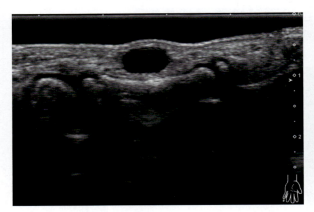

6歳 女児 左第5指ガングリオン

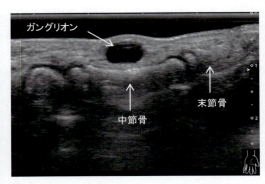

左第5指の皮下腫瘤を主訴に受診、USで約9×6 mmの嚢胞性病変を認めた。嚢胞性病変は皮膚直下に類円形、境界な腫瘤として描出され、ガングリオンの他にも粉瘤が鑑別にあがった。

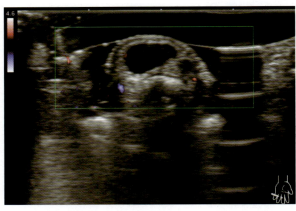

6歳 女児 左第5指ガングリオン

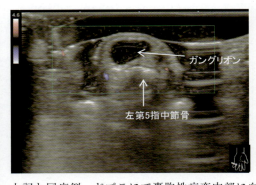

上記と同症例。ドプラにて嚢胞性病変内部に血流は認めなかった。嚢胞性病変は腱との連続性があるように観察され、指の屈伸により若干の可動性が確認できガングリオンを疑った。

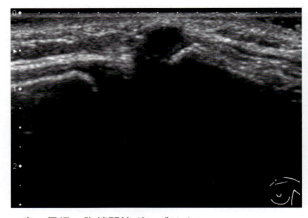

4歳 男児 胸鎖関節ガングリオン

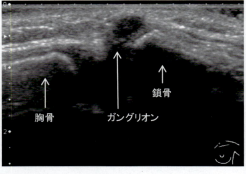

胸部左側の皮下腫瘤を訴えて来院。USにて左鎖骨の内側で胸鎖関節へと連続する嚢胞性病変を認め、ガングリオンを疑った。

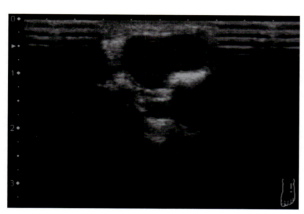

15歳　男児　左足部ガングリオン

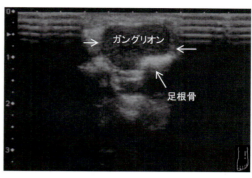

足背に膨隆を訴え施行したUSにて皮下脂肪層内に多房性囊胞性病変を認めた。内部は無エコーではなく低エコーで描出されたが深部で足根骨へと連続する様子が確認できガングリオンを鑑別にあげた。

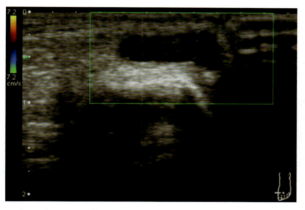

3歳　女児　左第1趾ガングリオン

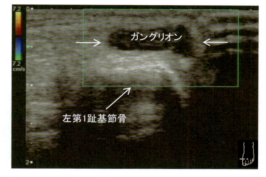

左足拇趾の皮下腫瘤精査目的で施行したUSにて約16×7 mmの囊胞性病変を認めた。深部で基節骨に連続しているように描出され、用手的圧迫では皮下脂肪層と分離するように可動が確認でき、ガングリオンを疑った。

☞ Point ☞

- ガングリオンの成因は不明であるが、関節囊周囲の線維芽細胞から過剰に産生されたヒアルロン酸が貯留し小胞となり、増大や癒合により囊腫を形成すると考えられている。
- 小児では稀であるが関節由来の囊胞性病変として滑液胞炎が鑑別にあがる。関節の滑液胞が炎症を伴ったもので、被胞化した囊胞性病変として描出されるが、通常柔らかく容易に形状が変化する点がガングリオンと異なる。
- 皮膚に突出するように大きくなった例では粉瘤等の皮膚病変との鑑別が難しい場合がある。
- 皮膚病変との鑑別に迷う場合は用手的圧迫や指や関節の屈伸運動等により病変を可動させ、皮膚との分離を試みる。病変と皮膚の分離が確認できれば皮膚腫瘍は除外できる。

5. 神経鞘腫

- 神経鞘腫は末梢神経の周囲を取り囲む神経鞘由来の良性腫瘍である。比較的頻度の高い疾患で、全身の神経鞘から発症する可能性がある。
- 神経に沿って存在し緩徐に増大する腫瘤性病変である。被膜を有し類円形から楕円形を呈し、画像検査で神経との連続性が確認できる場合がある。
- 多くは皮下組織や筋肉などの軟部組織に発生するが、脳神経、脊髄神経、消化管などの様々な部位に生じる。
- 30〜40歳代の症例が最も多いが、乳児から高齢者まで幅広くみられる。
- 多くの症例では無症状であるが、神経と関連して局所の圧痛や放散痛を認める場合がある。

超音波所見

- 境界明瞭で楕円形〜類円形
- 内部はやや不均質である場合が多く、無エコー領域を伴うことがある
- 後方エコーは増強することが多い
- ドプラにて比較的豊富な血流信号を認める
- 腫瘤から神経へと連続し先細る形態が確認できることがある

典型例画像

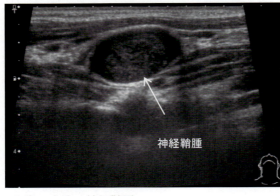
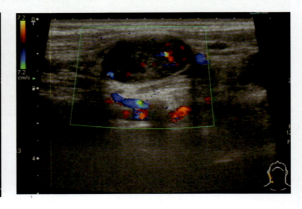

16歳　女性　神経鞘腫

　神経鞘腫は全身の末梢神経から発症する可能性のある腫瘤性病変で、典型例では類円形〜楕円形、被膜を有するため境界明瞭に描出される。内部は充実成分に富みやや不均質に描出されることが多く、内部に無エコー領域を伴うこともある。後方エコーが増強することが多く、ドプラにて比較的豊富な血流信号が確認できることが多い。神経鞘腫の多くは皮下組織や筋肉などの軟部組織に発生するため、他の軟部腫瘍との鑑別が問題となる場合があるが、由来神経へと先細る形態が確認できれば強く神経鞘腫を疑うことができる。

検査の進め方

腫瘤の形態、内部エコー、後方エコーを確認する

神経鞘腫には被膜があり境界明瞭楕円形〜類円形で、内部は均質の場合もあるが不均質な低エコーで描出されることが多く、嚢胞性領域を伴っている場合がある。また、後方エコーの増強が確認できる場合が多い。

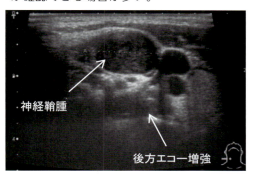

16歳　女性　神経鞘腫
腫瘤は皮下組織内に観察され、境界明瞭、類円形、内部は不均質な低エコーで描出され、後方エコーは増強している。

ドプラにて内部の血流評価を行う

神経鞘腫は腫瘤内部に比較的豊富な血流信号が確認できる場合が多い。流速レンジを10 cm/s以下程度に下げ、ドプラゲインを上げた状態で腫瘤内の血流を評価する。

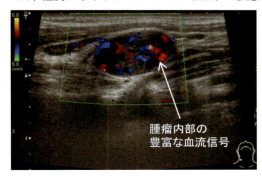

16歳　女性　神経鞘腫
流速レンジ5.8 cm/sで腫瘤内部の血流信号を評価している。腫瘤内部には豊富な血流信号が確認でき、神経鞘腫も鑑別にあがる所見である。

神経の走行に沿って先細る形態の有無を確認する

神経鞘腫は神経鞘由来で正常の神経周囲に存在している。USでは神経鞘腫から既存の神経へと先細る様子が確認できる場合があり、この所見が得られれば強く神経鞘腫を疑うことができる。

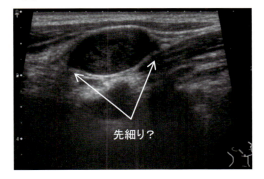

16歳　女性　神経鞘腫
神経鞘腫が鑑別にあがると考え、腫瘤の上下方向に膨錘状に先細る形態を検索したところ、画像のような形態が確認できた。
明瞭に神経への連続性が確認できてはいないが、この形態から神経鞘腫が疑わしい所見であると考えた。

実際の症例

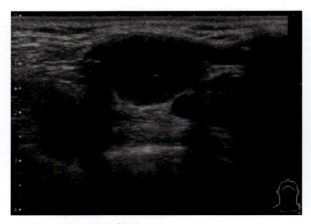

21歳　女性　神経鞘腫

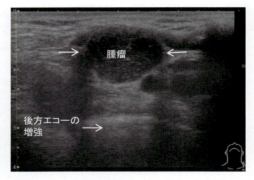

左鎖骨上に腫瘤を触知して来院。鎖骨下動静脈の頭側に約26×24×24 mmの腫瘤性病変を認めた。境界明瞭、類円形、内部は不均質な低エコーで無エコー領域を伴い、後方エコーは増強していた。

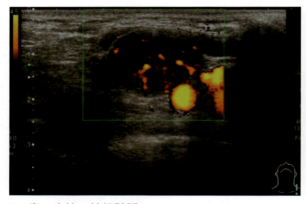

21歳　女性　神経鞘腫

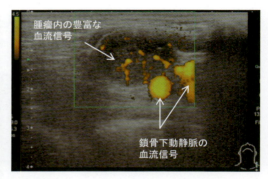

上記と同症例。ドプラでは比較的豊富な血流信号が確認できた。周囲のリンパ節は正常、または反応性の形状を示し、リンパ節門を反映した血流信号も確認できず、リンパ節腫大ではなく充実性腫瘤性病変が疑われると考えた。

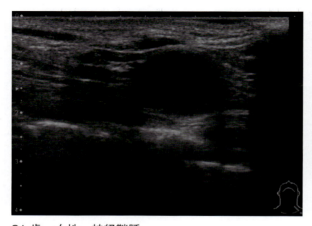

21歳　女性　神経鞘腫

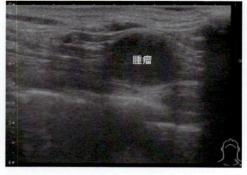

上記と同症例。神経鞘腫も鑑別にあげたが神経に沿って先細る形態は確認できなかった。後に摘出術が施行され病理組織から神経鞘腫と診断された。

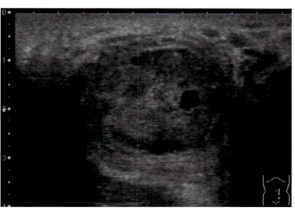

13歳　男児　腹部神経鞘腫

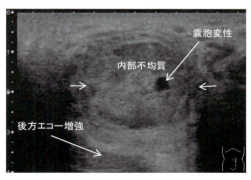

腹部皮下に腫瘤を触知して来院。皮下組織内に約 31×28×27 mm の腫瘤性病変を認めた。境界明瞭、類円形、内部は不均質で一部囊胞変性を伴い、後方エコーは増強していた。

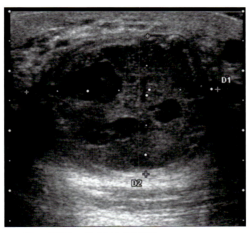

13歳　男児　腹部神経鞘腫

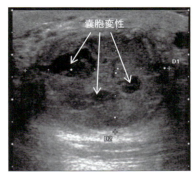

上記と同症例。2か月後の経過観察で腫瘤の大きさに著変は認めていないが、囊胞変性が増加していた。この後、摘出術が施行され神経鞘腫と診断された。

☞ Point ☞

- 神経鞘腫が悪性化することは極めて稀とされている。
- 神経鞘腫は単発性であることが多いが、稀に多発することもある。
- 頸部の神経鞘腫では傍咽頭間隙に発症する例もあり、その場合はほとんどが迷走神経由来である。

6. 横紋筋肉腫

- 横紋筋肉腫は横紋筋の特性を有する未分化な間葉系細胞から発生する悪性腫瘍である。
- 小児軟部肉腫で最も頻度が高く、全体の約70％が10歳未満で診断される。
- 腫瘍倍増時間が短く急速増大する傾向にあるが、横紋筋肉腫自体は無症状である。
- 発生は横紋筋のみならず、全身の多様な臓器から発生する。頭頸部、膀胱・前立腺・腟等の泌尿生殖器、四肢、体幹が好発部位としてあげられる。
- 組織学的には ①胎児型 ②胞巣型 ③多形型 ④混合型に分類される。胎児型は小児に最も多く、頭頸部や泌尿生殖器に好発する。胞巣型は年長児の体幹や四肢に多い。
- 一般的に胎児型と比較して胞巣型は予後不良である。

超音波所見

- 形状は不整形
- 腫瘤内部は不均質
- しばしば嚢胞変性を伴う
- 腫瘤内血流は非常に豊富

典型例画像

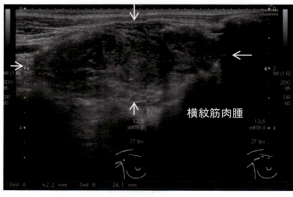
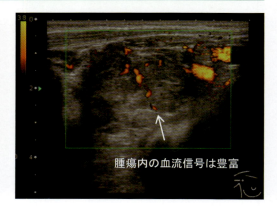

4歳　男児　腋窩部横紋筋肉腫

　横紋筋肉腫は腫瘍倍増時間が短いため、数cmから十数cm程度の比較的大きな腫瘤として発見されることが多い。腫瘤内部は低エコー領域、高エコー領域が混在する不均質な腫瘤として描出され、大きな腫瘍ではしばしば嚢胞変性を伴う。形状は不整形、境界は明瞭である場合が多く、腫瘤内部全体に豊富な血流信号が確認できる。軟部組織に存在する大きい血流豊富な腫瘤を認めた場合は、必ず横紋筋肉腫を念頭に鑑別をすすめる。横紋筋肉腫は周囲組織へと浸潤する可能性があるため、超音波検査では周囲に隣接する正常構造物に対して浸潤がないか確認することも重要である。

検査の進め方

腫瘤性病変の大きさ、形態、内部エコーの評価を行う

横紋筋肉腫は比較的大きな腫瘤として発見されることが多く、不整形で内部は低〜高エコーが混在し不均質に描出される。大きな腫瘤であるほど腫瘤内部に囊胞変性を伴うことが多い。

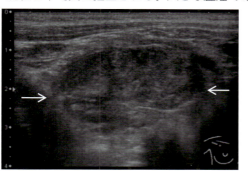

4 歳　男児　腋窩部横紋筋肉腫
膨隆を訴える腋窩部に約 52×46×28 mm の腫瘤を認めた。腫瘤は皮下組織内に存在し、境界明瞭、不整形、内部不均質に描出されており、横紋筋肉腫を鑑別にあげて検査をすすめるべき US 所見である。

腫瘤内の血流の多寡を確認する

横紋筋肉腫は血流が豊富な腫瘤として観察される。ドプラの流速レンジを 5 cm/sec 程度まで下げ、ドプラゲインを上げた状態で腫瘤内部の血流評価を行う。

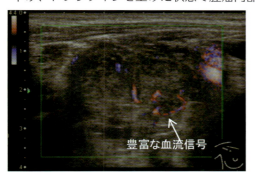

4 歳　男児　腋窩部横紋筋肉腫
流速レンジ 4.4 cm/sec に調整し、腫瘤内の血流信号を評価している。腫瘤内には豊富な血流信号が確認でき、B モード所見と合わせて横紋筋肉腫を疑う所見と判断できる。

周囲組織との関係性を確認する

腫瘍が存在する位置を確認し、周囲組織への浸潤所見の有無を確認する。腫瘍と筋や脈管が接している場合は浸潤を疑って検査をすすめる。

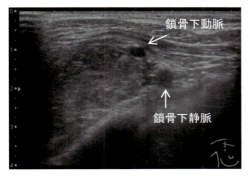

4 歳　男児　腋窩部横紋筋肉腫
腋窩部の腫瘍の尾側には鎖骨下動脈と鎖骨下静脈が走行している様子が確認できる。鎖骨下動脈は腫瘍と接しているため浸潤の可能性があるが、鎖骨下静脈と腫瘍とはやや離れて観察されている。

実際の症例

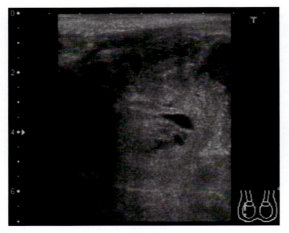

5歳　男児　右陰嚢内横紋筋肉腫

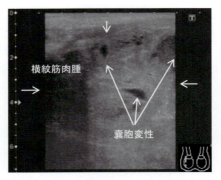

陰嚢の腫大を主訴に来院、陰嚢内には直径10 cm程度の腫瘤性病変を認めた。右陰嚢内は腫瘤性病変で満たされ、腫瘤内部は不均質で嚢胞変性を反映する無エコー領域も混在していた。

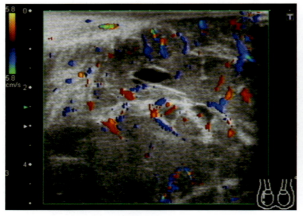

5歳　男児　右陰嚢内横紋筋肉腫

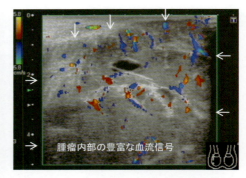

上記と同症例。ドプラでは腫瘤内部全体に豊富な血流信号が確認できた。腫瘤性病変の超音波所見に加え、腫瘤自体が急速増大した経過も考慮して横紋筋肉腫が疑われた。

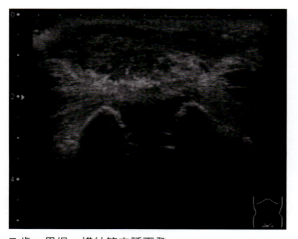

7歳　男児　横紋筋肉腫再発

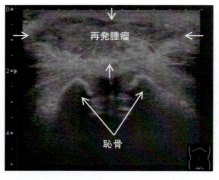

上記と同症例。陰嚢摘出術2年後に恥骨近傍の膨隆を訴え、恥骨の腹側に腫瘤性病変を認めた。不整形、内部不均質で横紋筋肉腫を疑う所見であり、再発腫瘤と考えられた。

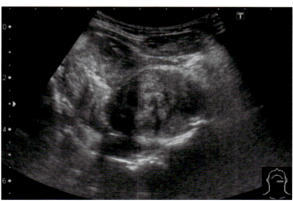

1歳　男児　左頸部横紋筋肉腫

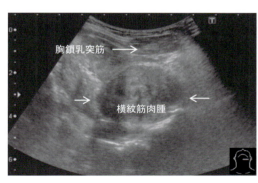

左頸部膨隆を主訴に来院、膨隆部にプローブをあてると胸鎖乳突筋の背側に約45×40×38 mmの類円形腫瘤を認め、境界明瞭、内部不均質であった。腫瘤全体が把握できるようにコンベックスプローブで観察している。

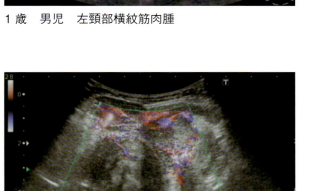

1歳　男児　左頸部横紋筋肉腫

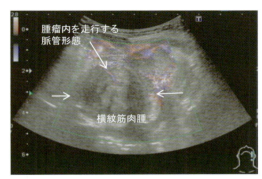

上記と同症例。啼泣のため腫瘤内部の詳細な血流評価は困難であったが、それでも腫瘤内には複数の脈管の走行が確認でき、血流豊富な腫瘤であることが確認できた。

☞ Point ☜

- 啼泣下におけるドプラでの血流評価では、モーションアーチファクトや鳴き声によるアーチファクトにより、詳細な血流信号の評価が困難な場合もしばしばある。啼泣下では通常よりも流速レンジを上げ、ドプラゲインを下げた状態で評価を行う。
- 画像検査で転移が確認できなくとも転移病変が広がっている可能性が高い疾患であるため、基本的には全例に化学療法が施行される。USでは主病変以外にも転移性腫瘍がないか検索することも重要である。

7. 外傷性異物

- 外傷に伴い異物が皮膚を貫通し、皮下組織内に残存したものを外傷性異物と呼ぶ。
- 異物として頻度の高いものに木片やガラス片があり、その他にも金属、針、プラスチック片、石等がある。
- 外傷性異物周囲には血腫を伴っている場合がある。
- 通常、外傷性異物が存在する場合は外傷から時間が経っていない場合が多いが、外傷からある程度時間が経過している場合では、異物が感染源となり周囲に膿瘍形成を伴う場合がある。
- 異物が小さい場合は異物の残存に気づかず炎症や膿瘍形成を伴った後に炎症性腫瘤性病変として気づかれる場合がある。

超音波所見

- 外傷部近傍の高輝度構造物
- 異物は音響陰影を伴うことが多い
- 異物周辺組織に炎症や浮腫を反映した淡い輝度上昇を伴うことがある
- 異物周辺に血腫や膿瘍を反映した液体貯留を認めることがある

典型例画像

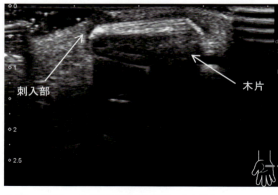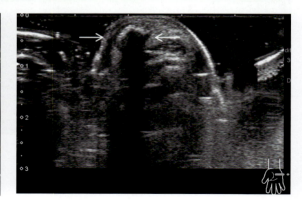

6歳　男児　右手掌外傷性異物（木片）

　小児において外傷性異物は遭遇する頻度の低い疾患ではない。異物として頻度の高い物は木片、ガラス片、金属、針、プラスチック片、石等があり、いずれも人体内の構造物とは音響インピーダンスが大きく異なるため、人体内では強い超音波の反射が起こりUS画像上では高輝度な構造物として描出される。小さな異物以外では後方エコーの減弱を認めることが多く、USにて異物の描出は比較的容易な場合が多い。異物の周囲組織では炎症性変化や浮腫性変化を伴うことが多く、その場合はUSにて異物周囲組織の淡い輝度上昇が観察される。

検査の進め方

 ### 外傷部位周辺の皮下組織に高輝度構造物を検索する

外傷性異物は超音波の強い反射により高輝度の構造物として描出されることが多い。外傷部位の周辺を全体的に検索すれば異物の発見は容易であることが多い。

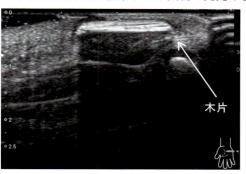

6歳　男児　右手掌外傷性異物（木片）
外傷部直下に約 24×7 mm 程の音響陰影を伴う高輝度構造物を認め、外傷性異物を疑う。音響陰影が強く深部側の観察が困難であるため、多方向から観察して全体を把握することが大切である。

 ### 異物の位置や深さを確認する

異物を発見したらその大きさに加えて、どの位置か、どの程度の深さかについて確認する。異物は一つとは限らないので、その周辺に他にも異物がないか確認する。

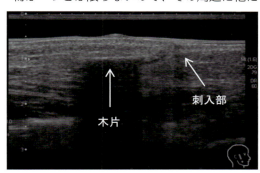

11歳　男児　右頬部外傷性異物（木片）
外傷部から連続する低エコー領域を認め、その先に音響陰影を伴う異物と思われる構造物が確認できる。異物は皮下脂肪組織内に位置している様子が確認できる。

 ### 外傷部周辺の液体貯留を検索する

外傷部分周辺に液体貯留を認める場合は外傷に伴う血腫の可能性が高く、異物が存在するとすれば血腫の中心部分に描出されることが多い。

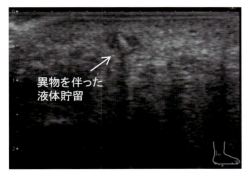

14歳　女児
右足踵部外傷性異物（ガラス片）
ガラス片を踏み受傷、異物であるガラス片の周辺には不均質な液体貯留が確認でき、血腫を伴っていると予測される。

実際の症例

6歳　女児　臀部外傷性異物（木片）

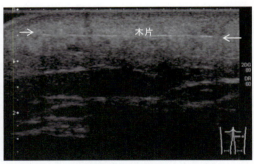

木製ベンチの棘状の木片が刺さり来院。長さ35mmの異物と思われる線状の高エコーが描出されている

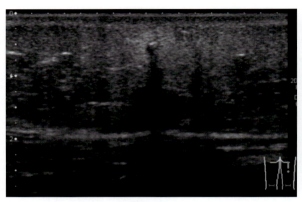

6歳　女児　臀部外傷性異物（木片）

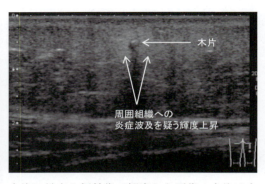

木片に対する短軸像で観察した画像。木片は皮下脂肪内に存在し、周囲組織の炎症や浮腫に伴うものと思われる淡い高エコー領域が確認できる。

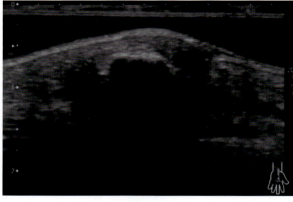

12歳　女児　左手掌外傷性異物（石）

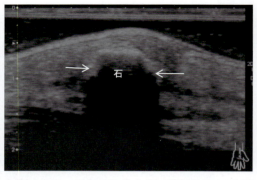

公園で転倒、疼痛が改善せずに外傷後約24時間後に来院した。USにて受傷部である手掌に約14mmの異物が確認できた。外科的に摘出されたのは直径15mm程の類円形の石であった。

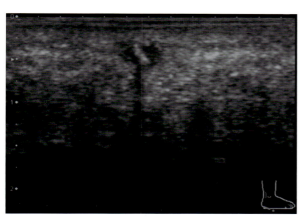

14歳　女児　右足踵部外傷性異物（ガラス片）

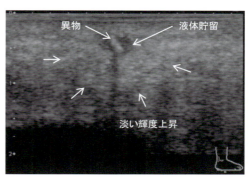

ガラスを踏みつけて受傷したが、自身で数個の刺さったガラス片を摘出していた。外傷3日後に外傷部の腫脹が改善せずに来院、USにて約2×1 mmの異物が確認できた。異物の周辺には皮下脂肪組織の輝度上昇と液体貯留を伴っており、血腫を疑った。

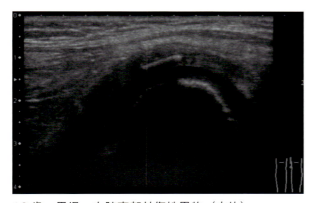

12歳　男児　右膝窩部外傷性異物（木片）

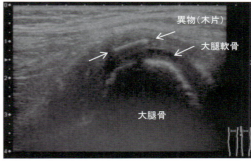

アスレチックで転倒、足に刺さった木の枝を自身で抜去した。疼痛改善せずに2日後に来院、筋層よりも深部で大腿軟骨近傍に14 mm程の異物を認めた。刺入した枝の一部の残留と考えられ、外科的に摘出された。

👉 Point 👉

- 外傷性異物においてしばしば単純X線検査やCT検査が施行されるが、木片やガラス片、小さな異物等ではX線吸収が弱く、異物の描出が困難である場合が多い。
- 原因不明の皮下の限局性の血腫や膿瘍を認めた場合は病変部の外傷歴を聴取し外傷性異物による合併症も念頭に検索を行う。外傷性異物による血腫や膿瘍の場合は、液体貯留の中心部周辺に異物が存在することが多い。

8. 皮膚結核

- 2007年以降、わが国では結核に対する予防接種として生後6か月未満でのBCGワクチン1回接種が推奨されているが、この予防接種による副反応の一つに皮膚結核がある。
- 皮膚結核は真性結核と結核疹に大別される。BCGワクチンの副反応としての皮膚結核では真性結核は稀で、ほとんどが結核疹である。
- 真性結核は結核菌が局所で増殖し病変を形成したもので背景に免疫不全が存在することが多い。結核疹はBCG接種後に結核菌、および代謝産物に対するアレルギー反応であり、病変部の組織生検や培養を行ってもほとんど菌は検出されない。
- 結核疹は一般的にBCG接種後2週間～6か月程度で出現することが多く、無治療で自然軽快する。

超音波所見

- BCGワクチンを接種した側の上肢または胸部の皮下腫瘤
- 形状は不整形、内部は不均質な低エコー
- 血流豊富な腫瘤として描出される
- 液体貯留を伴う場合がある

典型例画像

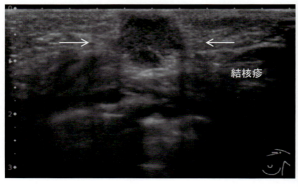 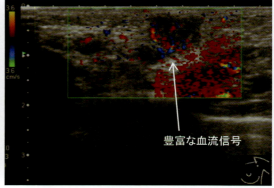

0歳8か月　男児　結核疹

　BCGワクチン接種後に出現する皮膚結核はほとんどが結核疹であり、結核疹はBCGワクチン接種後数週間から6か月程度で出現することが多い。2007年以降は生後6か月未満でBCGワクチンを接種することが推奨されているため、生後2歳程度までの皮下腫瘤の場合は皮膚結核を念頭において検査をすすめる。典型例では皮下組織内に不整形、内部不均質な低エコー、血流豊富な腫瘤として描出される。BCGワクチンを接種した側の上肢であれば結核疹の可能性が高い。真性結核では結核菌の増殖に伴い膿瘍形成を認める場合があり鑑別に有用な所見であるが、結核疹でも病変部の壊死等により液体貯留を認めることがあり、超音波画像だけで真性結核か結核疹かの鑑別は困難である。

検査の進め方

左右どちらの腕にBCGワクチンを接種したのか確認する

多くはBCGワクチンを接種した側の上肢の腫瘤を訴えて来院する。BCGワクチンを接種した部位を聴取し、腫瘤を認める側と一致するかを必ず確認する。

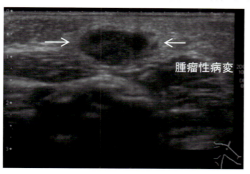

0歳10か月　男児　結核疹
BCGワクチン接種後5か月で、接種した側の上肢に腫瘤性病変を認めて来院した。USで皮下に腫瘤性病変が確認できるため、BCGワクチンの接種状況から結核疹は念頭に置いた状態で検査をすすめるべきである。

腫瘤の局在や内部の性状を評価する

皮膚結核は皮膚から皮下組織に存在する。不整形、内部不均質であることが多く、内部に豊富な血流が検出される。周囲組織の炎症や浮腫を反映した淡い輝度上昇や、病変内部に液体貯留を伴うことがある。

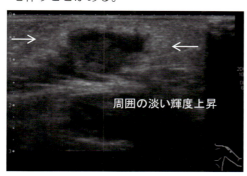

0歳10か月　男児　結核疹
腫瘤は皮下組織に存在し、不整形、内部不均質な低エコーで周囲組織の淡い輝度上昇を伴っている。

腋窩リンパ節の腫大の有無を確認する

BCGワクチン接種後の副反応として腋窩リンパ節腫大を認めることも多いため、リンパ節腫大の程度を確認しておく。結核疹では反応性リンパ節腫大の形態を呈していることが多く、ドプラにてリンパ節門の血流が確認できることが多い。

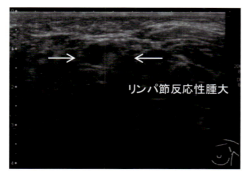

0歳8か月　男児　結核疹
近傍の腋窩リンパ節を観察している。最大径は約8 mmで境界明瞭、楕円形、内部にはリンパ節門と思われる高エコー領域も確認できる。

実際の症例

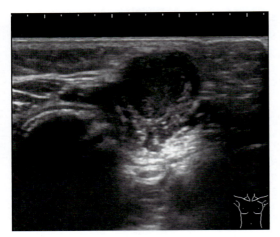

0歳9か月　女児　結核疹

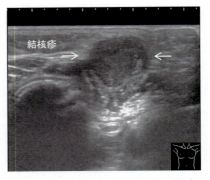

BCG接種後3か月、左肩腹側に腫瘤を触れ来院した。約16×15 mmの腫瘤性病変を認め、不整形、内部不均質、触ると明らかに痛がる様子が確認できた。

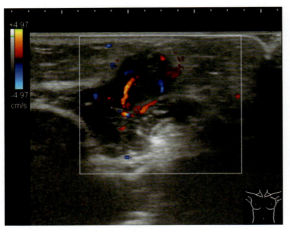

0歳9か月　女児　結核疹

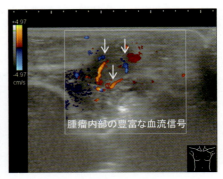

上記と同症例。腫瘤性病変にはドプラにて豊富な多方向性の血流が確認でき、リンパ節腫大は否定的であり、結核疹が疑われる所見と考えた。

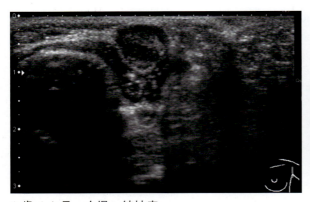

1歳4か月　女児　結核疹

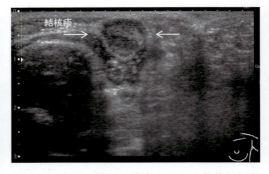

上記と同症例。最初の検査から7か月後の経過観察画像である。無治療で経過観察中大きさは約9×8 mmと縮小し、腫瘤内の血流は周囲組織と同等程度に描出されていた。この後、2歳時に施行されたUSでは腫瘤は描出されなかった。

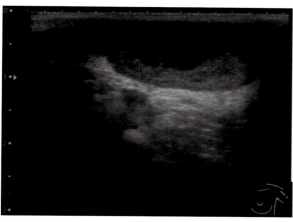

0歳8か月　女児　結核疹

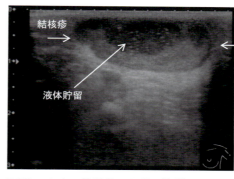

BCGワクチン接種後3か月、接種側の肩に膨隆を認め来院。USにて同部位に混濁した液体貯留を伴った腫瘤性病変を認め、BCGワクチン接種の既往から皮膚結核が疑われた。

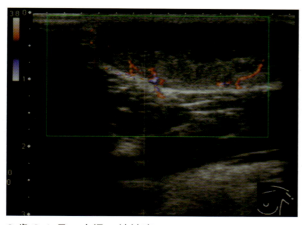

0歳8か月　女児　結核疹

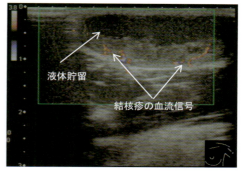

ドプラで腫瘤部分に豊富な血流信号を認めた。液体貯留部は膿瘍の可能性もあると考え、真性結核も除外できないと考えた。同病変はこの1年後にはほぼ消失し臨床的に結核疹と診断された。

☞ **Point** ☜

- BCGの副反応としては腋窩リンパ節腫脹が最も多く、次いで接種局所の膿瘍形成が多い。結核疹の報告例は比較的稀とされているが、自然治癒傾向があることから報告されていない症例も多いと考えられている。
- 皮膚結核ではリンパ節腫脹との鑑別が困難な場合がある。BCGの副反応におけるリンパ節腫脹では反応性リンパ節腫大の形態を示すため境界明瞭で楕円形、または類円形であることが多く、ドプラにてリンパ節門から流入出する血流信号が確認できればリンパ節腫大を疑うことができる。

9. 女性化乳房症

- 女性化乳房症は男性に乳房の発育を認める疾患で、エストロゲン過剰が原因と考えられている。加齢や肝疾患、甲状腺中毒症、薬剤服用を原因として発症する続発性と、小児期より発症する遺伝性に分類される。
- 小児例の多くは二次性徴の始まりに伴うエストロゲンの分泌増加やアンドロゲンとのバランス不均衡を原因とした一過性の女性化乳房症であり、その場合は病的意義はない。
- 小児例ではその他に、遺伝性、持続的薬剤服用を原因とする薬剤性、肝疾患やホルモン産生性腫瘍等の器質的疾患が原因となる可能性がある。
- 小児例では片側の場合もあるが両側性乳房腫大を呈することが多い。
- 女性化乳房により腫大した乳房は有痛性であることが多い。

超音波所見

- 乳頭直下の不均質で境界不明瞭な低エコー領域
- 低エコー領域の周囲に高エコー領域を伴うことがある
- 両側性であっても厚みに左右差を認めることが多い

典型例画像

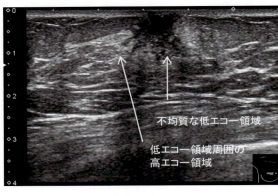 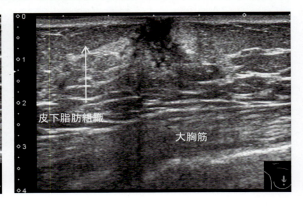

12歳　男児　女性化乳房症

　有痛性の乳頭部周囲の腫脹を訴える場合は女性化乳房症を念頭に検査をすすめる。小児の女性化乳房症は二次性徴による一過性のものが多く、9～12歳程度で乳房痛を訴える場合は特に女性化乳房症が疑われる。正常例では乳頭自体が低エコーで描出され、皮膚、皮下脂肪組織、筋組織が描出されるのみであるが、女性化乳房症例では乳頭直下に皮下脂肪組織や筋組織とは異なる不均質な低エコー領域が描出され、その周囲に高エコー領域を伴っている場合もある。女性化乳房症の低エコー領域や高エコー領域はドプラでは乏血性に観察される。両側性であることが多いが乳房の腫大の程度には左右差を認めることが多く、乳頭直下の所見について左右対比しながら評価をすすめると乳腺組織に気づきやすい。

検査の進め方

✓ 乳頭直下に不均質な領域を検索する

乳頭直下の乳腺組織の有無について検索する。乳頭直下に皮下脂肪組織や筋組織と異なる不均質な領域が描出される場合は女性化乳房症が疑われる。

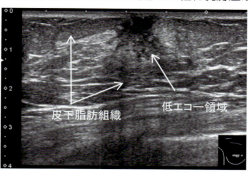

12歳　男児　女性化乳房症
乳頭直下で皮下脂肪層内に広がるように不均質な低エコー領域を認め、その周囲には高エコー領域も確認できる。女性化乳房症を疑う所見である。

✓ 両側の乳房について観察を行う

片側の症状を訴える場合においても腫大の程度に左右差を認める女性化乳房症の可能性があるため、両側の乳頭直下の低エコー領域の有無について評価を行う。

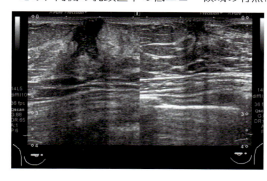

12歳　男児　女性化乳房症
乳頭直下を左右対比している画像。左右を同様の断面で表示することで、容易に左右を比較することができる。左側は右側と比較して腫大は乏しいが、低エコー領域の周囲に僅かに高エコー領域が確認できる。

✓ 腫瘤性病変が存在しないことを確認する

乳頭周辺の皮膚や皮下の腫瘤性病変が存在しないことを確認する。また、女性化乳房症の経過が長い例では乳癌を合併することがあるため、乳腺組織を反映した領域内に腫瘤性病変がないことを確認する。

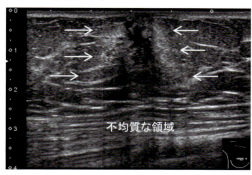

12歳　男児　女性化乳房症
USにて女性化乳房症を疑うことは、本症例のように比較的容易である場合が多い。女性化乳房症を疑う場合は、乳頭直下だけでなく不均質な領域全体を観察して腫瘤性病変がないことを確認しておく。

実際の症例

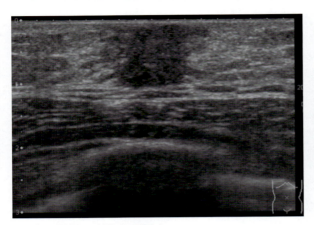

11歳　男児　女性化乳房症

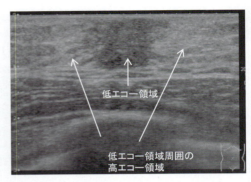

両側乳頭部の疼痛を主訴に来院。右側乳頭直下に約15×15 mmの範囲で境界不明瞭な低エコー領域を認め、その周囲には皮下脂肪組織と比較して高エコーで描出される領域も確認できた。

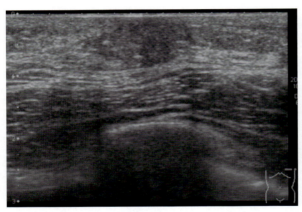

11歳　男児　女性化乳房症

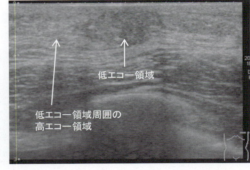

上記と同症例。左乳頭直下にも同様に低エコー領域が確認でき、低エコー周囲に高エコー領域も確認できた。女性化乳房症を疑う所見と考えた。本症例は二次性徴に伴う一過性の変化と判断され経過観察を施行、14歳時には低エコー領域も高エコー領域も消失していた。

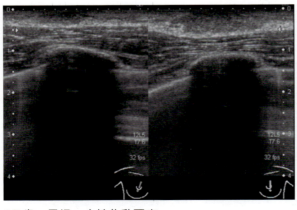

12歳　男児　女性化乳房症

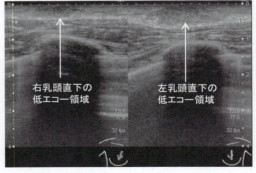

左乳頭の疼痛を伴う腫脹を主訴に来院。USで両側乳頭直下に不均質な低エコー領域を認めた。高エコー領域は確認できなかったが、女性化乳房症を疑う所見と考えた。

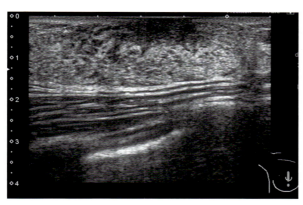

16歳　男児　女性化乳房症

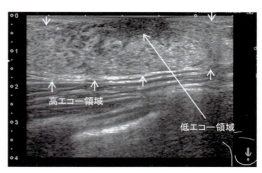

原因不明の先天性の肝機能異常があり、肝は線維化が疑われる所見を認めていた。5～6歳時から女性化乳房を指摘され、肝機能異常が原因と考えられている。著明に腫大した乳腺組織は高エコー領域として描出され、見た目も女性の乳房の形態に類似していた。

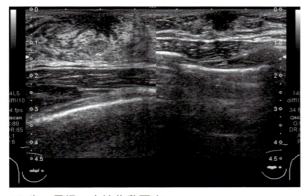

16歳　男児　女性化乳房症

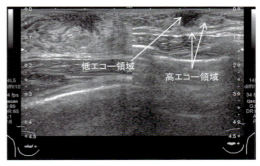

上記と同症例。乳房の厚みは著明な左右差を認めていたが、左側にも乳頭下の不均質な低エコー領域とその周囲に高エコー領域を伴っている様子が確認できた。

☞ Point ☜

- 臨床的に自発痛や圧痛を認める女性化乳房症は全体の40～50％といわれており、無痛性の女性化乳房症の場合もある。慢性的にゆっくりと乳房の腫大を呈する場合は無痛性になりやすいと考えられている。
- 女性化乳房症の乳房の大きさは乳輪と同等の大きさ程度の軽度の腫大を呈するものから、成人女性乳房と区別できないものまで様々である。
- 二次性徴以前に女性化乳房を認める例では、腫瘍等の器質的疾患を原因としている場合が多い。

Ⅱ　検査各論　⑧　その他体表

1) 渡辺普一：母斑および皮膚良性腫瘍．富田靖（監），橋本隆，岩月啓氏，照井正（編）；標準皮膚科学．第10版，医学書院，314-348, 2013.
2) Kim HK, et al: Subcutaneous epidermal inclusion cysts. Ultrasound（US）and MR imaging findings. Skeletal Radiol 40: 1415-1419, 2011.
3) 矢代浩，ほか：炎症性粉瘤と粉瘤の超音波検査の比較検討．Skin Surgery, 20: 2; 129-132, 2011.
4) 戸田玲子，ほか：石灰化上皮腫の超音波所見．超音波検査技術，29: 4; 493-497, 2004.
5) 八代浩，ほか：石灰化上皮腫と粉瘤の超音波検査の比較検討．Skin Surgery, 21: 2; 85-89,
6) Coffin CM, et al: A Clinicopathologic and Immunohistochemical Analysis of 59 Cases. Am J surg pathol, 33: 11; 1705-1712, 2009.
7) 今治玲助，ほか：右足背に発生した脂肪芽腫の1例．小児科診療，64: 6; 1117-1120, 2011.
8) 高橋正貴，ほか：急速に増大し術後に再発を認めた後頸部脂肪芽腫の1例．日本小児外科学会雑誌，48: 2; 249-253, 2012.
9) 中塚貴志，ほか：四肢の疾患：ガングリオン．形成外科，Vol.46 増刊号：234-235, 2003.
10) 藤本肇：皮膚軟部腫瘍診断における画像検査．PEPARS 100（臨時増刊号）：82-94, 2015.
11) 松本公一：神経原性腫瘍．小児内科，50: 2; 231-234, 2018.
12) 尾本きよか：頸部神経鞘腫．JOHNS, 32: 10; 1480-1482, 2016.
13) 高橋正時，ほか：頸部横隔神経鞘腫の1症例．JOHNS, 27: 3; 523-526, 2011.
14) 太田茂：横紋筋肉腫．小児科診療，Vol.81, 増刊号：498-502, 2018.
15) 黒田達夫：小児横紋筋肉腫．小児科臨床，69: 4; 566-570, 2016.
16) Anderson MA, et al: Diagnosis and treatment of retained foreign bodies in the hand. Am J Surg, 144: 63-67, 1982.
17) 八代浩，ほか：外傷性異物における画像所見の検討．Skin Surgery, 18: 2; 91-94, 2009.
18) 高松勇：BCG 接種体制の変更－直接接種の導入－．日本小児科医会会報 29: 105-114, 2005.
19) 竹中祐子，ほか：BCG 接種後に生じた丘疹状結核疹の3例．皮膚臨床 47: 117-121, 2005.
20) 大橋マヤ，ほか：BCG 接種後壊疽性丘疹状結核疹 - 日本 10 年間の症例のまとめ．日本小児皮膚科学会雑誌 28: 23-25, 2009.
21) 辻本文雄：乳房疾患の超音波診断－炎症性疾患を除く主な良性疾患（境界病変を含む）－．Jpn J Med Ultrasonics, 39: 4; 423-446, 2012.
22) 稲治英生，ほか：女性化乳房症．外科治療 95: 481-485, 2006
23) 西澤秀治，ほか：Leydig 細胞腫の2例．泌尿器外科，14: 5; 575-578, 2001.

索引

あ
萎縮性甲状腺炎 ……………………………… 60
異所性精巣 …………………………………… 187
いちご状血管腫 ……………………………… 138
おたふくかぜ ………………………………… 36
音響カプラ …………………………………… 5

か
海綿状血管腫 ………………………………… 152
下咽頭梨状窩瘻 ……………………………… 64
顎下腺 ………………………………………… 21
顎下腺管 ……………………………………… 23
滑液胞炎 ……………………………………… 249
滑膜血管腫 …………………………………… 152
カラーエリア ………………………………… 11
カラーゲイン ………………………………… 12
カラードプラ法 ……………………………… 9
川崎病 ………………………………………… 119
菊池病 ………………………………………… 126
急性陰嚢症 …………………………… 188、194
筋肉内血管腫 ………………………………… 152
結核疹 ………………………………………… 262
結核性リンパ節腫大 ………………………… 119
血管新生 ……………………………………… 130
血管性腫瘍 …………………………………… 136
血流イメージング法 ………………………… 9
交差性精巣変位 ……………………………… 187
甲状舌管 ………………………………… 52、84
甲状軟骨 ……………………………………… 87
交通性陰嚢水腫 ……………………………… 179
コメットエコー ……………………………… 15
コロイド嚢胞 ………………………………… 68

さ
鱗性遺残 ……………………………………… 91
鰓嚢胞 ………………………………………… 91
産後甲状腺炎 ………………………………… 60
耳下腺 ………………………………………… 21
耳下腺管 ……………………………………… 21
自己免疫性甲状腺炎 ………………………… 60
脂肪芽腫症 …………………………………… 242
静脈石 ………………………………………… 152
真性結核 ……………………………………… 262
ステノン管 …………………………………… 21
精索水腫 ……………………………………… 179
成熟奇形腫 …………………………………… 202
精巣縦隔 ………………………………… 164、168
舌下腺 ………………………………………… 21
舌骨 …………………………………………… 87
舌根部 ………………………………………… 87
前頸筋群 ……………………………………… 51
潜在性二分脊椎 ……………………………… 220
潜在性慢性甲状腺炎 ………………………… 60
腺腫様結節 …………………………………… 68

た
鼠径管外（陰嚢高位）精巣 ………………… 187
鼠径管内精巣 ………………………………… 187

多結節性甲状腺腫 …………………………… 68
単純性血管腫 ………………………………… 146
通常型乳頭癌 ………………………………… 78
低位脊髄円錐 ………………………………… 218
デプス ………………………………………… 7
伝染性単核球症 ……………………………… 119
動静脈瘻 ………………………………… 136、161
特殊型乳頭癌 …………………………… 78、81
ドプラ効果 …………………………………… 9

な
ナイダス ……………………………………… 158
ナットクラッカー症候群 …………………… 172
猫ひっかき病 ………………………………… 119

は
橋本病 ………………………………………… 60
パルスドプラ法 ……………………………… 9
パワードプラ法 ……………………………… 10
反応性腫大 …………………………………… 101
反応性リンパ節腫大 ………………………… 105
非交通性陰嚢水腫 …………………………… 179
フォーカス …………………………………… 7
腹腔内精巣 …………………………………… 187
腹膜鞘状突起 …………………………… 176、179
プローブ ……………………………………… 4
傍精巣腫瘍 …………………………………… 198
ポートワイン母斑 …………………………… 146

ま
未熟奇形腫 …………………………………… 202
無痛性甲状腺炎 ……………………………… 60
ムンプスウイルス …………………………… 36
毛母腫 ………………………………………… 238

や
輸出リンパ管 ………………………………… 101
輸入リンパ管 ………………………………… 101

ら
リニアプローブ ……………………………… 4
流速レンジ …………………………………… 13
輪状軟骨 ……………………………………… 87
リンパ節門 ……………………………… 101、107
濾胞癌 ………………………………………… 74
濾胞腺腫 ……………………………………… 74

わ
ワルトン管 …………………………………… 23

索引

A
abdominaserotal hydrocele 176
Arai らの分類 223

B
Bailey らの分類 91

C
central echo complex 212
Chapman らの分類 223

I
ISSVA 分類 135

N
NICH 144
nidus 158

P
PICH 144

R
RICH 144

S
Schöbinger 分類 161

V
vanishing testis 187

小児超音波検査法 —— 体表編

価格はカバーに
表示してあります

2019 年 3 月 5 日　第一版 第 1 刷 発行

編　著　　岡村　隆徳 ©

発行人　　古屋敷　信一

発行所　　株式会社 医療科学社

　　　　　〒 113-0033　東京都文京区本郷 3 － 11 － 9

　　　　　TEL 03 (3818) 9821　　FAX 03 (3818) 9371

　　　　　ホームページ　http://www.iryokagaku.co.jp

　　　　　郵便振替　00170-7-656570

ISBN978-4-86003-105-3　　　　　　（乱丁・落丁はお取り替えいたします）

本書の複製権・翻訳権・上映権・譲渡権・公衆送信権（送信可能化権を
含む）は（株）医療科学社が保有します。

JCOPY ＜出版者著作権管理機構 委託出版物＞

本書の無断複製は著作権法上での例外を除き，禁じられています。
複製される場合は，そのつど事前に出版者著作権管理機構
（電話 03-5244-5088，FAX 03-5244-5089，e-mail: info@jcopy.or.jp）の
許諾を得てください。